中医一本通丛书

中医内科一本通

主　编　魏睦新　林　青
副主编　殷　鸿　谢立群　刘振清　李　晨
编　委　谢立群　吕　涛　丰　翔
杜丽娜　邵丽娟　许丽清

科学技术文献出版社
Scientific and Technical Documents Publishing House
北　京

（京）新登字130号

内 容 简 介

本书是《中医一本通丛书》之《中医内科一本通》分册。

中医内科学是在祖国医学理论指导下，运用辨证论治的法则，系统地阐述和处理内科病证的最具代表性的中医核心学科。它有独特的理论体系和丰富的临床经验。本书导论主要内容包括：中医内科学发展简史、中医内科学基础知识、中医内科学治疗原则。全书把中医内科疾病分为肺系、心系、脾胃系、肝胆系统、肾系、气血津液系统以及经络系统顺序排列，各个病证分设概述、病因病机、治疗原则、分型证治、转归预后等栏目。以辨证论治为重点，围绕人体生理、病理，以及内科疾病的诊断和防治进行剖析，证治方药尽量选用临证切实可行、中医优势明显的内容。

中医内科学是中医基础理论与临床各学科的桥梁课程，具有承上启下的作用。基础理论知识只有通过内科学的进一步学习和临床实习，才能达到深入理解和掌握；临床其他各学科则必须以内科学作基础，才能更好地熟悉本学科的特点和技能。

本书适合于对传统中医有兴趣的各种教育背景的爱好者自学使用，对于医学院校学生的中医学习，西医学习中医人员，也有重要参考价值。

科学技术文献出版社是国家科学技术部系统惟一一家中央级综合性科技出版机构，我们所有的努力都是为了使您增长知识和才干。

《中医一本通》丛书编委会

前　言

在现代科学技术迅猛发展以及西方医学体系占据主导地位的今天，我们的老百姓对中医中药的热情却丝毫未减。这首先应该归功于中医中药对许多慢性病、疑难病的疗效，以及中医中药在体质调理、治疗未病、养生康复和提供生存质量方面所具有的不可替代的效用。中医学是中华民族千百年来医疗科技、文化、哲学、思维的智慧结晶，是中国传统科学和传统文化的载体，为中华民族的繁衍生息做出了巨大的贡献。但是我们也关注到了中医的很多理论、方法不能被解释与证明，很多疗效无法被确切再现，从而在其生长的土壤上一度遭遇了信任危机。另一方面，目前中医科普市场菁芜并存，既有科学活泼的好作品，也有缺乏科学性甚至误导读者的作品存在。由于历史的原因和学科的独特性，要在短期内把中医融入现代自然科学是不现实的。我们应该做的和能够做的，就是要加强科普宣传，让大众尤其是青年人更好地走近中医、了解接受中医。如果把中医比作开在树梢的美丽鲜花，科普就是为摘花的朋友搭起脚手架，帮他一把，但又不是替代，而是要让读者凭借自己的智慧摘到鲜花，使中医的独特魅力为大家所认同，这就是编写本丛书的目的所在。

本丛书从基础到临床，从诊断到食疗，共分11分册。分别是：《中医基础一本通》、《中医诊断一本通》、《中药一本通》、《方剂一本通》、《中医内科一本通》、《中医妇科一本通》、《中医儿科一本通》、《中医进补一本通》、《中医食疗一本通》、《中医针灸一本通》、《中医推拿一本通》。各分册自成体系，又相互关联。读者可以成套购买学习备查，也可以选择自己感兴趣的分册单独使用。我们在编写过程中，基础部分注意结合临床实践，临床部分注意基础知识的温习。作为全书编写的灵魂部分，中医学理论的普及性诠释贯穿了始终。这是因为中医理论体系是在长期的临床实践经验积累的基础上，用中国古代哲学思想包被，其理论的表达有着深刻的古代哲学意味，如“天人合一的整体观念”、“精气学说”、“阴阳五行”等。本丛书用通俗易懂的语言将其深奥的道理表达出来，让人们理解应用。用常理解释医理。从内容上要注重与现代生活结合，注重为读者解决实际问题；从形式上迎合“读题时代”、“读图时代”人们的阅读习惯。首次尝试把英国著名科学思维专家托尼巴赞创造的思维导图引用到中医知识结构的梳理，加强了趣味性，提高了理解记忆效果。对于针灸、按摩这些广大读者认知度很高的实用中医技术，多用线条图或照片图来说明问题，少用文字，使读者能够“一看就懂，一学就会”，进一步能够“按图索骥”，极大地方便了读者。此外，针对部分立志于学习中医却没有机会走进课堂的青年读者的需求，我们特意在每章结束时，做一小结用以归纳全章内容。其后又附习题及题解，帮助读者复习掌握。由于各分册的内容不同，在题解体例上没有要求各分册的绝对统一。对于把中医当科普常识了解的读者，这两部分可以跳开，不必深究。

与一般教科书不同，为了把本丛书编为一部受欢迎的、有持久生命力的科普作品，编著者首先从内容上注意了对艰深晦涩的专业词汇的处理，尽量用非医学专业读者看得懂、听得进的语言来写，在部分分册将一些初次接触很难理解的中医术语处理为副标题，另外又起了一通俗易懂的主标题，帮助读者理解，引起读者的阅读兴趣。如“经络”——人体内部的互联网，“气、血、津、液”——生命活动的基本物质，“灸法”——温馨的一把草等。努力把艰深的医理、枯燥的术语变成有亲和力、有表现力、有新鲜感，与现代生活接轨的语言，引起读者的兴趣。笔者以为，现在是一个讲究包装的时代，中医科普作品在形式上也要多下工夫，力求标题醒目，层次清楚，检索性强，这样才能更好地表现内容，读者也更乐于接受。本丛书具有以下特色：

1. 中医人文关怀思想的挖掘

传统中医一向注重人文精神，强调以人为本，作为中医学理论的奠基著作《黄帝内经》一书把人定位在一个重要的位置，认为人的生命是宇宙间最宝贵的东西。如今传统的生物医学模式已被生物一心理一社会模式所取代，这种医学模式的转变实际上是医学人文的回归。我们力求通过自己的笔墨，让读者理解中医治疗的是人，是有病的人，或需要防病的人。人的状态在各种因素影响下发生了偏差就是病。中医的本质就是发现偏差，通过药物针灸等各种渠道扭转偏差，使人恢复到阴阳平衡的常态，疾病就好了。在防病治病中，人的精神生活非常重要，“精神内守，病安从来”。中医注重人文关怀，情志调节，提高人们的生活质量和生存质量是中医追求的目标。

2. 中医整体观念的挖掘

中医学是以中国古代“天人合一”的道家思想为核心，强调天人是合一的，人类从大自然得到所需要的一切。这就是中医独特的整体观念思路。自然界的风、寒、暑、湿、燥、火和人体内的气血在正常情况下是一种自然的和谐。而当人与它们不能和谐的时候，就要得病。因此，必须遵循自然变化规律，遵循自身的体质条件，研究各种外来因素对人自身体质所可能产生的正、负两方面的作用。用整体观念、阴阳平衡观念为指导，调整机体偏差，适应自然环境变化，是中医治疗的本质。现代医学依赖高科技手段，有各种诊疗仪器，而传统中医在整体观念的指导下，认为疾病变化的病理本质虽然藏之于“内”，但必有一定的症状、体征反映于“外”。故诊病以“司外揣内、见微知著、以常达变”为基本原理，通过望、闻、问、切四诊合参完成诊断。本书虽然无法期待读者对中医诊病方法了如指掌，但通过阅读力求使其掌握一些基本的手段、方法，理解中医诊断方法的科学性，并学会对常见现象的判断：如观察病人面色淡白无华，多为血虚证或失血证；面黑暗淡，多为肾阳虚的表现；舌有瘀斑，是体内有瘀血的表现；听声音高亢有力的多为实证等。

3. 中医辨证论治思想的挖掘

中医中药因为毒副作用小，很多人只凭对中医的简单了解就将一些常用的中成药作为保健类药物长期服用。如目前人们比较推崇的六味地黄丸，对于那些肾阴亏虚，即在肾虚的基础上还伴有潮热盗汗、口干舌燥、舌红少苔等阴虚症状的人确实有效；而对于肾虚又怕冷的就不能使用，应该换用金匮肾气丸。这就是中医的辨证论治。根据患者对各种内外因素产生偏差的表现，寻找引起偏差的本质，然后纠正，就达到了治疗的目的。中医治疗以“辨证施治”为其基本特点，强调个体化，主张“因人、因地、因时”制宜。现代医学随着人类基因研究的深入，这几年也开始强调“个体化医疗”的重要性了，这佐证了中医辨证论治的意义。

4. 中医治疗“未病”思想的挖掘

近年来国际上医学研究的热点之一“亚健康”，就是指介于健康与疾病之间的边缘状态，又叫慢性疲劳综合征或“第三状态”。如今医学界对亚健康状态的重视正好和古人“治未病”的思想不谋而合。中医除了治病之外，在预防疾病上也有很大的优势。自古就有“不治已病治未病”的古训。治未病，其含义广泛，主要包括未病先防和既病防变两个方面，就是指在疾病未发生之时、未加重之时、未演变之时、未复发之时、未后遗之时，预先采取措施，防止疾病的发生、发展、传变等。本丛书在《中医进补一本通》和《中医食疗一本通》中，充分强调注意把治未病的思路贯彻到养生保健中去。强调中医可以根据自身体质偏阳、偏虚、偏寒、偏热等服用中药调理、选择食品调理。治未病的方法自古以来相当丰富，我们在取材方面注意甄别，尽可能地把简便易行，有中医科学内涵，能够期待疗效，改善体质的好方法介绍给读者。

本分册由南京医科大学博士生导师魏睦新教授和林青主编策划审改，南京中医药大学附属扬州医院殷鸿主任医师，附属徐州市中医院的李晨硕士，南京医科大学谢立群副教授、刘振清主治医师作为副主编，组织编写并直接参与了编写工作。编委谢立群博士、吕涛、丰翔、邵丽娟和杜丽娜在全书的编写、图表编制和统稿方面做出了贡献。

中医科普任重而道远，要用读者可以接受的方式，让人们真正走近中医，认识中医，喜欢中医，让中医的独特魅力终将为世界所认同，是每一位中医工作者的义务和责任。为此本丛书由南京医科大学牵头，邀请了中国中医科学院、世界华人消化杂志社、南京中医药大学和遵义医学院等国内知名大学及其附属医院的一流中医专家和一批博士、硕士年轻学者为主执笔。尽管我们尽了最大努力，但是由于中医科学的博大精深，其形成时代的久远，以及本书作者群知识面的局限，难免有很多不当之处。我们真心期待读者朋友给予批评指正。有机会再版时，使本丛书变得更完美(主编电子邮箱 weimuxin@njmu. edu. cn)。

魏睦新　书于石城

目　录

第一章

导　论

中医(Traditional Chinese Medicine)是我国的传统医学,是千百年来亿万人民同疾病作斗争的经验总结,是我国宝贵文化遗产的一个重要组成部分。中医在长期的医疗实践中积累了极为丰富的诊治经验,形成了独特的理论体系,中医内科学是中医学最具代表性的核心学科。几千年来,中医内科学理论一直有效地指导着中医临床实践,对中国人民的保健事业和中华民族的繁衍昌盛做出了巨大的贡献,在世界医学科学中占有重要的地位,并引起了国际医学界的高度重视。中医内科学是研究人体生理、病理,以及内科疾病的诊断和防治等的一门科学,具有独特的理论体系和丰富的临床经验。中医内科学的理论体系受到古代的唯物论和辩证法思想——阴阳五行学说的深刻影响,它是以整体观念为主导思想,以脏腑经络的生理和病理为基础,以辨证论治为诊疗特点的医学理论体系。

第一节　中医内科学发展简史

中医内科学具有悠久的历史和卓越的疗效,了解和学习这门学科，对于提高中医理论水平和实际技能，继承和弘扬中医学具有重要意义。为了了解这门古老而又年轻的学科的历史，下面以时间为序，介绍一下中医内科学发展简史。

一、战国至秦汉时期

该时期为中医理论体系的奠基时期。西周时期就有“食医”、“疾医”、“疡医”、“兽医”的分科，其中疾医即是最早的内科医师。始于战国而成书于西汉的《黄帝内经》是一部划时代的医学巨著，包括《素问》、《灵枢》两部分，确立了中医内科的基本理论，涉及了200多种内科病证，为内科学的发展奠定了基础。

(1)强调整体观念，认为人是一个有机的整体，人的健康和病态与自然环境有一定的关系。

(2)将阴阳五行学说贯穿于生理、病理、诊断及治疗等方面，以探索人体疾病变化与治疗的粗略规律。

(3)重视脏腑、经络，论述人身五脏六腑、十二经脉、奇经八脉的生理功能、病理变化及其相互关系。

(4)叙述了六淫、七情、饮食和劳伤等病因及脏腑经络的病理变化。

(5)论述望、闻、问、切四诊的诊断方法和具体内容。

(6)确定治未病，因时、因地、因人制宜，标本，正治反治，制方，饮食宜忌，精度治疗及针刺大法等治疗原则。

东汉末年，我国第一部临证医学专著《伤寒杂病论》问世(约成书于公元200—210年)，它代表了临床医学的发展和辨证论治原则的确立。该书继承《黄帝内经》的学术思想，并应用于临床实践，进一步总结前人及当时医学的临床诊治经验，创立了中医辨证论治的理论体系，为临床医学的发展奠定了基础。到了晋代，《伤寒杂病论》被分成《伤寒论》和《金匮要略》两部分。书中提出了包括理、法、方、药的诊治原则，记载了许多宝贵的医疗经验，使基础理论和临床实践密切结合起来，为后世医学发展做出了极其重要的贡献。《伤寒论》载方113首，《金匮要略》载方262首，从而也为方剂学的发展奠定了基础。《伤寒论》六经辨证体系的建立，开创了中医辨证论治的先河。

二、隋唐时代

隋唐时代对内科领域的伤寒、中风、湿病、脚气病、地方性甲状腺肿、绦虫病、麻风、狂犬病、消渴病、黄疸病等多种内科疾病已有了详细的论述。

隋代巢元方等人集体编写的《诸病源候论》(公元610年)，对许多内科疾病从病因、证候做了较细致的分析和论述，是我国现存最早的病因病理学及证候学专著，其中记载内科病27卷，内科症状784条，是世界上第一部系统论述病因证候理论的专著。唐代王焘编写的《外台秘要》一书即已明确记载了消渴病(糖尿病)人的尿是甜的，对其症状的描述和防治方法，为后世提供了宝贵经验。《外台秘要》记载的方剂对中医内科学理论的发展和实践的进步也有重要意义。

三、金元时代

学术争鸣使中医理论与实践日趋系统和完整，使内科学在广度和深度上得到迅速发展。金、元、明三代均设有大方脉科，是治疗成人各种内科疾病的专科，从而促进了内科的进步。

金元时代四大医家各自结合当时的社会形势、人体状况及发病特点，总结了具有特色的理论和治疗方法。刘完素创立了“火热论”，在治疗上善于使用寒凉药物，被后人称为“寒凉派”；张子和把汗、吐、下三法广泛运用于临床，并有独到的见解，被后人称为“攻下派”；李东垣认为“内伤脾胃，百病由生”，治病时多用温补脾胃之药，被后人称为“补土派”；朱丹溪独树“相火论”、“阳有余，阴不足”

两论，治疗时多采用滋阴降火之法，被后人称为“滋阴派”。

陈无择的《三因极一病证方论》创立了外因、内因、不内外因的三因学说，一直沿用至今。

四、明清时代

温病学说的形成和发展使内科学之外感病的实践与理论进入了更高、更完善的境地。吴又可的《温病论》是我国传染病学中较早的专门论著，并指出“戾气”的传染途径是其与人体接触，自口鼻而入，无论老少强弱触之皆病。这一认识，在中医学发展史上是一个突破性的见解。

叶天士的《温热论》首先提出了“温邪上受，首先犯肺，逆传心包”之说，概括了温病的发病途径和传变规律，成为外感病的纲领；其次，他根据温病的发病过程，按卫、气、营、血四个阶段表示病变由浅入深的四个层次，将其作为辨证论治的纲领；再者，创造性地发展了察舌、验齿、辨别斑疹与白痦的方法，从而为温病学说奠定了理论与实践基础。

吴鞠通的《温病条辨》以三焦为纲，病名为目，论述了风温、温热等 9 种温病的证治，使温病学说更趋系统和完整。

明清时期在内科杂病方面也有一定的发展，如王清任的《医林改错》对瘀血的论述和所创立的以补阳还五汤为代表的活血化瘀诸方，唐容川的《血证论》中提出治血的四大要法，对后世均有较大影响。

五、新中国成立后

在党的卫生工作方针指导下，中医学及中医内科学的发展进入了一个崭新的历史时期。中医高等教育飞速发展，培养了一批内科专业人才；《中医内科学》教材不断改革与更新，学术争鸣促进了中医内科学理论与实践的发展；科研工作的开展，加快了中医药现代化的步伐。

第二节 中医内科学基础知识

病因学说形成:中医学的病因是人们在同疾病斗争中逐渐发展起来的。春秋时期秦国著名医生医和提出六气病因,是比较原始的病因。《内经》对病的认识已经相当深刻,并且提出了防病的知识。《伤寒杂病论》把复杂的病因概括为三大类,指出"千般疢难:不越三条:一者,经络受邪入脏腑,为内所因也;二者,四肢九窍,血脉相传,壅塞不通,为外皮肤所中也;三者,房室、金刃、虫兽所伤。此凡详之,病由都尽。"隋代巢元方的《诸病源候论》被视为我国最早的病因病理学专著,对一些疾病病因、病理的描述比较详尽而科学。《太平圣惠方》、《圣济总录》对病因也有相应论述。

宋代陈言对病因进行了深入研究,著成我国第一部病因学专著《三因极一病证方论》,系统地阐述了"三因学说",明确指出了内因、外因、不内外因。

内因为"七情动之,内伤脏腑,外形于肢体",七情即喜、怒、忧、思、悲、恐、惊七种情志变化。七情过激,可使人气机紊乱,脏腑阴阳气血失调,导致疾病的发生。《内经》指出:"喜伤心,怒伤肝,思伤脾,忧伤肺,恐伤肾。"饮食是人体营养的主要来源,若饮食不节或不洁、偏嗜等常能使脾胃纳化失调而致病。伤食多成胃肠病,即《内经》云:"饮食自倍,肠胃乃伤。"

外因为六淫之邪和疫疠之气。感受六淫之邪立即发病的称为"新感";感受六淫之邪不立即发病,经过一个时期方出现病证,称为"伏邪"。另外,疫疠之邪也为外来致病因素,"疫"是互相染易,不问老少,病状相似,即传染之意;"疫"是指自然界一种毒戾之气,危害人体更大,不同于普通的六淫之邪。

不内外因为劳逸太过和外伤等因素。劳指劳累,逸指安逸。

过度劳累或过度安逸均可致病。劳包括劳力过度、劳神过度、房劳过度。逸包括长期既不劳动，也不运动，致使人体气血不畅，脾胃功能减弱，即《内经》所云："久卧伤气。"外伤包括枪弹伤、金刃伤、跌打损伤，持重努伤、烧烫伤、冻伤、溺水、虫兽伤、食物中毒或毒药等，这些因素不仅能引起外科病证，而且能使脏腑功能失调，导致内科病证。

这种分类方法更符合临床实际，并且明确、具体。后世医家对病因学又有所发挥，如李东垣的"饮食劳倦"、朱丹溪的"郁"及"房劳"、吴又可的"戾气"、王孟英的"新感"与"伏气"以及"邪毒"等，均未出三因之约。

一、外感六淫病证辨治纲要

六淫即指风、寒、暑、湿、燥、火六种外感病邪的统称，是外感病的主要致病因素。在正常情况下，他们是自然界六种不同的气候变化，统称为"六气"。六淫之邪可单一为病又可合而为患，多从口鼻和皮毛侵袭人体。

（一）风

风为六淫之首，虽属春令主气，但四季皆有。故有《素问·骨空论》"风为百病之始"和《素问·风论》"风者，百病之长"之说。风性清扬，易于侵犯人体的上部和肌表；风性疏泄；风性善动，所谓"风胜则动"。

证候分类：

1. 风寒的主要脉证是恶寒，发热，无汗，头身疼痛，鼻流清涕，咳嗽，咳痰清稀，舌苔薄白，脉浮而紧。治宜疏风散寒。方用荆防达表汤。

2. 风热的主要脉证是发热，微恶风寒，少汗或无汗，头痛，咳嗽，痰黏或黄痰，鼻流浊涕，咽痛，口渴，舌边尖红，脉浮数。治宜疏风清热。方用桑菊饮。

3. 风入经络的主要脉证是肢体关节游走疼痛或拘急不利，项强，口眼㖞斜，甚则四肢抽搐，角弓反张，牙关紧闭，舌苔薄白，脉浮弦。治宜疏风通络。方用防风汤。

(二)寒

寒为冬令主气，寒为阴邪，易伤阳气。寒主收引，其性凝滞。所谓“收引”，是指寒邪入侵经络关节而致筋脉拘急挛缩，伸屈困难；所谓“凝滞”，是指凝结、阻滞之意。故《素问》云：“寒则气收。”

证候分类：

1. 寒邪侵表的主要脉证是恶寒发热，无汗，头痛项强，身痛或骨节疼痛，得热痛减，遇冷痛剧，筋脉拘急，舌苔薄白，脉浮紧。治宜辛温发汗，散寒解表。方用麻黄汤。

2. 中寒的主要脉证是恶寒战栗，肢体麻木，四肢冰冷挛痛，面青，神志迟钝，昏迷，僵直，呼吸缓慢，口鼻气冷，皮肤青紫，舌苔白滑，脉象沉。治宜温里祛寒。方用四逆汤。

(三)暑

暑为夏令主气，系火热所化，暑邪致病有明显的季节性，暑病多发于夏季，故《素问·热论》云“后夏至日为病暑”。暑为阳邪，其性炎热，善发散，暑气通心，暑多夹湿。

证候分类：

1. 中暑多发于盛夏或高温下作业之人，常见头晕胀痛，胸闷，恶心欲吐，身热，烦渴，短气，四肢无力，皮肤色红而热，少汗或汗多肤冷，尿短赤，甚则突然晕倒，谵语，抽搐，舌干少津，脉细数无力。治宜清暑生津。方用人参白虎汤。

2. 暑热的主要脉证是夏季时常发热，肌肤灼热，汗少，或午后热甚，口渴引饮，食少，倦怠无力，舌质微红，舌苔白或微黄，脉细数。治宜清暑益气、养阴生津。方用王氏清暑益气汤。

3. 暑湿的主要脉证是身热不扬，恶风少汗，胸闷腹胀，恶心，纳少，口苦黏或淡，大便溏薄，肢体酸困，舌苔腻，脉濡数。治宜清暑化湿。方用藿香正气散。

(四)湿

湿是长夏的主气，湿病多由气候潮湿，或涉水淋雨，或伤于雾露，或水中作业，久居湿地等原因而受之。湿为阴邪，湿性黏滞，湿易伤脾，湿性重浊，湿性趋下，故《素问》云："伤于风者，上先受之；伤于湿者，下先受之。"

证候分类：

1. 湿困卫表的主要脉证是身热不甚，迁延缠绵，微恶风寒，汗少而黏，头痛如裹，肢体酸重疼痛，或兼胸膈闷胀，脘痞泛恶，口中黏腻，大便稀溏，面黄，舌苔白腻，脉浮濡。治宜芳香化湿。方用藿朴夏苓汤。

2. 湿滞经络的主要脉证是关节酸痛重着，固定不移，或腿膝关节漫肿，转侧不利，或下肢肿胀，舌苔白滑或白腻，脉濡缓。治宜祛湿通络。方用薏苡仁汤。

3. 湿毒浸淫的主要脉证是皮肤疥癣，疮疖，疱疹，脚生湿气，局部瘙痒，流黄水，或见尿浊，女子带下腥臭，舌苔黄腻，脉滑数。治宜化湿解毒。方用二妙丸。

(五)燥

燥为秋令主气，故燥邪为病，多发生于气候干燥、湿度较低的季节。外感燥邪有温燥和凉燥之别。燥邪易伤津液，燥易伤肺。

证候分类：

1. 温燥的主要脉证是头痛发热、微恶风寒，咳嗽少痰，咳痰不畅，时有痰中带血，口渴喜饮，唇干咽燥，心烦，大便干结，舌红少苔,脉细数。治宜清热润燥。方用桑杏饮。

2. 凉燥的主要脉证是头痛鼻塞,恶寒发热,无汗,咽干唇燥,干咳,或咳而痰少,痰质清稀,舌干苔薄,脉浮弦。治宜散寒润燥。方用杏苏散。

(六)火

外感之火由直接感受温热邪气所致,而火邪甚于温热,故古有"温为热之渐,火乃热之极"的说法,又有"五气化火"之论。火为阳邪,发病急骤,变化较多,病势较重,火性上炎,火性燥动,《素问》云:"诸躁狂越,皆属于火。"

火热炽盛的主要脉证是高热烦躁,面红目赤,气粗,口渴饮冷,口臭,大便秘结,小便短赤,或斑疹吐衄,或神昏谵语,直视痉厥,舌尖红绛,舌苔黄腻或燥黄起刺,脉滑数或滑实。治宜泻火解毒。方用黄连解毒汤。

二、内生五邪病证辨治纲要

内生五邪是指内风、内寒、内湿、内燥、内火(热)的统称,既是脏腑功能失调所产生的病理产物,同时又是致病因素。

(一)内风

内风主要是肝经病变的一类证候表现,又可见阴虚、痰火过甚变生而成。《素问·至真要大论》云:"诸风掉眩,皆属于肝";《素问·调经论》云:"血之与气,并走于上,则为大厥。"内风常导致眩晕、昏厥、抽搐、麻木、角弓反张等。

证候分类:

1. 肝阳化风的主要脉证是头晕目眩,肢体麻木,肌肉瞤动,震颤,或头痛如掣,言语不利,步履不实,面赤,甚则突然昏仆,口眼㖞斜,不省人事,舌红苔薄,脉弦。治宜平肝潜阳熄风。方用天麻钩藤饮或镇肝熄风汤。

2. 热极生风的主要脉证是壮热如焚，头痛项强，两目上视，手足抽搐，甚则角弓反张，神志不清，舌红苔黄，脉弦数有力。治宜清热凉肝熄风。方用羚角钩藤汤。

3. 阴虚风动的主要脉证是颜面潮红，精神疲倦，手足心热，肌肉瞤动，口干舌燥，舌红绛少苔，脉大无力。治宜滋阴养血，柔肝熄风。方用大定风珠合补肝汤。

(二)内寒

内寒是机体阳气不足，寒从内生的一种表现，多由脾肾阳虚而产生，属“虚寒”，尤以肾阳虚为主，故古有“诸寒收引，皆属于肾”的论述，又有“釜底无薪”之说。内寒常导致脘腹隐痛、腹泻、肢冷、脉微等。

证候分类：

1. 阴寒内盛的主要脉证是形寒怕冷，四肢不温，甚则逆冷，呕吐清水，或腹中冷痛，下利清谷，或呼吸缓慢，口鼻气冷，或神志迟钝，面肢浮肿，舌淡苔白，脉沉细。治宜助阳祛寒。方用四逆汤。

2. 脾肾阳虚的主要脉证是面色苍白，腰膝酸冷，或呕恶频作，脘腹冷痛，畏寒喜暖，或五更泄泻，小便清长，舌淡边有齿痕，脉沉细无力。治宜温补脾肾。方用附子理中汤。

(三)内湿

内湿系指内生之湿，与脾有密切关系，既是病理产物，又是致病因素。古有“脾虚生湿”、“湿困脾阳”和“诸湿肿满，皆属于脾”的说法，多和饮食关系密切。内湿常导致胸闷脘痞、纳呆泛呕、尿少便溏、面浮肢肿等；可导致口舌生疮、糜烂或口干等；还可导致黄疸；也能导致泄泻、痢疾；又可见淋浊、尿血、女子赤白带下等症。

证候分类：

1. 寒湿中阻的主要脉证是脘腹痞满作胀，或恶心欲吐，不思饮食，或头重如裹，身重或肿，或腹痛，肠鸣，泄泻，苔白腻，脉濡缓。治宜温中化湿。方用胃苓汤或实脾饮。

2. 湿热内蕴的主要脉证是发热倦怠，脘腹痞闷，呕恶厌食，胁痛，口苦口粘，口渴而不欲饮水，大便泻痢，小便短赤频急疼痛，或见目黄，肌肤黄，周身瘙痒，舌苔黄腻，脉濡数。治宜清热化湿。方用甘露消毒丹。

3. 脾虚湿困的主要脉证是面色萎黄不华，神疲乏力，脘腹胀满，纳谷欠香，多食则胀，大便溏软，甚或濡泄，肢体困重，舌质淡胖或边有齿痕，舌苔白腻，脉濡细。治宜健脾化湿。方用香砂六君子汤。

（四）内燥

内燥是津液耗伤的一种表现。多由热盛津伤，或汗、吐、下后伤亡津液，或失血过多，或久病精血内夺等原因引起。内燥常导致皮肤干燥、口唇燥裂、目中干涩、鼻孔燥热、渴饮善饥、咽干噎膈、大便不畅等。

证候分类：

1. 脾胃伤津的主要脉证是时发低热，干咳无痰，口渴欲饮，大便干结，小便短少，舌红少苔，脉细而数。治宜滋养肺胃，生津润燥。方用沙参麦冬汤。

2. 肝肾阴亏的主要脉证是口干咽燥，头晕目眩，耳鸣耳聋，五心烦热，腰脊酸软，盗汗遗精，甚则骨蒸潮热，舌红少苔，脉沉细数。治宜滋补肝肾，养阴润燥。方用六味地黄丸。

（五）内火

内火多由情志抑郁，劳欲过度，导致脏腑阴阳失调，内热炽盛而引起，称为“五志化火”。内火有虚实之分，古有“阴虚生内热”及

“阳盛生外热”之说。实火常导致口疮、心烦、不寐、目赤、口苦、头昏胀痛、腹痛、便秘、吐血、咽痛、咯血、痰黄、溲赤、遗精、淋证等；虚火多由阴血亏损所生，常导致潮热盗汗、颧红耳鸣、虚烦不眠等。

证候分类：

1. 实火的主要脉证是头痛，面红目赤，心烦躁怒，不寐，口干口苦，口舌生疮，齿龈肿痛，吐衄出血，尿赤便秘，舌质红苔黄腻，脉数或弦数。治宜清热泻火，方用泻心汤或龙胆泻肝汤。

2. 虚火的主要脉证是五心烦热，潮热骨蒸，颧红，盗汗，口干咽燥，头晕目涩，腰膝酸软，干咳痰少带血，形体消瘦，舌红少苔或花剥，脉细数，治宜滋阴降火。方用百合固金汤或知柏地黄丸。

三、常见症状鉴别诊断纲要

(一)发热

发热是他觉或自觉体温升高的一种症状，是内科疾病中常见症状之一，是机体正气与邪气相争、阴阳失调的一种病理反应。一般来说，有“阳盛则热”和“阴虚发热”两种基本病机。发热能耗气伤津，损害机体，甚至造成不良后果。发热的病因有外感和内伤；发热方式有急性发热、慢性发热；热势有微热、低热、高热、灼热等。发热的主要类型有如下几种：

1. 急性发热

发热起病急，病程较短，通常热势较甚或伴恶寒，多为外感病邪所致。

2. 慢性发热

发热起病缓，病程较长，低热多见，亦有高热者，以内伤发热最多。

3. 发热恶寒

发热与恶寒同时存在，为外感表证的表现。

4. 寒热往来

恶寒与发热交替出现，为邪在少阳，枢机不利的表现。

5. 身热夜甚

发热以夜间为甚，若伴舌红绛，为营分发热或阴虚发热；若舌有瘀点瘀斑，多为瘀血发热。

6. 潮热

每于午后或夜间发热，如潮汛之准时，多为阴虚发热或湿温发热的表现。

7. 高热

又称壮热、蒸蒸发热，表现为肌肤灼热，体温多在 39℃以上，多为外感发热，阳明经证的特点。

8. 低热

一般体温在 37.2～38℃，多为气血阴亏，脏腑功能失调所致的内伤发热。

9. 五心烦热

表现为手心、脚心发热和心烦，多为自觉发热，体温不一定升高，或时伴烘热感，多为阴虚发热或肝郁发热的表现。

（二）咳嗽

咳嗽是肺气急促上逆，奔迫于声门发出“咳”样声响，常伴咯痰特征的一种症状，古有咳谓无痰而有声，嗽谓无声而有痰之分，实际难以截然划分。咳嗽是肺系疾病的主要症状，由肺气不清，失于宣肃，肺气上逆所致。其他脏腑功能失调导致肺气上逆也可出现咳嗽。咳嗽日久，也能耗损气津，损害机体，剧咳还会造成不良后果。咳嗽的病因有外感、内伤；咳嗽的发作有急性咳嗽、慢性咳嗽。临证时应了解咳嗽的时间、节律、性质、声音、伴随症状以及加重的有关因素。还需注意痰的有无和痰的色、质、量、气味。咳嗽有下列临床表现：

急性咳嗽,伴寒热症状者,多为外感所致,有风寒、风热、燥邪等病因。慢性咳嗽,伴喘促、心悸、胁痛等症状者,多为内伤所致,由肺或其他脏腑病变所引起。咳声响亮,为实证咳嗽;咳声低怯,为虚证咳嗽;咳声重浊,为风寒或痰浊咳嗽。

1. 昼咳甚:咳嗽白天多于夜间,咳而急剧,多为外感咳嗽。

2. 晨咳甚:早晨咳嗽阵发加剧,咳声重浊,痰出咳减者,多为痰湿或痰热咳嗽。

3. 夜咳甚:黄昏或夜间咳嗽加剧,单声咳者,多为阴虚咳嗽;若咳嗽伴白色泡沫痰或粉红色痰,心悸气喘者,多为水饮凌心射肺所致。

4. 咳声嘶哑:病势急而病程短者,为外寒内热即寒包火;病势缓而病程长者,为阴虚或气虚。

5. 干咳少痰,多属燥热或阴虚;咳而痰多,多属痰湿或虚寒。

6. 咳痰色白而稀薄者,属风、属寒;咳痰黄而稠者属热;咳痰白而黏者属阴虚、属燥;咳痰清稀透明呈泡沫样者属气虚、属寒;咳嗽喉痒,痰为泡沫状者,属风痰咳嗽;咳痰粉红呈泡沫样者属阳虚血瘀络伤;咳吐铁锈色痰或痰中带血或血痰,多为肺热或阴虚络伤;咯吐脓血腥臭痰,则为热壅血瘀之肺痈。

(三)气喘

气喘又称喘息、喘逆,是呼吸气息急促、呼吸困难的一种临床症状,可出现于多种内科疾病过程中,其基本病机是各种原因导致肺气上逆、肾气失纳,病变涉及肺、肾、心和肝等脏腑,病理性质有虚、实、寒、热的不同。临床应了解呼吸气息的深浅、病程经过、年龄、体质、伴发症及舌脉特征等。

1. 年轻体壮病气喘,多为实喘;年老体虚病气喘,多为虚喘。

2. 新病过程中气喘,多实喘;久病过程中气喘,多虚喘。

3. 热病过程中气喘,多实喘;大失血或大汗、大吐、大下后突然出现气喘，多属虚喘，甚至是元气败绝的危候。

4. 喘而气盛息粗，呼吸深长，脉浮大滑数有力者为实喘；喘而气弱息微，呼吸浅表，慌张气怯，脉微弱或浮大中空者为虚喘。

5. 喘而汗出，腹满身热，脉洪大有力者，为实热证；喘而汗出，汗出如油，面青肢冷，六脉似无，为元气欲脱之危候。

6. 喘而痰嗽，为痰热或痰湿壅肺；喘而痰涌，喉中如拽锯，神昏厥逆者，为痰闭或肺失治节、百脉瘀阻的重症。

7. 喘而以呼出为快，多病在肺；喘而以深吸为快，多病在肾；喘而夜甚不能平卧，伴咳泡沫痰者，多为水饮射肺；喘因情志诱发，多为肝郁犯肺。

（四）口渴

口渴是自觉口干、渴欲饮水的一种自觉症状，为内科常见症状之一，其基本病机是津液不足或津液不能上潮于口所致。口渴的程度有口干、微渴、大渴、饮不解渴、渴不思饮。临床时应结合饮水的多少、喜冷饮热饮，伴发症如发热与否、口味异常、小便多少，尤其是舌苔厚薄、舌上津液多少等进行分析。

1. 口不渴，津液未伤，为寒证或表证；口渴，津液已伤，为热证或里证。

2. 渴喜凉饮，为热盛伤津；渴喜热饮，舌质淡者，为阳气虚，气不化津；渴不喜饮，口黏腻，舌苔腻者，为湿浊阻滞，津液不能上潮。

3. 发热而渴者，热在气分；大热、大渴、大躁，脉洪大，为阳明经证；口渴舌燥，腹满便秘，为阳明腑实证；发热口渴，但渴不思饮，舌红绛者，为热在营分。

4. 夜间口渴，多为阴津不足；口渴，但漱水不欲咽，舌上有青紫瘀斑者，为瘀阻，不能上布津液。

5. 渴而口苦者，多为胆火内炽；渴而口酸者，多为木火伤津；渴而口咸者，多为肾水不足；渴而口甜，舌苔腻者，多为湿热。

6. 渴而小便甜或小便浊，或善食易饥者，多为消渴病；烦渴脉数，小便不利，为热入膀胱，气化不利。

（五）腹痛

腹痛是以腹部疼痛为痛苦的一种自觉症状，是内科常见症状之一。其基本病机是各种原因导致腹部气血不畅，不通则痛；或腹部脏腑失于气血的温煦濡养，因虚而疼痛。临床时应结合腹痛的部位、疼痛性质、发作缓急、持续时间、伴发症状等进行分析。

1. 腹痛急发，多属实证；腹痛慢性发作，多属虚证。

2. 腹痛隐隐，多属虚证；腹痛剧烈，多属实证。

3. 腹痛喜温喜按，痛属虚寒；腹痛拒按，按之痛甚，痛属实证。腹痛而腹软，多属虚证；腹痛而腹满硬，多属实证。

4. 寒凝腹痛，脉必沉迟；热积腹痛，脉必数大。

5. 腹痛部位不固定，多为气滞腹痛；腹痛固定，痛如锥刺，多为瘀血腹痛。自胸至腹皆痛，脉沉而紧，苔黄腻者，为大小结胸证；大腹疼痛，多病太阴；痛连胁肋，肝脾不和；少腹疼痛，痛在厥阴；少腹硬满急痛，漱水不欲咽，或如狂喜忘，大便色黑，此蓄血腹痛；脐周阵发剧痛而腹柔软，或有吐下蛔虫者，多为虫痛。

（六）胸痛

胸痛是以胸部疼痛为痛苦的一种自觉症状，为内科心、肺、肝系疾病的常见症状。其基本病机是病邪壅阻心胸血脉，气血不通而疼痛，一般为实证，病邪有寒、热、痰、瘀，但也有本虚标实证。临床时应分析疼痛的性质、牵连部位及伴随的症状等。

1. 胸痛憋闷，有压榨感，多为气滞、痰阻；胸痛如刺，夜间为甚，多为瘀血阻滞。

2. 胸痛连脘腹，手不可触者，寒热结胸；胸痛连胁，病在肝胆；胸痛痛连左手尺侧者，为胸痹心痛；胸痛痛引肩背，发热呕恶者，为肝胆湿热；胸痛痛连肩背，脉沉紧者，为寒凝心胸。

3. 胸痛伴发热咳嗽，咳则痛甚，为肺热络伤；胸痛伴咳吐脓血痰，为肺痈；胸部隐痛，咳嗽无力，多为肺气虚弱，余邪未尽的肺热病后期，也可见于肺痨；胸痛伴心悸，病在心；心胸卒然大痛，持续不解，面青肢冷，脉微细者，为心脉闭阻不通，特称“真心痛”以示危证。

（七）饮食异常

饮食异常是指患者的食欲、食量改变的一种症状，可见于多种内科疾病，其中尤以脾胃疾病更为常见，其基本病机是脾胃的功能紊乱，运化失常。通过了解饮食情况，可以测知胃功能的强弱，判断疾病的轻重及预后。临床除应了解食欲、食量的异常外，还应结合其他症状一道分析。

1. 纳呆食少：伴腹胀便溏，精神疲乏，舌淡者，为脾胃气虚。

2. 纳呆脘闷：伴头身重困，便溏苔腻者，属湿邪困脾。

3. 纳呆厌食：兼见嗳气酸腐，脘痛胀痛，苔厚腻浊者，为宿食停滞。

4. 纳少厌油：兼恶寒发热者，为感冒所致；兼疲乏身困，胁肋胀痛，或有黄疸者，属肝胆湿热。

5. 饥不欲食：兼见胃中嘈杂、灼热，舌红少苔脉细者，为胃阴不足，虚火内扰，若兼胸胁苦满或腹满，心烦喜呕，脉弦者，为少阳胆热或肝胃不和。

6. 多食易饥：兼见口渴心烦者，多为胃火亢盛；兼大便溏泄者，多为胃强脾弱；若兼见消瘦多尿或尿有甜味者，则为消渴病之征。

7. 喜食异物者，多为虫病之兆。

(八)汗出异常

汗出异常是指非生理状态下的出汗或无汗，是内科疾病中较常见的症状之一。其基本病机是津液的生成、敷布失常所致。通过分析汗出异常的性质，有助于判断疾病的表里、寒热、虚实、阴阳和疾病的轻重等。临床时应了解汗量多少、汗的黏稠度、汗出时间、汗出部位及主要兼症等情况。

1. 无汗

兼见恶寒重，发热轻，头身疼痛，脉浮紧者，为外寒束表；若在发热过程中无汗，兼皮肤干皱无弹性，舌红绛者，为邪热入营伤阴；若长期无汗，兼口、眼干燥或关节疼痛者，为燥证。

2. 自汗

一般指日间汗出，动则益甚，兼见畏寒、神疲、乏力等症，属气虚、阳虚。

3. 盗汗

是指病人睡时汗出，醒则汗止，常兼潮热、颧红等，多为阴虚内热，阴津被扰所致。

4. 战汗

多见于热病过程中，寒热战栗，表情痛苦，几经挣扎，而后汗出者，常见于正邪交争之时，为疾病的转折点。如汗出后热退脉缓，是邪去正安、疾病好转的表现；如汗出后仍身发高热，脉来急疾，则是邪盛正衰、疾病恶化的表现。

5. 汗出不畅

发热汗出不畅，身热不扬，汗出粘手，伴脘痞纳呆，舌苔黄腻，为湿热病。

6. 大汗不已

兼见发热面赤，口渴饮冷，脉洪大者，为里热亢盛，蒸津外泄所致；冷汗淋漓，汗出粘手，兼见面色苍白，四肢厥冷，脉微欲绝者，乃阳气暴脱，津随阳泄之亡阳证。

7. 但头汗出

即病人仅头部或头颈部出汗较多，余处无汗。兼见面赤心烦，口渴，舌红苔黄者，是上焦邪热循经上蒸所致；头面多汗，兼见头身困重，身热不扬，脘闷，苔黄腻者，是中焦湿热循经上蒸所致；若见头额汗出如油，四肢厥冷，气喘，脉微者，为虚阳上越，津随阳泄的危象。

8. 半身汗出

是指病人仅半侧身体有汗，或为左侧或为右侧或为下半身有汗，而另一侧则经常无汗，无汗侧为患侧，多由经络阻闭，气血运行不周所致，可见于中风、痿病及截瘫等病人。

9. 手足心汗

是指手足心出汗较多，多为脾胃有病或肝经郁热累及于脾，脾不主津，津淫于四末。

（九）头晕

头晕是指病人自感头部发昏，周围景物好像在旋转，人有要跌倒的感觉，轻者闭目即止，重者不能站立，若兼眼花目眩者称为眩晕。头晕可见于外感或内伤疾病，其基本病机是风、火、痰、瘀等病邪侵扰清窍或闭阻脑脉、或正虚脑失所养。临床时常结合伴随的症状进行分析。

1. 头晕耳鸣

兼见面赤、口苦咽干，为肝阳上亢所致；兼见腰膝酸软，遗精健忘者，为肾精亏虚所致。

2. 头晕目眩

兼寒热、口苦咽干，为外感少阳证；兼面色不华，心悸失眠，为气血亏虚；多在头项运动时发作，颈僵肩沉，甚则活动转侧受限，为三阳脉阻之项痹。

3. 头晕头痛

恼怒加重者，为风阳、肝火上扰清窍；外伤所致，或舌有瘀点、瘀斑者，为瘀血阻络。

4. 头晕呕吐

舌苔白腻，或眼球震颤者，为痰浊上蒙。

（十）乏力

乏力是指疲乏无力，为多种内科疾病的常见症状。其基本病机是气血亏虚或湿困阳气，肢体失于温煦濡养所致。临床时应结合相伴的症状进行分析。

1. 乏力气短

伴汗出心悸，舌淡脉弱者，为气虚。

2. 乏力身重

伴纳呆脘痞，苔腻脉濡者，为湿困；伴面色萎黄，便溏或稀便，食少腹胀者，为脾虚夹湿。

3. 乏力头晕

伴面色不华，心悸气短者，为气血亏虚；伴腰膝酸软，目眩耳鸣者，为肝肾亏虚。

4. 乏力身黄

伴纳呆呕恶，腹胀或胁痛，苔黄腻者，为肝胆湿热。

（十一）呕吐

呕吐是指胃内容物随胃气上逆经口而出的一种症状，为内科疾病的常见症状之一，外感、内伤都可引起。其基本病机是外感或内伤导致胃失和降，胃气上逆，病理性质有虚有实。呕吐也是机体对胃内异物的一种反射性动作，可帮助机体排出胃内的有害物质，但超出正常保护性反应的呕吐会耗损人体的气津，加重病情。临床时应结合呕吐的病程、呕吐物的性质气味、呕吐的声势、伴随症状进行分析。急性呕吐，多属实证；而慢性呕吐，则有虚有实，如舌苔腻浊，脉象有力者，一般为实证，如舌淡脉弱无力者，多属虚证。

1. 干呕无物：伴口燥咽干，舌红少津者，为胃阴不足。

2. 呕吐酸水：伴脘胁胀痛，与情志有关者，为肝郁犯胃。

3. 呕吐酸腐：伴脘腹胀痛，恶闻食臭，为饮食停滞。

4. 呕吐苦水：舌红苔腻，脉弦者，为胆胃郁热。

5. 呕吐清水痰涎：多为胃气虚寒或痰饮内阻。

6. 呕吐出如阳尘水、赤豆汁样血性内容物或伴柏油样黑便者，属血证吐血的主要症状；若见于中风、肺胀的病程中，多属垂危之兆。

7. 呕吐而二便闭者，为关格、癃闭之征。

8. 喷射状呕吐，多为脑病；呕吐频作而伴高热，项强，头痛剧烈，时有抽搐者，为热毒燔炽，冲逆阳明，引动肝风。

（十二）大便异常

大便异常是指大便的次数、性状及颜色等方面异于平常，多为脾胃系统方面的症状，也能反映疾病的寒热、机体气血津液的盛衰。大便异常的基本病机是各种原因导致肠道的传导失常。临床时除应了解大便的次数、性状及颜色气味外，还应结合其伴随症状一并分析。

1. 大便秘结：身热口干者，为热伤津液；伴腹满拒按疼痛，苔黄厚干燥，为热结腑实之证；若不小便又无矢气，腹满疼痛呕吐者，为关格证；若大便干燥难解，伴口干舌红少津者，为阴虚肠燥；若大便干燥难解，面色不华，心悸舌淡者，为肠道血虚不润；若大便并不结燥，甚或大便先硬后溏，解便困难者，为气虚或阳虚通降无力。

2. 虚坐努责：指无大便而有便意，虽经努力解便而无便可解者，常伴解便后气短疲乏，为气虚下陷之兆。

3. 大便次数增加：便稀如水，为湿盛或脾虚所致之泄泻；便色黄糜臭秽，为湿热泄泻；大便不爽，里急后重，为湿热壅滞。

4. 大便完谷不化，多为脾虚运化无力；若大便臭秽，腹胀痛者，为伤食所致。

5. 大便色白，兼身目发黄，身痒者，为肝胆湿热阻滞。

6. 大便脓血，为痢疾之征；大便色黑如柏油样，为胃肠络伤之远血；大便带色红鲜血，为肛门近血，多见于热伤肠络或瘀血、瘀热阻肠之痔疮。

7. 一般大便次数逐渐减少，由稀转软，由黑转黄，为病顺；反之，则为病逆。若病重期间，大便突然失禁，排便次数陡增，多是阳气下陷的表现，当特别注意。

（十三）小便异常

小便异常是指小便的次数、量、颜色、气味及解便感觉等方面异于平常的一种症状，其基本病机是肾与膀胱气化失常和津液代谢失常。因此，小便变化不仅是肾与膀胱病变的主要症状，也是观察体内津液盈亏及病情顺逆的指征。

1. 小便色黄短少，主热；小便清长者，主寒；小便色红，为尿中带血，多为尿血或血淋的症状；小便色白如米泔浑浊者，为膏淋或尿浊。

2. 尿中有沙石者，为石淋的主要症状；尿中有脓者，为重症淋浊；小便静置后分层，上层有凝块如膏脂者，为膏淋。

3. 尿有甜味者，为消渴病；尿有臊臭气味者，为下焦湿热，气化不利。

4. 尿频：尿急尿痛而每次尿量少者，为淋证；尿频而不痛，但小便余沥不净，尤以夜尿多者，为阳气虚，膀胱气化不利；老年男性而尿频，排尿不畅者，为肾虚瘀阻。

5. 尿少：水肿病过程中常见尿少。热性病过程中，发热口干者，为热伤津液；若小便量极少，甚至无尿者，为津液枯涸，化源告竭之危象。若水肿病后，尿少或尿闭，伴浮肿、呕恶，为癃闭之水毒内蓄；尿少而小腹充盈，则为膀胱气化不利或尿道阻塞所致尿液内蓄，前者属虚，后者属实。

6. 尿多：指全日总尿量增多，若小便清，乏力畏寒者，为阳虚气化失摄；若伴善食喜饮，身体消瘦者为消渴病的主要症状。

(十四)水肿

水肿是指体内水湿滞留，泛滥肌肤，引起头面、四肢、腹部，甚至全身浮肿的症状，严重者还可伴胸水、腹水，其基本病机是肺脾肾三脏对水液的代谢失调。临床时应了解浮肿的程度，见面目虚浮，手足发胀，但压无凹陷，称为潜在性水肿；若仅踝肿，按之凹陷易复，为Ⅰ度浮肿；较重者，浮肿过膝，按之凹陷没指，不易恢复，为Ⅱ度浮肿；更重者全身浮肿，腹大胸满，卧则喘促，为Ⅲ度浮肿。临床时还应了解水肿的发病经过及伴随症状。

1. 急性起病，多由外邪所致的阳水；慢性起病，多为内伤所致的阴水。身半以上肿甚，其病属阳；身半以下肿甚，其病属阴。

2. 始于头面，伴恶风或疮痍者，多为风水相搏，其病在肺；始于下肢，伴面白，身倦畏寒者，为气不化水，其病在脾肾。

3. 伴烦热口渴，舌红苔黄腻者，为水湿化热或湿热壅盛；伴心悸、唇紫、脉虚数或结代，为水邪凌心，瘀血内阻；伴喘促、汗出、痰多呈泡沫样、脉虚浮而数，是水邪凌肺，肾不纳气；伴呕吐不食、脘腹胀满，是水毒干胃，脾气不运；若伴身体颤动，神昏，是水湿之邪内盛，暗耗肝阴，虚风内动。

(十五)神昏

神昏即神志昏迷、不省人事的症状，是内科危重病的临床表现。在外感发热、中风、厥脱、水肿、消渴、肺胀等疾病发展到严重阶段时都可出现，是疾病危重的重要指征。其基本病机是外感时疫、热毒内攻，内伤阴阳气血逆乱，导致邪气蒙扰神窍，神明失司，或元气败绝，神明散乱。既往神昏多归属于心病，本教材归属于心脑病证，因脑为元神之府，为了便于理解，故心脑并称。

临床上按神昏的浅深程度可分四个层次，依次为神识恍惚、神志迷蒙、昏迷、昏愦。

神识恍惚：先见情感淡漠或情绪烦躁，继而辨知事物不清，恍恍惚惚，但强呼之可应，回答问题已不够准确。

神志迷蒙：为嗜睡朦胧状态，强呼之可醒，旋即昏昏入睡。

昏迷：为呼之不应，不省人事，二便不能自制。

昏愦：即昏迷之甚，不仅呼之不应，对各种刺激也无反应，常伴目正睛圆，口张目合，舌卷囊缩，汗出脚冷，手撒遗尿，鼻鼾喘促或气息微弱等绝证。

1. 神昏伴高热，谵语，烦躁，抽搐，或斑疹衄血，舌红绛而脉细数，病在心、脑为热陷心营。

2. 神昏而呈似清非清、时清时昏的状态，伴咳逆喘促，痰涎壅盛，苔腻而垢浊，脉濡数，病在心、肺，为痰蒙心窍。

3. 神昏以谵语烦躁为主，伴日晡潮热，腹满疼痛，苔黄燥，脉沉实，为阳明腑实，热扰神明。

4. 神昏以谵语如狂为主，伴少腹硬满急痛，唇爪青紫，舌绛，脉沉细而涩，为瘀热交阻，热入血室，病及心、脑。

5. 神昏以昏迷不醒，或昏而时醒为主，伴黄疸日深，斑疹衄血，或腹胀如鼓，舌绛苔腻，为肝胆湿热，内陷心营。

6. 神昏以突然昏倒，不省人事为主，伴肢体抽搐，鼾声痰鸣为特征，为肝阳暴张，引动肝风，上逆蒙扰心、脑，神明不用。

7. 神昏发生于大失血、大吐泻过程中，为元气败绝，神明散乱。

(十六)抽搐

抽搐是以四肢不自主的抽动,甚则颈项强直,角弓反张为特征的症状,多见于内科的急重疾病过程中。其基本病机是外感或内伤,构成风、火、痰、虚等病理因素,导致筋脉失养而搐搦,因肢体抽动有风邪善行数变之特征,故病机上常简称为生风、动风。临床上要分析起病的缓急,抽搐的力量与幅度,以及伴随的症状等。

1. 急起发病,阵阵抽搐,或持续抽搐而有力,属实证;缓起发病,抽搐呈手足蠕动,抽搐无力,属虚证。

2. 热病过程中抽搐,伴壮热,汗大出,渴欲冷饮,神昏谵语者,为热极生风。

3. 热病后期发抽搐,抽搐无力,伴低热或潮热,心烦不宁,口干舌燥,脉细数,为阴虚生风。

4. 吐泻后发抽搐,抽搐无力,伴疲乏气短,或畏寒怯冷,舌淡者,为土虚木旺之虚风内动。

5. 大失血或慢性失血后发抽搐,抽搐无力,伴面色不华,心悸头昏,舌质淡者,为血虚生风。

6. 急起抽搐,伴面红气粗,头痛呕吐,神昏,偏瘫者,为肝阳暴张,阳亢化风。

7. 外感外伤后,阵发性四肢抽搐,颈项强直,甚至角弓反张,伴神昏、喘促、头痛,为疫毒、风毒引动肝风。

(十七)出血

出血是指血不循经,溢于脉外,外出于肌肤口鼻诸窍的症状,出血原因很多,其病机属实者多由于火热伤络,属虚者多由于气不摄血。临床时应结合出血的部位、颜色及伴随症状等进行分析。

1. 齿衄

指血从牙龈处溢出,又称牙宣、牙衄,病变与胃、肾有关。

2. 耳衄

指血从耳腔处溢出，出血量大者又称脑漏，病变与肾、肝有关。

3. 目衄

指血从目眶或眼球处溢出，出血量大者也称脑漏，病变与肝、肾、胃有关。

4. 肌衄

指血从肌肤渗出，又称紫斑、紫癜，病变与心、脾、肺、肾有关。

5. 鼻衄

指血从鼻腔溢出，出血量大者又称鼻洪，病变与肺、胃、肝有关。

6. 咯血

指血随咳咯而出，常伴有痰涎，又称咳血，其病变与肺、肾、肝有关。

7. 呕血

指血随呕吐而出，常夹有胃内容物，又称吐血，其病变与脾、胃、肝有关。

8. 便血

色黑者为远离肛门处的胃肠出血，称远血；便下鲜血或先便后血，为近肛门端的肠段出血或痔疮出血，称近血。

9. 尿血

指血从小便中而出的症状，病变多在肾与膀胱。

血色鲜红，面赤口渴，舌红苔黄，脉数有力，常发生于热病过程中，为火热迫血妄行所致；血色鲜红，手足心热，口干心烦，舌红少苔，脉细数者，为阴虚火旺，灼伤络脉；血色淡红或暗红，面色苍白，体倦乏力，舌淡者，为气虚气不摄血。

第三节　中医内科学治疗原则

治疗学是研究疾病的治疗原则、治疗方法和手段的一门实用学科。治疗原则是在中医基本理论和辨证论治精神指导下制定的，对疾病治疗的立法、选方、用药等具有指导意义的法则。治疗方法则从属于治疗原则，包括在治疗原则指导下制定的对某一疾病的治疗方法和对某一证候的具体治法。前者如汗、吐、下、和、温、清、补、消等法，后者如清热化湿、理气止痛、辛凉解表、益气活血等法。治疗手段则指与治疗有关的药物、给药途径及其治疗器具等。

一、治疗原则

（一）防病治病宜早

治病宜早有两层意思。一是早期治疗，轻病防重，即疾病的早期应及时治疗，防止病情发展。一般情况下，疾病的发展总是由轻到重，由比较单纯到错综复杂。疾病的早期，机体正气比较盛，及时地予以早期治疗，容易收到较好的疗效，能尽快地解除病人的疾苦。否则，随着疾病的发展，病情复杂多变，虚实互见，寒热错杂，给治疗带来许多困难，甚至产生严重的后果。正如《素问·阴阳应象大论》说："邪风之至，疾如风雨，故善治者治皮毛，其次治肌肤，其次治筋脉，其次治六腑，其次治五脏。治五脏者，半死半生也。"《素问·八正神明论》又说："上工救其萌芽……下工救其已成，救其已败"，即不仅把早期治疗视作应该遵循的基本治疗原则，也把它作为衡量医生服务态度和业务水平的一个标准。二是预治其疾病将影响的脏腑气血等，即治疗"务在先安未受邪之地"（《温热经纬·外感温热篇》），这一精神又称"治未病"。脏腑经络是相互联系的，疾病也是不断变化的，机体某一部位发生病变，必然要向相邻的部位或有关脏器发生传变。这种传变一般是有规律的，如《素问·玉机真藏论》指出："五脏受气于所生，传之于其所胜，气舍于其所生，死于其所不胜。"

治未病的原则，就是要求医生根据疾病的传变规律，从全局的观点、动态的观点，对可能受到传变的脏器和可能受到影响的气血津液，采取预防性的治疗措施，阻断和防止病变的转移、扩大和传变，把病变尽可能控制在较小的范围内，以利于病变的最终治愈。如《金匮要略》"见肝之病，知肝传脾，当先实脾"的治法，即体现了这一治疗精神。

（二）分清标本缓急

标本，是指疾病的主次本末。一般认为，标是疾病的枝节和表象，本是疾病的本质，证候是标，病机是本。缓急有两义：一为病证缓急，指病证的发展速度和危害性；二为治疗缓急，指治疗应有计划、有步骤地进行。这里主要指治疗有缓急原则，《素问·至真要大论》说："病有盛衰，治有缓急"，何病急治，何证缓治，何方先施，何药后用，是施治前须综合考虑的问题，"否则前后不循缓急之法，虑其动手便错"（《温热经纬·外感温热篇》）。决定治疗先后步骤的因素是标本，一般按照"急则治其标，缓则治其本，标本俱急者，标本同治"的原则进行治疗。

1. 急则治其标是指在疾病的发展过程中，如果出现了紧急危重的证候，影响到病人的安危时，就必须先行解决危重证候。如脾虚所致的臌胀，则脾虚为本，臌胀为标，但当臌胀加重，腹大如釜，二便不利，呼吸困难时，就应攻水利尿，俟水去病缓，然后再健脾固本。

2. 缓则治其本是指一般病情变化比较平稳或慢性疾病的治疗原则。如阴虚燥咳，则燥咳为标，阴虚为本，在热势不甚，无咯血等危急症状时，当滋阴润燥以止咳，阴虚之本得治，则燥咳之标自除。

3. 标本兼治是指标本俱急的情况下，必须标本同治，以及标急则治标，本急则治本的原则。如见咳喘、胸满、腰痛、小便不利、一身尽肿等症，其病本为肾虚水泛，病标为风寒束肺，乃标本俱急之候，所以必须用发汗、利小便的治法，表里双解。如标证较急，见恶寒、咳喘、胸满而二便通利，则应先宣肺散寒以治其标；如只见水肿、腰痛、二便不利，无风寒外束而咳嗽轻微，则当以补肾通利水道为主，治其本之急。

（三）强调扶正祛邪

扶正指采用如益气、养血、滋阴、助阳等有助于扶持、补益正气的治疗方法；祛邪指采用如发表、攻下、渗湿、利水、消导、化瘀等有助于祛除、消灭病邪的治疗方法。疾病的过程，在某种意义上可以说是正气与邪气相争的过程，邪胜于正则病进，正胜于邪则病退。治疗上扶持正气有助于抗御、祛除病邪，而祛除病邪有助于保存正气和正气的恢复。因此，扶正祛邪的治疗原则旨在改变邪正双方力量的对比，使之有利于疾病向痊愈转化。在一般情况下，扶正适用于正虚邪不盛的病证，而祛邪适用于邪实而正虚不甚的病证。

扶正祛邪同时并举，适用于正虚邪实的病证，但具体应用时，也应分清以正虚为主，还是以邪实为主。以正虚较急重者，应以扶正为主，兼顾祛邪；以邪实较急重者，则以祛邪为主，兼顾扶正。若正虚邪实以正虚为主。正气过于虚弱不耐攻伐，倘兼以祛邪反而更伤其正，则应先扶正后祛邪；若邪实而不甚虚，或虽邪实正虚，倘兼以扶正反会助邪，则应先祛邪后扶正。总之，应以扶正不留邪、祛邪不伤正为原则。

（四）重视脏腑补泻

内科疾病无论外感病还是内伤病、躯体病还是脏腑病，都是以脏腑为中心的病变，因此扶正祛邪离不开脏腑补泻，补即是扶正，泻即是祛邪。脏腑补泻的治则，有直接对某脏腑进行补泻，如肺病直接补肺、泻肺的治法和间接对脏腑进行补泻，如肺病采用补脾、泻肝的治法。间接补泻法，是充分利用脏腑间的生克表里、阴阳消长等相互联系、相互影响的机理对脏腑进行补泻。大体有虚则补其母，实则泻其子；壮水制阳，益火消阴；泻表安里，开里通表，清里润表等治则。

1. 虚则补其母，实则泻其子

虚则补其母是指当某脏虚衰时，除直接补益该脏外，应注意补益其母脏，使母能生子，该脏得到尽快的恢复。如肺气不足，经常感冒、汗出、咳嗽等，除直接补肺外，重视补脾，使土能生金，则肺虚能尽快得到康复。实则泻其子是指某脏之病因子实引起时，除直接泻该脏外，泻其子脏也是重要的治法。如肝火偏盛，影响肾的封藏功能，而致遗精梦泄，在治疗上就应清泻肝火之实，使肝火得平，则肾的封藏功能也就恢复，遗精梦泄可随之而愈。

2. 壮水制阳，益火消阴

壮水制阳是指采用滋阴壮水的治法，治疗一般寒凉治法不能控制的阳亢证，适用于因肾阴不足不能制阳引起的一系列阳亢证。如头晕目眩，舌燥喉痛，虚火牙痛等症，非因阳亢实证，须用咸寒之品如六味地黄丸之属滋肾水以制虚阳。滋水涵木以抑肝阳上亢的治法，也是由此治则而派生的。

益火消阴是指采用补益命门之火的治法，治疗一般温热治法不能控制的阴寒证，适用于肾之真阳不足所引起的阳虚内寒证。如畏寒怯冷，腰痛腿软，小腹拘急，小便清长或夜尿多，水肿等症，非因一般生冷寒凉所致的寒实证，须用温补肾阳之剂如金匮肾气丸之属益火之源以消阴翳，才能控制此类阴寒虚证。

(五)提倡三因制宜

三因治宜治则，指治疗疾病不能固守一法，对不同的个体、时间、地域等情况应采取不同的治疗方法，方为适宜。这种因人、因时、因地制宜的治疗原则，是具体问题具体分析，是治病的原则性与灵活性相结合。

1. 因人制宜

根据病人的性别、年龄、体质等不同特点，来考虑治疗用药的原则，称“因人制宜”。如不同性别，妇女区别于男性，有月经、怀孕、产后等生理特点，治疗用药必须加以考虑。年龄不同，生理机能及病变特点亦有差别，老年人血气虚少，机能减退，患病多虚证或正虚邪实，虚证宜补，而邪实须攻者亦应慎重，以免损伤正气。不同体质间有强弱、偏寒偏热之分，以及有无宿疾的不同，所以虽患同一疾病，治疗用药亦应有所区别，阳热之体慎用温补，阴寒之体慎用寒凉等。

2. 因时制宜

四时气候的变化，对人体的生理功能、病理变化均产生一定的影响，根据不同季节的时令特点，以考虑用药的原则，称“因时制宜”。如春夏季节，阳气升发，人体腠理疏松发散，治疗应避免开泄太过，耗伤气阴；而秋冬季节，阴盛阳衰，人体腠理致密，阳气敛藏于内，此时若病非大热，应慎用寒凉之品，以防苦寒伤阳。

3. 因地制宜

根据不同地区的地理环境特点，来考虑治疗用药的原则，称“因地制宜”。如我国西北地区，地势高而寒冷少雨，故其病多燥寒，治宜辛润；东南地区，地势低而温热多雨，其病多湿热，治宜清化。地区不同，患病亦异，治法应当有别，即使患有相同病证，治疗用药亦应考虑不同地区的特点。如辛温发表药治外感风寒证，在西北严寒地区，药量可以稍重，而东南温热地区，药量就应稍轻。

二、常用治法

在临床时它们有时单独运用，有时互相配合运用。单独运用某一治法，多是针对病情发展的某一阶段或某些突出证候所采取的措施，往往很难适应病情的错综复杂，所以通常是数法配合使用，如汗下并用、温清并用、攻补并用、消补并用、清热开窍并用、开窍镇痉并用、温里固涩并用等。

（一）解表法

解表法是通过发汗，开泄腠理，逐邪外出的一种治法，又称汗法。解表法广泛适用于邪遏肌表的病证。

1. 适用范围

（1）解表通过开泄腠理，可以祛除表邪，解除表证。因表证有表寒、表热之分，所以汗法又有辛温、辛凉之别。

（2）透疹通过发散，可以透发疹毒，故麻疹初期，疹未透发或透发不畅，均可用汗法，使疹毒随汗出而透发于外。透疹之汗法宜辛凉，忌辛温。

（3）祛湿通过发汗，可祛风除湿，故外感风寒而兼有湿邪者，以及风湿痹证，均可酌用汗法。

（4）消肿通过宣发散邪，可驱水外出而消肿，此即宣肺利水以消肿，故汗法可以用于水肿实证而兼有表证者。

2. 注意事项

（1）凡剧烈吐下之后，以及淋家、疮家、亡血家等，原则上都在禁汗之列。

（2）发汗应以汗出邪去为度，不宜过量，以防汗出过多，伤阴耗阳。

（3）发汗应因时、因地、因人制宜，暑天发热，汗之宜轻，冬令寒冷，汗之宜重；西北严寒地区，用量可以稍重，东南温热地区，药量就应稍轻；体虚者，汗之宜缓，体实者，汗之可峻。

（4）表证兼有其他病证，汗法又当配用其他治法。兼气滞者，当理气解表；兼痰饮者，当化饮解表；兼气虚者，当益气解表；兼阳虚者，当助阳解表；兼血虚者，当养血解表；兼阴虚者，当滋阴解表。

（二）清热法

清热法，是运用具有清热作用的寒凉药物，以治疗热性病证的一种治法，又称清法。清热法广泛应用于温热病邪所引起的各种病证。

1. 适用范围

（1）清气分热适用于邪入气分，里热渐盛，出现发热，不恶寒而恶热，汗出，口干烦躁，苔黄，脉洪大或数的证候。

（2）清营凉血适用于邪入营分，神昏谵语，或热入血分，见舌红绛，脉数，及吐血、衄血、发斑等症。

（3）清热解毒适用于热毒诸证，如温疫、温毒及火毒内痈等。

（4）清脏腑热适用于邪热偏盛于某一脏腑，或某一脏腑的功能偏亢而发生各种不同的里热证候。

2. 注意事项

（1）注意寒热真假。阴盛格阳的真寒假热证，命门火衰的虚阳上越证，均不可用清热法。

（2）表邪未解，阳气被郁而发热者禁用；体质素虚，脏腑虚寒者禁用；因气虚而引起虚热者慎用。

（3）由于热必伤阴，进而耗气，因此尚须注意清法与滋阴、益气等法配合应用。一般苦寒清热药多性燥，易伤阴液，不宜久用。

（4）如热邪炽盛，服清热药，入口即吐者，可于清热剂中少佐辛温之姜汁，或凉药热服，是反佐之法。

（三）攻下法

攻下法是通过通便、下积、泻实、逐水以攻逐邪实，荡涤肠胃，排出积滞的治法，又称下法。下法广泛应用于燥屎、积滞、实热及水饮等里实证。

1. 适用范围

因证候不同，可分为寒下、温下、润下及逐水等法。

（1）寒下适用于里热积滞实证，有下燥屎、泻实热等作用。

（2）温下适用于脏腑间寒冷积滞的里寒实证，有温里逐寒泻实的作用。

（3）润下适用于热盛伤津，或病后津亏，或年老津涸，或产后血虚的便秘等。

（4）逐水适用于水饮停蓄胸胁，以及水肿、臌胀等病证邪气过盛者。

2. 注意事项

（1）攻下法适用于里实证，误用之易损伤正气。凡邪在表或邪在半表半里一般不可下；阳明病腑未实者不可下；年高津枯便秘，或素体虚弱，阳气衰弱而大便艰难者，不宜用峻下法；妇女妊娠或行经期间，皆应慎用下法。

（2）下法以邪去为度，不宜过量，以防正气受伤。如大便已通，或痰、瘀、水、积已随泻解，则减量或停用下剂。

（四）和解法

和解法是通过调和、协调的方式治疗表里间、脏腑间病变的治法，又称和法。和法的内容非常丰富，应用也很广泛，习惯上将和解少阳、调和肝脾、调理胃肠视为和法的应用范围。

1. 适用范围

（1）和解少阳适用于邪在半表半里的少阳证。症见寒热往来，胸胁苦满，心烦喜呕，口苦咽干，苔薄，脉弦等。

(2)调和肝脾适用于肝脾不调，情志抑郁，胸闷不舒，胁肋疼痛，脘痞食少，腹泻等证。

(3)调理胃肠适用于胃肠功能失调，寒热夹杂，升降失司而出现的脘腹胀满，恶心呕吐，腹痛或肠鸣泄泻等证。

2. 注意事项

(1)凡病邪在表未入少阳、邪已入里之实证及虚寒证，原则上均不宜用和法。

(2)邪入少阳，病在半表半里，但有偏表偏里，偏寒偏热之不同，临证宜适当增损，权变用之。

(五)温里法

温里法是使用温热类药物祛除寒邪和补益阳气的一种治法，又称温法。温法广泛应用于寒邪中脏，凝滞经络，阳气衰微等证，从而达到补益阳气而祛邪治病的目的。

1. 适用范围

(1)温中祛寒适用于寒邪直中脏腑，或阳虚内寒而出现身寒肢冷，脘腹冷痛，呕吐泄泻，舌淡苔白，脉沉迟等。

(2)温经散寒适用于寒邪凝滞经络，血行不畅而见四肢冷痛，肌肤僵硬，肤色紫暗，关节不利，疝瘕疼痛或面青，舌有瘀斑，脉细涩等。

(3)回阳救逆适用于疾病发展到阳气衰微，阴寒内盛而见四肢逆冷，恶寒蜷卧，下利清谷，冷汗淋漓，脉微欲绝等。

2. 注意事项

(1)凡热伏于里，热深厥深，形成真热假寒者；内热火炽而见吐血、尿血、便血者；素体阴虚者；舌质红，咽喉干燥者；挟热下利，神昏气衰，形瘦面黑，状如槁木，阴液虚脱者，原则上均不可用温法。

(2)由于温法的方药多燥烈，易耗伤阴津，故应用温药不宜太过，中病即止，若非急救回阳，宜少用峻剂重剂。

（3）若纯因寒邪致病，当专用温剂散寒；若因虚而生寒，则宜甘温与温补并用。

（六）补益法

补益法是用具有补益作用的药物，治疗人体阴阳气血之不足或某一脏腑之虚损的治法，又称补法。补法广泛适用于阴、阳、气、血、津液及脏腑等各种虚证。

1. 适用范围

（1）补气适用于气虚的病证，如倦怠乏力，呼吸短促，动则气喘，面色㿠白，食欲不振，便溏，脉弱或虚大等。

（2）补血适用于血虚的病证，如头晕眼花，耳鸣耳聋，心悸失眠，面色无华，脉细数或细涩等。

（3）补阴适用于阴虚的病证，如口干，咽燥，虚烦不眠，便秘，甚至骨蒸潮热，盗汗，舌红少苔，脉细数等。

（4）补阳适用于阳虚的病证，如畏寒脚冷，冷汗虚喘，腰膝酸软，泄泻水肿，舌胖而淡，脉沉而迟等。

2. 注意事项

（1）凡实证而表现虚证假象者禁补。

（2）因气为血帅，血为气母。补气补血不能截然划分，补气时佐以养血，血充有助益气；补血时佐以益气，气旺可以生血。

（3）因阴阳互根，补阴补阳亦不应截然划分，当宗张景岳“善补阳者，必于阴中求阳；善补阴者，必于阳中求阴”之旨。

（4）根据五脏虚损不同，应分别脏腑确定补益，因脾为后天之本，气血生化之源，肾为先天之本，藏元阴元阳，故五脏之中应重点补益脾、肾两脏。

（5）养血滋阴时，注意勿壅滞脾胃；益气助阳时，注意勿化燥伤阴。

(七)消导(消散)法

即通过消导和散结,使积聚之实邪渐消缓散的一种治法,又称消法。消法广泛应用于饮食停滞,瘕积肿块,痰核瘰疬,结石疮痈等病证。

1. 适用范围

(1)消食导滞适用于饮食积滞而见胸脘痞闷,嗳腐吞酸,腹胀或泄泻等症。

(2)消石散结适用于胆结石及泌尿系结石的一类病证。

(3)消瘤软坚用化痰软坚等药物治疗瘿瘤肿块等病证。

(4)利水消肿用利小便等方法消散水肿一类病证。

2. 注意事项

(1)对瘕积、结石、痰核、瘿瘤等病证的治疗只能渐消缓散,切不可峻猛急攻,急于求成,否则积未消而正已伤。

(2)久用消法会耗损人体正气,应适时佐以扶正治疗。

(3)消法属攻邪之法,对气血虚弱、脾肾虚寒者应慎用。

(八)理气法

理气法是调理气机的一种治法。适用于气机失调的病证。

1. 适用范围

(1)行气解郁法主要适用于肝气郁结引起的气滞病证。

(2)降气平逆法主要适用于肺气失降引起的气逆病证。

(3)益气升阳法主要适用于脾气不升而引起的气陷病证,常与补气健脾法合用。

2. 注意事项

(1)使用理气法应辨清虚实,如应补气而误用行气,则其气更虚;当行气而误用补气,则其滞愈增。

(2)理气药物多为香燥苦温之品,如遇气郁而兼阴液亏损者,应当慎用。

（九）理血法

即通过调理血分治疗瘀血内阻和各种出血的一种治法。

1. 适用范围

（1）活血（祛瘀）法适用于血行不畅或瘀血内阻所致的一类病证。

（2）止血法适用于各种出血病证，如咯血、衄血、吐血、便血、尿血等。

2. 注意事项

（1）气滞则血瘀，气行则血行，活血祛瘀法可配合理气法同用，以加强活血化瘀的作用。

（2）血得温则行，遇寒则凝，故可配伍温经散寒法，以增强活血化瘀的功效。

（3）活血化瘀法，对孕妇不宜应用。

（4）出血的病证，有血热妄行和气不摄血之分，前者宜凉血止血，后者宜益气摄血。

（5）应用止血法要防止止血留瘀之弊。除急性大出血须速止血外，一般可在止血剂中佐以少量活血之品，以达血止而不留瘀之效。

（十）固涩法

固涩法是通过收敛固涩，控制气血津精滑脱的一种治法，又称涩法。

1. 适用范围

（1）固表敛汗法适用于表虚不固的多汗证，无论自汗、盗汗，皆可固表敛汗。

（2）涩肠止泻法适用于脾阳虚弱或脾肾阳衰，以致久泻（或久痢)不止，大便滑脱不禁的病证。

(3)涩精止遗法适用于肾气虚弱、精关不固的遗精、滑精和肾气虚弱，膀胱失约的尿频、遗尿等病证。

(4)固脱法适用于大吐大泻、大失血、热病后期、久病衰竭所致之气脱、阴脱、阳脱等危在顷刻之险证。

2. 注意事项

(1)本法为正气内虚，滑脱不禁的病证而设，凡热病汗出，痢疾初起，伤食泄泻，火动遗精等，均不宜应用。

(2)本法非治本之法，故应审证求因，标本兼顾，如阳虚自汗，应收敛与补气温阳并用；阴虚盗汗，应收敛与滋阴同用。

(十一)开窍法

开窍法是通过开闭通窍以苏醒神志为主的一种治法。

1. 适用范围

(1)凉开法适用于热邪内陷心包之证，临床表现除见神昏、谵语外，同时伴有高热、面赤、烦躁、舌红、脉数等。

(2)温开法是温通气机、辟秽、化痰以开窍的一种治法，主要适用于中风阴闭、痰厥、气厥等所致的突然昏倒，牙关紧闭，神昏，苔白，脉迟等。

2. 注意事项

(1)开窍法多适用于邪实神昏的闭证，但临证还应结合病情，适当选用清热、通便、凉肝、熄风、辟秽等法。

(2)开窍剂的剂型大多是丸、散等成药，以便急救时立即应用，亦有制成注射液者，发挥作用更快。开窍剂都含有芳香挥发药物，应吞服、鼻饲或注射，不宜加热煎服。

(十二)镇痉法

镇痉法是通过平肝熄风、祛风通络等措施以解除肢体抽搐、震颤、拘挛、口眼㖞斜、头目眩晕等病证的一种治法，又称熄风法。

1. 适用范围

(1)清热熄风主要适用于邪热壅盛，热极动风之证而见高热神昏，四肢抽搐，项背强直等病证。

(2)镇肝熄风主要适用于肝阳上亢，肝风内动而见头晕目眩，甚则卒然昏倒，口眼㖞斜，半身不遂等病证。

(3)养血熄风主要适用于邪热伤阴，血虚不能濡养筋脉，虚阳不能潜藏，而见手指蠕动，筋惕肉瞤，手足抽动等病证。

(4)活血熄风主要适用于瘀血阻络，筋脉失养而肢体拘挛或弛缓，半身不遂或口眼㖞斜等病证。

(5)祛风解痉主要适用于风痰阻络，筋脉痉挛而见抽搐，口眼㖞斜等病证。

2. 注意事项

(1)风有内外之分，外风宜散，祛风解痉属治外风之法；内风宜熄，清热熄风、镇肝熄风、养血熄风均属治内风之法。但若外风引动内风，或内风兼有外风，临证时又可兼顾治疗。

(2)祛风药性多温燥，对津液不足、阴虚或阳亢者慎用。

本章小结

中医内科学是以中医理论阐述内科疾病的病因病机、证候特征、辨证论治及预防、康复、调摄规律的一门临床学科。它既是一门临床学科，又是学习和研究中医其他临床学科的基础，为中医学的一门主干学科，具有非常重要的学科地位。

中医内科古称“疾医”、“杂医”、“大方脉”，即中医内科学研究的范围很广，传统将其研究的疾病分为外感病和内伤病两大类。一般说来，外感病主要指《伤寒论》及《温病学》所说的伤寒、温病等热性病，它们主要由外感风、寒、暑、湿、燥、火六淫及疫疠之气所致，其辨证论治是以六经、卫气营血和三焦的生理、病理理论为指导。内伤病主要指《金匮要略》及后世内科专著所述的脏腑经络病、气血津液病等杂病，它们主要由七情、饮食、劳倦等内伤因素所致，其辨证论治是以脏腑、经络、气血津液的生理、病理理论为指导。随着时代的前进，学术的发展，学科的分化，原来属于中医内科学范畴的外感病如伤寒、温病等热性病已另设专科。

本书所讨论的内容主要是内伤杂病和部分外感病。即以脏腑、经络、气血津液疾病为主要研究和阐明的对象，按其体系分为肺病证、心脑病证、脾胃病证、肝胆病证、肾膀胱病证、气血津液病证、经络肢体病证和癌症，时行杂感列为外感病证。研究和阐明的内容包括每一体系疾病共同的主要证候及特征、病因病机、治疗要点；每一病证的基本概念、认识沿革、本病证与西医疾病的关系、病证的证候特征、病因病机、诊断及鉴别诊断、辨证论治规律及方法、病证的转归预后、预防与调摄规律及方法等内容。

本章典型习题与题解

一、选择

1. 创立“三因学说”的医家是(B)

A. 薛己　B. 陈无择　C. 董汲　D. 葛可久　E. 张悦

2. 将温病分为新感与伏气两大类进行辨证施治的医著是(C)

A.《温热论》　B.《温病条辨》　C.《温热经纬》　D.《温疫论》　E.《温热病篇》

3. 最早提出“六经辨证”的书籍是(D)

A.《黄帝内经》　B.《圣济总录》　C.《诸病源候论》　D.《伤寒杂病论》　E.《太平圣惠方》

4. 下列哪种病因属不内外因(D)

A. 风邪　B. 七情　C. 痰饮　D. 刀伤　E. 疫疠之气

5. 六淫之燥邪易伤(D)

A. 心　B. 肝　C. 脾　D. 肺　E. 肾

6. 内生之湿邪易伤(C)

A. 心　B. 肝　C. 脾　D. 肺　E. 肾

7. 中医治疗疾病的根本原则是(A)

A. 调整阴阳　B. 调理气血　C. 扶正祛邪　D. 标本缓急　E. 因人因地制宜

8. 扶正祛邪的基本原则(C)

A. 先扶正后祛邪　B. 先祛邪后扶正　C. 扶正不留邪，祛邪不伤正　D. 扶正与祛邪并用　E. 以扶正为主，兼以祛邪

9. 体现因时制宜的是(A)

A. 用寒远寒　B. 热者寒之　C. 寒因寒用　D. 寒者热之　E. 同病异治

10. 正气不足的治则为(E)

A. 急则治标　B. 缓则治标　C. 逆治　D. 从治　E. 扶正

二、简答

1. 简述《诸病源候论》对中医学发展的贡献。

答案：《诸病源候论》是我国现存最早的病因病理学及证候学专著，其中记载内科病27卷，内科症状784条，对每一个病症的病因、病理、证候分类都进行了深入的探讨与总结，如对泄泻与痢疾、痰证与饮证的分别立论，对寸白虫的病因、疟疾的分类、麻风病的临床表现均有较深刻的认识。

2. 简述中医病因的分类。

答案：首先明确中医病因分为内因、外因及不内外因。六淫之邪及疫疠之气属外因；七情、饮食、内生五邪、痰饮、瘀血属于内因；劳役太过、外伤等属于不内外因。

3. 七情致病的特征。

答案：七情即喜、怒、忧、思、悲、恐、惊七种情志变化。七情过激，可使人气机紊乱，脏腑阴阳气血失调，导致疾病的发生。

4. 简述风热的主要脉证、治则及治疗主方。

答案：风热的主要脉证是发热，微恶风寒，少汗或无汗，头痛，咳嗽，痰黏或痰黄，鼻流浊涕，咽痛，口渴，舌边尖红，脉浮数。治宜疏风清热。方用桑菊饮。

5. 简述肝阳化风的主要脉证、治则及治疗主方。

答案：肝阳化风的主要脉证是头晕目眩，肢体麻木，肌肉瞤动，震颤，或头痛如掣，言语不利，步履不实，面赤，甚则突然昏仆，口眼㖞斜，不省人事，舌红苔薄，脉弦。治宜平肝潜阳熄风。方用天麻钩藤饮或镇肝熄风汤。

第二章

肺系病证

第一节　感　冒

一、概述

（一）定义

感冒是感受触冒风邪所导致的常见外感疾病。临床表现以鼻塞、流涕、喷嚏、咳嗽、头痛、恶寒、发热、全身不适等为其特征。

（二）病名

轻重感冒的病名不同，轻者多为感受当令之气，一般通称伤风或冒风、冒寒；重者多为感受非时之邪，称为重伤风。如在一个时期内广泛流行，证候多相类似者，称为时行感冒。

(三)历史沿革列举

1.《内经》首先提出感冒的主因及主症。

2. 后世进一步明确以风邪为主,并常杂感伤人。

《素问·骨空论》:“风从外入,令人振寒,汗出,头痛,身重,恶寒。”《素问·风论》:“风之伤人也,或为寒热……。”《素问·热论》:“伤寒一日,巨阳受之,故头项痛,腰脊强。”以上原文指出感冒的致病因素在于风邪,主症以寒热、头痛、身痛为主。《临证指南医案·风》:“盖六气之中,惟风能全兼五气。如兼寒则曰风寒,兼暑则曰暑风,兼湿曰风湿,兼燥曰风燥,兼火曰风火,盖因风能荡此五气而伤人,故曰百病之长也。”《医学源流论·伤风难治论》:“凡人偶感风寒,头痛发热,咳嗽涕出,俗谓之伤风,乃时行之杂感也。”

(四)范围

本篇讨论范围,包括普通感冒和时行感冒的辨证施治。包括西医学的上呼吸道感染性疾病,凡因普通感冒、流行性感冒、病毒以及细菌感染所引起的上呼吸道急性炎症,均可参考本篇进行治疗。

二、病因病机

(一)六淫

风虽为春季的主气,但它为六气之首,故外感为病常以风邪为先导。同时风邪常夹其他病邪伤人,春季多见风热相合,秋季多见风燥相合,夏季暑湿当令,故常见风暑夹湿为患。另外,由于冬春两季气候多变,故临床以冬春季节发病率为高,且以风寒、风热两证为多见。

（二）时行病毒

多因四时之令不正，非其时而有其气，故使天时暴疠之气流行人间。其致病特点为发病快、病情重，有广泛的流行性，且不限于季节性。而六淫又往往易于挟时行病毒伤人，引起发病。

（三）外邪侵袭

外邪侵袭人体，是否引起发病，关键在于正气的强弱，但同时与感邪的轻重也有一定关系。《素问·遗篇·刺法论》说："正气存内，邪不可干"，"卒然逢疾风暴雨而不病者，盖无虚，故邪不能独伤人"。见图 2-1。

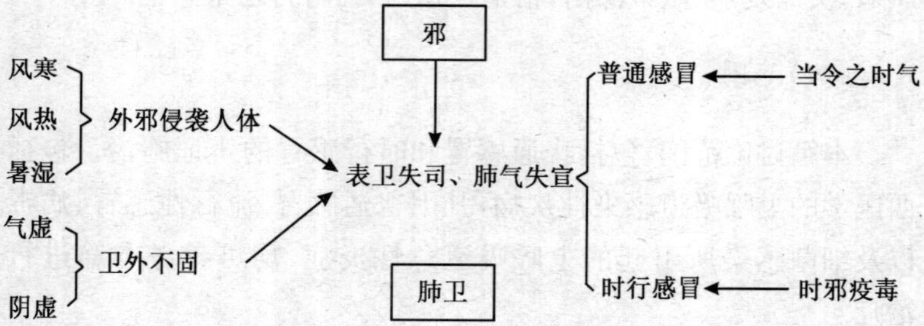

图 2-1　感冒病因病机

三、诊断

感冒的临床表现，初起一般多见鼻塞、流涕、喷嚏、声重、恶风，继则发热、咳嗽、咽痒或痛、头痛、身体酸楚不适等。病程约 5～7 天。时行感冒多呈流行性，常突然恶寒，甚则寒战、高热，周身酸痛，全身症状明显，且可化热入里，变生他病。

四、辨证论治

(一)一般症状

表 2-1　感冒症状

肺失宣肃	表卫失和	病程
鼻塞声重,喷嚏流涕,或有咳嗽,咽痒或痛	恶寒怕冷,发热头痛,身楚,甚则四肢酸楚疼痛	5～7 天

(二)辨证要点

本病为邪犯肺卫,故属表实证。首先必须鉴别表寒证和表热证。

表 2-2　感冒辨证

证型	恶寒	发热	出汗情况	咽肿	苔脉
表寒证	重	轻	无汗	无	苔薄白,脉浮紧
表热证	轻	重	少汗或有汗	有	苔薄黄,脉浮数

(三)治疗原则

1. 解表达邪

感冒由外邪客于肌表引起,应遵循"其在皮者,汗而发之"之意,采用辛散解表的法则,祛除外邪,邪去则正安,感冒亦愈。解表之法应根据所感外邪寒热暑湿的不同,而分别选用辛温、辛凉、清暑解表法。时行感冒的病邪以时行病毒为主,解表达邪又很重视清热解毒。

2. 宣通肺气

感冒的病机之一是肺失宣肃,因此宣通肺气有助于使肺的宣肃功能恢复正常,肺主皮毛,宣肺又能协助解表,宣肺与解表相互联系,又协同发挥作用。

3. 照顾兼证

虚人感冒应扶正祛邪，不可专事发散，以免过汗伤正。病邪累及胃肠者，又应辅以化湿、和胃、理气等法治疗，照顾其兼证。

（四）分型论治

1. 主要证候

（1）风寒证

主症：恶寒重，发热轻，无汗，头痛，肢节酸痛，鼻塞声重，时流清涕，喉痒咳嗽，痰稀薄色白，口不渴或渴喜热饮。舌苔薄白而润，脉浮紧。

治法：辛温解表。

主方：荆防败毒散。

用药加减：表寒重，加麻黄、桂枝以增加辛温散寒之力。

处方举例：荆芥 9 克，防风 9 克，苏叶 6 克，柴胡 9 克，薄荷 6 克(后入)，羌活 9 克，独活 9 克，川芎 6 克，橘红 6 克，杏仁 6 克，生姜 3 片，葱头 2 个。

（2）风热证

主症：身热较重，微恶风，汗泄不畅，头胀痛，咳嗽，痰黏或黄，咽燥，或咽喉红肿疼痛，鼻塞，流黄浊涕，口渴欲饮。舌苔薄黄，脉浮数。

治法：辛凉解表。

主方：银翘散或葱豉桔梗汤。

用药加减：头胀痛较甚，加桑叶、菊花清利头目；咯痰黄稠，配黄芩、知母；热盛配石膏、鸭跖草；化燥伤津，口干舌燥，配沙参、天花粉。

处方举例：银花 15 克，连翘 12 克，薄荷 6 克（后入），荆芥穗 6 克，豆豉 6 克，芦根 15 克，牛蒡子 10 克，生甘草 3 克，桔梗 6 克，黄芩 10 克，象贝母 10 克，杏仁 6 克。

（3）暑湿证

主症：身热，微恶风，汗少，肢体酸重或疼痛，头昏重胀痛，咳嗽痰黏，鼻流浊涕，心烦口渴，或口中黏腻，渴不多饮，胸闷，泛恶，小便短赤。舌苔薄黄而腻，脉濡数。

治法：清暑祛湿解表。

主方：新加香薷饮。

用药加减：暑热偏盛，加黄连、山栀、青蒿；湿困卫表，加豆卷、藿香、佩兰等芳化宣表；里湿偏重，加苍术、白蔻仁、法半夏化湿和中。

处方举例：银花 15 克，连翘 12 克，香薷 6 克，厚朴 6 克，扁豆 10 克，藿香 10 克，佩兰 10 克，芦根 15 克，六一散 15 克（包），赤苓 15 克，陈皮 10 克。

2. 兼证

(1)风寒夹湿

主症：身热不扬，恶寒汗少，头重胀如裹，肢体骨节酸重疼痛，咳嗽声重，鼻塞多涕。舌苔白腻脉濡。

治法：解表祛湿。

主方：羌活胜湿汤。

用药加减：汗少加豆卷解表祛湿；头痛、身疼加白芷祛风散寒；脘痞加苍术、厚朴燥湿宽中。

处方举例：羌活 9 克，独活 9 克，防风 6 克，藁本 9 克，川芎 6 克，蔓荆子 9 克，豆卷 9 克，白芷 6 克，半夏 9 克，陈皮 9 克，甘草 3 克。

(2)外寒里热

主症：烦热、恶寒、无汗或少汗，骨楚，咳逆气急，痰稠，声哑，咽痛。舌苔白罩黄，边尖红，脉数。

治法：解表清里。

主方：麻杏石甘汤加味。

用药加减：表证重者，加豆豉、薄荷；里热甚加黄芩、芦根；咳甚加前胡、桑白皮。

处方举例：炙麻黄 6 克，杏仁 6 克，生石膏 30 克（先下），生甘草 5 克，黄芩 10 克，豆豉 6 克，桑白皮 15 克，芦根 15 克，薄荷 6

克(后入),象贝母10克,全瓜蒌15克。

(3)风热兼燥

主症:身热头痛,鼻燥咽干,咳嗽无痰或少痰,口渴,多见于秋季。舌红脉数。

治法:辛凉清燥。

主方:银翘散合桑杏汤加减。

用药加减:灼热较重,加石膏、山栀。

处方举例:银花15克,连翘10克,牛蒡子10克,薄荷6克(后入),桑叶10克,菊花10克,桔梗6克,生甘草5克,杏仁6克,浙贝母10克,北沙参15克,梨皮6克。

3. 变证

(1)气虚感冒

主症:恶寒较甚,发热,无汗,身楚倦怠,咳嗽,咯痰无力。舌苔淡白,脉浮无力。

治法:益气解表。

主方:参苏饮。

用药加减:表虚自汗,加黄芪、白术、防风益气固表。

处方举例:人参10克,苏叶6克,葛根10克,半夏10克,陈皮6克,茯苓15克,甘草3克,桔梗6克,木香6克,枳壳10克,生姜3片,大枣10个。

(2)阳虚感冒

主症:恶寒重,发热轻,头痛身痛,无汗,面白,语声低微,四肢不温,或自汗。舌淡胖苔白,脉沉无力。

治法:助阳解表。

主方:麻黄附子细辛汤。

用药加减:兼气虚自汗,加黄芪、炙甘草。

处方举例:麻黄6克,附子6克,细辛3克,羌活6克,独活6克,生黄芪6克,葛根10克,生姜3片,大枣10克,党参6克。

(3)血虚感冒

主症:头痛身热,微恶风寒,无汗或少汗,面色不华,唇甲色淡,心悸头晕。舌淡苔白,脉细无力或浮。

治法:养血解表。

主方:葱白七味饮。

用药加减:恶寒重,加苏叶、荆芥;热重,加银花、连翘、黄芩。

处方举例:葱白6克,豆豉6克,葛根10克,生姜3片,生地10克,麦冬10克,荆芥6克,当归10克,银花10克,连翘10克。

(4)阴虚感冒

主症:身热,微恶风寒,少汗,头昏,心烦,口干,干咳,痰少。舌红少苔,脉细数。

治法:滋阴解表。

主方:加减葳蕤汤。

用药加减:阴伤明显,咽干口渴甚,加沙参、麦冬养阴生津;心烦口渴较甚,加黄连、竹叶、天花粉以清热生津除烦。

处方举例:玉竹10克,白薇10克,葛根10克,生姜3片,葱白6克,薄荷6克(后入),桔梗6克,豆豉6克,甘草5克,大枣10克。

五、转归预后

一般而言,感冒本属轻浅之疾,只要能及时而恰当地处理,或选用适当的经验方、中成药,即可较快痊愈,但对老年、婴幼儿、体弱患者及时感重症者,必须加以重视,注意有无特殊情况,防止发生传变,或同时夹杂其他疾病。

六、其他治法

(一)中成药

1. 银翘解毒丸

每次 1 丸，每日 2～3 次。

2. 羚翘解毒片

每次 4～6 片，每日 2～3 次。

3. 感冒清热冲剂

每次 1 包，每日 3～4 次。

4. 板蓝根冲剂

每次 1 包，每日 3～4 次。

以上均用于风热感冒。

5. 藿香正气胶囊

每次 2～4 粒，每日 3～4 次。用于暑湿感冒。

(二)针灸

1. 感冒者可选大椎、肺俞或足三里穴艾灸，每日 1 次。发热者，上肢取曲池、合谷，配内关、手三里；下肢取足三里、阳陵泉、三阴交。并针刺十宣、少商、大椎等穴，以透邪泻热。

2. 耳针埋藏：肾上腺、头、肺、鼻等穴。

第二节 咳 嗽

一、概述

(一)定义

咳嗽是由六淫外邪侵袭肺系，或脏腑功能失调，内伤及肺，肺失宣肃，肺气上逆所致，临床以咳嗽、咯痰为主要表现。

(二)病名

1. 战国时期著作称本病为嗽、咳

《周礼》"冬时有嗽上气疾"。《礼记》"季夏行春令，则多风咳"。

2. 咳、嗽合为一证

咳嗽之名始见于《黄帝内经》。《素问·阴阳应象大论》"秋伤于湿，冬生欬嗽"。(咳嗽并提)《素问·生气通天论》"秋伤于湿，上逆而欬"。(只言咳，不言嗽)《内经》全书约十四篇论及咳嗽，有的咳嗽并提，有的只言咳，不言嗽，有学者依从《周礼》、《说文》、《广雅》、《释名》等权威性训释证明《内经》中欬即嗽，嗽即欬，从而佐证了《内经》中咳嗽合为一证。汉·张机《伤寒论》只言咳而不言嗽，《金匮要略》中以咳嗽并称，其含义与《内经》相同。

3. 咳、嗽分为二证

明·赵献可《医贯·咳嗽论》"咳谓无痰而有声，嗽是有痰而无声"。将咳、嗽分为二证。

4. 咳、嗽、咳嗽分为三证

金·刘河间《素问·病机气宜保命集》"咳谓无痰而有声，肺气伤而不清也；嗽谓无声而有痰，脾湿动而为痰也；咳嗽谓有痰而有声，盖因于肺气，动于脾湿，咳而为嗽也"。明确地将咳、嗽、咳嗽分为三证，后世以河间之说影响最大。

(三)历史沿革列举

1.《内经》有"肺咳、心咳、肝咳、脾咳、肾咳、胆咳、大肠咳、小肠咳、膀胱咳、三焦咳"(以脏腑命名)。

2. 华佗将咳嗽分为"冷嗽、气嗽、鳔嗽、饮嗽、邪嗽"(病因命名)。

3. 隋·巢元方《诸病源候论·咳嗽候》有十咳之称，除五脏咳外，尚有风咳、寒咳、支咳、胆咳、厥阴咳等(脏腑病位与病因病机混合命名)。

4. 宋·陈无择《三因极一病证方论》将咳嗽分为内因、外因、不内外因所致三类。(病因命名)

5. 明清时期对咳嗽分类更加详细，如清·沈金鳌归纳咳嗽病候为十六种，张璐《张氏医通》辨咳嗽、痰饮证候达数十种。明·李梴《医学入门》首先出现外感、内伤分类。张介宾《景岳全书》"咳嗽之要，止惟二证，何为二证？一曰外感，一曰内伤而尽之矣"。明确地将咳嗽分为外感、内伤两大类，因切合临床应用，延用至今。

（四）范围

本篇论述以咳嗽为主要表现的一类疾病。若上呼吸道感染、支气管炎、支气管扩张、肺炎等以咳嗽为主症者，可参考本节内容辨证论治。其他疾病兼见咳嗽的，可与本篇联系互参。

二、病因病机

（一）外邪犯肺，肺气不宣

外感六淫，从口鼻或皮毛而入，使肺气被束，肺失宣肃，肺气上逆而发咳嗽。由于四时主气不同，因而人体所感受的致病外邪亦有区别。

（二）内邪干肺

内伤咳嗽总由脏腑功能失调，病性虚实不一。内伤咳嗽的病理因素主要为痰与火，痰有寒热之别，火有虚实之分，痰可郁而化热，火能灼津成痰。见图 2-2。

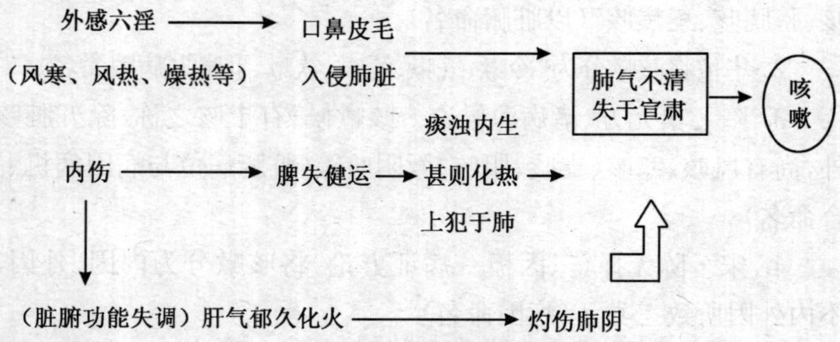

图 2-2　咳嗽病因病机

外感咳嗽与内伤咳嗽可相互影响为病，病久则邪实转为正虚。外感咳嗽如迁延失治，邪伤肺气，反复感邪而致咳嗽屡作，可转为内伤咳嗽；肺脏自病，卫外不固，易受外邪引发或加重，特别在气候变化时尤为明显。由此可知，咳嗽虽有外感、内伤之分，但有时两者又可互为因果。

三、诊断

(1)咳逆有声，或伴咯痰。

(2)外感咳嗽，起病急，病程短，可伴有寒热等表证，或有咽痒、咽疼等症；内伤咳嗽，病程长或反复发作甚或咳而伴喘。

(3)周围血白细胞总数和中性粒细胞或淋巴细胞比例可有变化。

(4)听诊可闻及两肺野呼吸音粗，或有干湿啰音。

(5)肺部X线摄片检查正常或肺纹理增粗。

四、辨证论治

(一)辨证要点

1. 辨外感、内伤，分新久、虚实。

2. 辨咳嗽的时间、节律、性质、声音、伴随症状及加重的有关因素。

(1)咳嗽时作，白天多于夜间，咳而急剧，声重，或咽痒则咳，多为外感风寒或风热引起。

(2)若咳声高亢，病势急而病程短者，或伴咽痛，为外寒内热即寒包火，或风热引发。

(3)咳声粗亢，浑浊嘶哑，多为风热或痰热伤津。

(4)早晨咳嗽阵发加剧，咳嗽连声重浊，痰出咳减者，多为痰湿或痰热咳嗽。

(5)午后、黄昏咳嗽加重,或夜间时有单声咳嗽,咳声轻微短促者,多属肺燥阴虚。

(6)夜卧咳嗽加剧,持续不已,少气或伴气喘者,为久咳致喘的虚寒证。

(7)病势缓而病程长者为阴虚或气虚。

(8)咳而声低气怯者属虚,洪亮有力者属实。

3. 辨痰的色、质、量、味

(1)咳而少痰或无痰者多属燥热、阴虚。

(2)痰多者常属痰湿、痰热、虚寒。

(3)痰白而稀薄者属风、属寒。

(4)痰黄而稠者属热。

(5)痰白而黏者属阴虚,属燥。

(6)痰白清稀透明呈泡沫样者属气虚,属寒。

(7)痰粉红呈泡沫样者属阳虚血瘀络伤。

(8)咯吐铁锈色痰或痰中带血或血痰,多为肺热或阴虚络伤。

(9)咯吐脓血腥臭痰,则为热壅血瘀之肺痈。

(10)痰有热腥味或腥臭气为痰热。

(11)痰味甜者属痰湿。

(12)痰味咸者属肾虚。

(二)治疗原则

1. 外感新病属于邪实,应祛邪利肺。

2. 内伤久病多属邪实正虚,治应祛邪止咳,扶正补虚,标本兼顾,分清虚实主次处理;内伤咳嗽在缓解期间,应补虚固本以图根治。

3. 除直接治肺外,还应从整体出发,注意治脾、治肝、治肾等整体方法。

4. 用药时,外感咳嗽忌敛涩留邪,当因势利导,肺气宣畅则咳嗽自止;内伤咳嗽应防宣散伤正,从调护正气着眼。

5. 不能见咳止咳，必须按照不同病因分别处理。

（三）分型论治

1. 风寒袭肺

主症：咽痒咳嗽声重，气急，咯痰稀薄色白。鼻塞、流清涕，头痛，四肢酸楚，恶寒发热，无汗等表证。舌苔薄白，脉浮或浮紧。

治法：疏风散寒，宣肺止咳。

主方：三拗汤合止嗽散，药用麻黄、荆芥、杏仁、紫菀、白前、百部、陈皮、桔梗、甘草。

用药加减：咳甚加矮地茶、金沸草；咽痒加牛蒡子、蝉蜕；鼻塞声重加辛夷、苍耳子；挟痰湿，咳而痰黏，胸闷苔腻，加半夏、厚朴、茯苓；表寒未解，里有郁热，咳嗽音嘎，气急似喘，痰黏稠，口渴心烦，或有身热，加生石膏、桑白皮、黄芩。

2. 风热犯肺

主症：咳嗽频剧，气粗或咳声嘎哑，喉燥咽痛，咯痰不爽，痰黏稠或稠黄，咳时汗出。鼻流黄涕，口渴，头痛，肢楚，恶风，身热等表证。舌苔薄黄，脉浮数或浮滑。

治法：疏风清热，宣肺止咳。

主方：桑菊饮，药用桑叶、菊花、薄荷、杏仁、桔梗、甘草、连翘、芦根等。

用药加减：咳甚加前胡、枇杷叶、浙贝母；肺热内盛加黄芩、知母；咽痛、声嘎加射干、山豆根；风热伤络，见鼻衄或痰中带血丝者，加白茅根、生地；夏令挟暑加六一散、鲜荷叶。

3. 风燥伤肺

主症：喉痒干咳，连声作呛，咽喉干痛，唇鼻干燥，无痰或痰少而黏连成丝，不易咯出，或痰中带有血丝，口干。初起或伴鼻塞、头痛、微寒、身热等表证。舌质红干而少津，苔薄白或薄黄，脉浮数或小数。

治法：疏风清肺，润燥止咳。

主方：桑杏汤，药用桑叶、豆豉、杏仁、象贝母、南沙参、梨皮、山栀等。

用药加减：若津伤较甚加麦冬、玉竹；热重酌加生石膏、知母；痰中夹血加生地、白茅根。

4. 凉燥伤肺

主症：干咳少痰或无痰，咽干鼻燥。恶寒发热，头痛无汗。舌苔薄白而干。

治法：疏风清肺，温润止咳。

主方：杏苏散加减，药用苏叶、杏仁、前胡、紫菀、款冬花、百部、甘草。

用药加减：恶寒甚、无汗加荆芥、防风。

5. 痰湿蕴肺

主症：咳嗽反复发作，咳声重浊，胸闷憋气，尤以晨起咳甚，痰多，痰黏腻或稠厚成块，色白或带灰色，痰出则憋减咳缓。体倦，脘痞，食少，腹胀，大便时溏。舌苔白腻，脉濡滑。

治法：燥湿化痰，理气止咳。

主方：二陈汤合三子养亲汤，药用陈皮、半夏、茯苓、白芥子、莱菔子、苏子。

用药加减：若寒痰较重，痰黏白如泡沫，怯寒背冷，加干姜、细辛；脾虚加党参、白术；症情平稳后可服六君子汤加减。

6. 痰热郁肺

主症：咳嗽气息粗促，或喉中有痰声，痰多质黏厚或稠黄，咯吐不爽，或有热腥味，或吐血痰。胸胁胀满，咳时引痛，面赤或有身热，口干而黏，欲饮水。舌质红，舌苔薄黄腻，脉滑数。

治法：清热肃肺，豁痰止咳。

主方：清金化痰汤，药用黄芩、山栀、知母、桑白皮、茯苓、贝母、瓜蒌、桔梗、陈皮、甘草、麦冬。

用药加减：若痰热郁蒸，痰黄如脓或有热腥味，加鱼腥草、金荞麦根、象贝母、冬瓜仁等；胸满咳逆，痰涌，便秘，配葶苈子、大黄；痰热伤津，口干，舌红少津，配北沙参、天冬、花粉。

7. 肝火犯肺

主症：上气咳逆阵作，咳时面赤，咽干口苦，常感痰滞咽喉而咯之难出，量少质黏，或如絮状。胸胁胀痛，咳时引痛，症状可随情绪波动而增减。舌红或舌边红，舌苔薄黄少津，脉弦数。

治法：清肝泻肺，化痰止咳。

主方：黛蛤散合黄芩泻白散，药用青黛、海蛤壳、黄芩、桑白皮、地骨皮、粳米、甘草。

用药加减：火旺者加山栀、丹皮；胸闷气逆加葶苈子、瓜蒌；胸痛加郁金、丝瓜络；痰黏难咯加海浮石、贝母、冬瓜仁；火郁伤津，咽燥口干，咳嗽日久不减，加北沙参、百合、麦冬、诃子。

8. 肺阴亏耗

主症：干咳，咳声短促，或痰中带有血丝。低热，午后颧红，盗汗，口干。舌质红，少苔，脉细数。

治法：滋阴润肺，化痰止咳。

主方：沙参麦冬汤，药用北沙参、麦冬、玉竹、天花粉、生扁豆、冬桑叶、甘草。

用药加减：久热久咳，肺中燥热较甚，加地骨皮；咳剧加川贝母、甜杏仁、百部；咳而气促，加五味子、诃子；低热加功劳叶、银柴胡、地骨皮、青蒿；盗汗加糯稻根、浮小麦；咯吐黄痰，加海蛤粉、知母、黄芩；痰中带血加丹皮、山栀、藕节。

五、转归预后

1. 本病转归与身体素质、正气强弱、病位深浅、病情轻重、诊治是否得当有关。

2. 外感咳嗽多属暴病，病位较浅，病情较轻，及时诊治，容易治愈。

3. 外感咳嗽若迁延失治、误治,反复发作,损耗正气,可转为内伤咳嗽。

4. 久咳必伤脾及肾,所谓肺不伤不咳,脾不伤不久咳,肾不伤不喘,病久则咳喘并作。

5. 部分患者病情逐渐加重,甚至累及于心,最终导致肺、心、脾、肾诸脏皆虚,痰浊、水饮、气滞、痰血互结而演变成肺胀。

第三节 肺 痿

一、概述

(一)定义

“痿”义同萎,草木枯萎不荣曰“萎”。引申到肺病,肺叶失润,不能发挥正常功能曰“肺痿”。肺痿指咳喘日久,它病误治而致肺气虚损,阴亏津枯,肺叶萎弱不用,临床表现以气短喘息、咳吐浊唾涎沫、反复发作为特点的慢性肺脏虚弱性疾病。

(二)历史沿革列举

1. 本病首见于《金匮要略》,该书对肺痿的定义、临床特点、病因病机及治则都做了较为系统的论述,明确指出总属肺虚不足之疾,为后世认识本病奠定了基础。虽未列虚热肺痿之方药,但后世认为篇中麦门冬汤即为虚热肺痿而设,故开辟了肺痿辨证论治之先河。

2. 隋·巢元方《诸病源候论》对本病病因及预后转归做了进一步的探讨,认为风伤脏腑,劳役大汗大下,均可致津液竭绝而成肺痿,论其转归云:“咳唾咽燥欲饮者必愈,欲咳而不能咳、唾干沫,而小便不利者难治。”

3. 唐·孙思邈《千金要方·肺痿》认为:“肺痿虽有寒热之分,

从无实热之例”，治疗上提出虚热肺痿用麦门冬汤、炙甘草汤，虚寒肺痿用生姜甘草汤，补《金匮要略》论治之不足。

4. 唐·王焘《外治秘要·咳嗽门》指出肺痨久嗽、痨热熏肺伤阴可转成肺痿。

5. 唐以后医家多将肺痿列入咳嗽门中，或将肺痿肺痈并列。在证候分析方面，虽有虚热、虚寒之分，但总以虚热占绝大多数。病因病机方面较一致的认识是，早期多由外感而得，病久不愈，可因误治伤津而成，或经由他病失治演变而来。概而言之，病机不外虚热及虚寒两端，但多本虚而标实，肺脾肾气阴亏虚为本，痰浊、瘀血、燥热为标，病久者可见阴阳两虚，寒热错杂成上盛下虚之肺痿重证。治则方面总以补肺生津为原则，宜缓而图之，固本扶正兼顾祛邪治标。

(三)范围

本病所指范围较广，西医慢性支气管炎、支气管扩张、慢性肺脓疡后期、肺纤维化、肺不张、肺硬变、矽肺等，症见咳唾黏痰或涎沫，或咯血，气短喘息，反复发作者，均可参照本病辨证论治。

二、病因病机

1. 肺燥津伤

(1)燥热壅肺，重亡津液：此为热在上焦，本脏自病，日久演变而成。如肺痈、肺痨、久嗽等病，日久耗伤肺津，燥热内生，痰热瘀血阻络，肺失清肃，脾胃上输之津液被煎熬成痰涎，致津亏气耗，肺失濡养，日渐枯萎。

(2)他脏之病伤阴影响及肺：消渴、热病伤阴、汗、吐、下利等误治重亡津液，或脾胃津伤，不能上输于肺，或肾阴亏虚，不能濡养肺金，致肺燥津枯，肺叶不用。

2. 肺气虚冷

内伤久咳或冷哮不解，肺气耗伤，或大病久病之后，耗伤阳气，或虚热肺痿日久阴伤及阳，致肺气虚冷，不能温化输布脾胃上输之津液，津液不行，反成涎沫，复因治节无权，上虚不能治下，膀胱失于约束，而小便不禁。如此肺肾俱虚，气伤津亏，肺叶失养，终成虚寒肺痿。

总之，本病有虚热、虚寒之分，而以虚热肺痿为多。肺虚、津亏、气耗致肺叶渐失濡养而成肺痿。初病多为燥热及痰热壅于上焦，肺失清肃，津伤气耗，日久气伤及脾，阴虚及肾，痰热壅阻肺络，而成气阴两虚、瘀痰阻络之本虚标实证；或因气虚及阳，转成肺肾阳虚之虚寒肺痿，终则阴阳俱虚，寒热错杂，成上盛下虚之肺痿重证。见图 2-3。

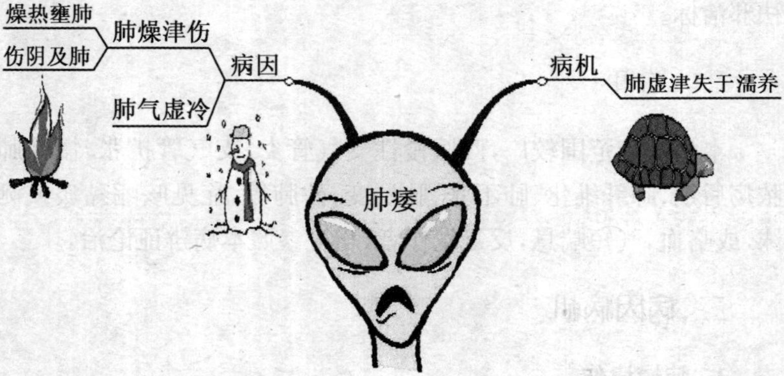

图 2-3　肺痿病因病机

三、诊断

(一)诊断依据

1. 有肺系内伤咳喘病史，如痰热久嗽、肺痨肺痈日久、哮病久延等。

2. 有咳吐浊唾涎沫或干咳、气短喘息胸闷等症状及杵状指、紫绀、肺部干湿啰音或有 Velcro 啰音等体征。

3. 有症状体征渐进性加重、活动后气短喘憋加重等特点。

(二)参考项目

1. 肺功能检查

表现为残气量增加、阻塞或限制性通气功能障碍。

2. 血气分析

表现为低氧血症,严重时可见Ⅱ型呼衰。

3. X线检查

两肺纹理增粗、紊乱,或呈点片状阴影,或为结节状、网格状、毛玻璃状影。

四、辨证论治

(一)辨证要点

1. 抓主症

咳吐浊唾涎沫或干咳、气短喘息、反复发作是本病的特征。

2. 分寒热

虚热肺痿是阴津不足,虚热内生,其涎沫黏稠不易咯出,或痰中带有血丝;虚寒肺痿是阳气耗伤,肺中虚冷,咳吐涎沫清稀量多,口不渴,气短遗尿。若虚热肺痿日久,阴损及阳,可出现寒热夹杂症,又当辨其阴虚内热为主,或是气阳虚冷为主。

3. 辨兼症

肺痿病位主要在肺,肺阴不足可累及于肾,致肾阴不足,症见潮热盗汗,手足心热,腰膝酸软等;肺气不足,又可损及于脾,致脾气虚损,症见身倦乏力,纳少腹胀,便溏肢重等;本病以气虚津伤为本,但易产生痰饮、瘀血等标实,一般咳吐痰涎量多,胸膈满闷,喘憋心悸者为痰饮阻肺;面色晦暗,咯痰带血,唇甲紫绀,杵状指,舌质紫暗者为瘀血阻络。

（二）治疗原则

根据辨证，肺痿的治则总以补肺生津为主，又有养阴、益气、温阳之别，扶正宜与清热、化痰、活血等祛邪之法相兼顾；如寒热夹杂者又可寒热平调，用药宜刚柔相济，切忌过用辛散燥热及苦寒滋腻之品。本病为肺系重病，治宜缓图，勿用峻剂，以免伤正。

（三）分型论治

1. 虚热

主症：咳吐浊唾涎沫或干咳无痰，痰质黏稠，或咯痰带血，气急喘息。咳声不扬，甚则音哑，形体消瘦，皮毛干枯，午后潮热，口渴咽燥。舌红而干，脉象虚弱。

治法：滋阴清热，润肺生津。

主方：①麦门冬汤：长于润肺生津，降逆下气，用于咳嗽气逆，咽喉干燥不利，咯痰黏浊不爽；②清燥救肺汤：长于养阴润燥，清金降火，用于阴虚燥火内盛，干咳痰少，咽痒气逆。

用药加减：如咳吐黏痰，口干欲饮，可加天花粉、知母、川贝；兼肾阴不足，证见潮热盗汗，腰膝酸软，遗精尿频者，治宜滋阴降火，方用百合固金汤、麦味地黄丸、金水六君煎加减；兼气阴两虚，痰热伤络，气喘潮热，咳唾脓血者，治宜益气养阴，化痰活络，方用《张氏医通》紫菀散（紫菀、贝母、桔梗、茯苓、人参、甘草、知母、五味子、阿胶）加丹参、茜草。

2. 虚寒

主症：咳吐涎沫，其质清稀量多，气短不足以息。头晕目眩，食少形寒，口不渴，小便数或遗尿。舌质淡，脉虚弱。

治法：温肺益气，健脾祛寒。

主方：甘草干姜汤加味或生姜甘草汤加减。

用药加减：兼阴虚血少气弱者，可用炙甘草汤；脾虚明显，便溏神疲，纳呆腹胀，头晕肢重，治宜补脾升清，方用补中益气汤、保元汤或六君子汤加减以培土生金；肾虚不摄，尿频，涎沫多者，可加益智仁、乌药、诃子；短气喘息者，可加山萸肉、五味子、钟乳石，另服蛤蚧粉；痰涎多者，加半夏、橘红、浙贝母、皂角以化痰通窍。

五、转归预后

本病主要为多种肺系疾病迁延而成，为难治之疾，治疗过程中肺体虽得滋润，但涎沫一时难止，肺中津液难复，故只宜缓图取效。若张口短气、喉哑声嘶、咯血、脉沉涩而急或细数无力者预后多不良。正如《张氏医通》所说："肺痿属热，如喉哑声嘶咯血，此属阴虚，多不可治。肺痿六脉沉涩而急，或细数无神，脉口皮肤枯干，而气高息粗者死。"

第四节　肺　痈

一、概述

（一）定义

肺痈是肺叶生疮，形成脓疡而出现咳嗽、胸痛、发热、咯吐腥臭浊痰，甚则咳吐脓血为特征的病证。属于内痈之一。

（二）病名

肺痈病名最早见于东汉的《金匮要略》。《金匮要略·心典·肺痿肺痈咳嗽上气病脉证治》解释了"痈"的含义："痈者壅也，如土之壅而不通，为热聚而肺瘍也。"肺痈还有"肺疮"之名。

(三)历史沿革列举

东汉的《金匮要略·肺痿肺痈咳嗽上气病脉篇》首先提出了肺痈的病名,“咳而胸满振寒,脉数,咽干不渴,时出浊唾腥臭,久久吐脓如米粥者,为肺痈”。肺痈的病因和发病机制,古人的认识经历了从外因、内因到内外合邪而病的发展过程。古人记载了通过验痰和验口味来帮助诊断肺痈及痈脓已成未成。《张氏医通》记载“肺痈初起,疑似未真,以生大豆绞浆饮之,不觉腥味,便是真候”。历代医家不断提出了早治疗,未成脓者治以泻肺,已成脓者治以排脓,脓溃正虚者宜补肺健脾等治疗原则,并制订了相应的方药。如《金匮要略》说:“始萌可救,脓成则死。”《张氏医通》指出:“肺痈危证。乘初起时,极力攻之,庶可救疗。”

(四)范围

西医学中由多种原因引起的肺组织化脓症如肺脓肿、化脓性肺炎、肺坏疽,以及支气管扩张继发感染,空洞性肺结核继发化脓性感染,肺囊肿,肺大疱继发化脓性感染,均可参照本篇辨证论治。

二、病因病机

肺痈发病的外因为感受风热,多为风热上受,自口鼻或皮毛侵犯于肺;或因风寒袭肺,未得及时表散,内蕴不解,郁而化热。肺脏受邪热熏灼,肺气失于清肃,血热壅聚所致。而痰热素盛则为其内因,平素嗜酒太过,嗜食辛辣煎炸炙煿厚味,蕴湿蒸痰化热,或原有其他宿疾,肺经及他脏痰浊郁热蕴结日久,熏蒸于肺而成。

在发病机理方面,病变部位在肺,病理性质主要为邪盛的实热证候。因邪热郁肺,蒸液成痰,邪阻肺络,血滞为瘀,而致痰热与瘀血互结,蕴酿成痈,血败肉腐化脓,肺络损伤,脓疡溃破外泄。其成痈化脓的病理基础,主要在于热壅血瘀。见图 2-4。

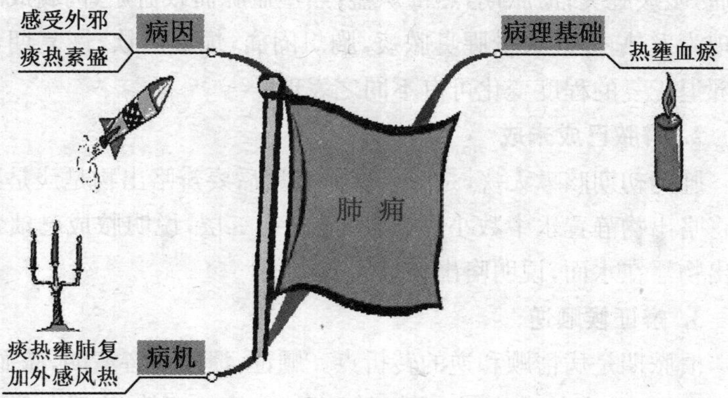

图 2-4　肺痈病因病机

三、诊断

依据病史、症状、体征及胸部X线检查可以确诊。

病史:多有感受外邪的病史,起病急骤。

症状:寒战、高热,壮热不退,午后热甚,咳嗽,咳吐大量腥臭脓痰,或痰中带血,胸闷胸痛,口渴欲饮。

体征:患侧肺部听诊可闻及湿啰音或呼吸音减低。

胸部X线检查:胸片呈片状实变影,溃脓期可见有液平的透光区。末梢血象白细胞计数明显增高。

四、辨证论治

(一)辨证要点

1. 辨病程阶段

肺痈的病程分为四个阶段,每个阶段具有各自不同的证候,须明辨之。初期邪束卫表,病在肺卫,表现发热、恶寒、咳嗽;成痈期,热毒壅肺,热伤血脉,气分热炽,浸淫营血,表现为壮热寒战,汗出,咽痛，咳痰腥臭；溃脓期，热毒炽盛，热壅血脉而致血瘀，肉腐成脓，表现为发热，咳吐大量腥臭脓痰，胸炽闷痛，烦渴引饮；恢复期，随着邪退正复的程度变化可有不同之表现。

2. 辨脓已成未成

肺痈初期咳嗽无痰，是脓未成。有痰后要辨咯出物是痰是脓，可将咯出物静置水中数小时，若明显分为三层，说明脓成已溃；若咯出物浮在水面，说明咯出物是痰。

3. 辨证候顺逆

溃脓期是病情顺和逆的转折点。顺证：溃后声音清朗，脓血稀释而渐少、臭味亦减，饮食知味，胸胁稍痛，身体不热，坐卧如常，脉缓滑。逆证：溃后音哑无力，脓血如败卤，㵙臭异常，气喘鼻煽，胸痛，坐卧不安，饮食少进，身热不退，颧红，爪甲青紫带弯，脉短涩或弦急，为肺叶腐败之恶候。

（二）治疗原则

肺痈的治疗以祛邪为原则。采用清热解毒、化瘀排脓的治法。早期治疗、及时治疗是肺痈治疗成功的前提。脓未成应着重清肺消痈，脓已成需排脓解毒。具体方法可根据病机演变过程的各个时期，分别施治，有时还当有主次的相互结合。初期治以清肺散邪；成痈期治以清热解毒，化瘀消痈；溃脓期应清肺排脓解毒；恢复期阴分气耗者，益气养阴清肺为宜，久病邪恋正虚者，当扶正祛邪。

在肺痈的全部治疗中，应始终贯穿一个“清”字，未成脓前使用重剂消痈之品以力求消散，已成脓后排脓解毒为要，脓毒消溃后，再予以清补。恢复期虽属邪衰正虚，阴气内伤，但需防其余毒未尽，尤其是邪恋正虚，脓毒未尽，虚实错杂，更需防其复燃而渐转慢性，故须加用清热解毒排脓之品于补益剂中，即清补结合。在整个治疗过程中还应注意保持大便通畅，因肺与大肠相表里，大便通可不致腑热上攻，以利肺气宣降，热毒之邪得从便解。

（三）分型论治

1. 初期

主症：恶寒发热，咳嗽胸痛，呼吸不利。发病急骤，热势转高，口干鼻燥，痰黏白，痰量渐增。舌苔薄黄，脉浮而数。

治法：疏散风热，清肺解表。

主方：银翘散加减。

用药加减：若内热甚，加生石膏、鱼腥草以清肺；若咳重痰多加前胡、桑白皮以止咳化痰；若胸痛甚加瓜蒌、郁金、桃仁以润肺化痰。

处方举例：银花10克，连翘10克，桔梗6克，生甘草6克，牛蒡子10克，黄芩10克（后下），浙贝母10克，荆芥10克，薄荷6克，豆豉10克，杏仁10克。

2. 成痈期

主症：壮热寒战，胸满作痛，咳吐浊痰，呈黄绿色，喉间有腥味。咳嗽气急，口干咽燥，烦躁不安，汗出身热不解。舌苔黄腻，脉滑数。

治法：清热解毒，化瘀消痈。

主方：千金苇茎汤加味。

用药加减：脉实有力热盛者，可加黄芩、黄连、山栀、知母、生石膏以清火泻肺；咳而喘满，痰浊量多，不能平卧者，加葶苈子泻肺降浊。

处方举例：鲜芦根30克，生苡仁30克，冬瓜仁10克，桃仁10克，桔梗6克，生甘草6克，红藤30克，鱼腥草15克，银花10克。

3. 溃脓期

主症：咳吐大量脓血痰，或如米粥，腥味异常，胸中烦满而痛。身热面赤，烦满喜饮，或气喘难以平卧。苔黄腻，脉滑数。

治法:排脓,清热解毒。

主方:加味桔梗汤加减。

用药加减:热盛者加败酱草、黄芩以清热解毒;若烦渴加天花粉、知母以养阴清热;津伤口干舌红,可加沙参、麦冬、百合以养阴生津;若气虚自汗频频,不能排脓,可酌加黄芪以补气排脓。

处方举例:桔梗 10 克,生甘草 6 克,生苡仁 30 克,浙贝母 10 克,化橘红 10 克,银花 15 克,白及粉 3 克(冲),连翘 15 克,漏芦 15 克,鱼腥草 30 克。

4. 恢复期

主症:身热渐退,咳嗽减轻,脓痰日渐减少。

兼症(1):或诸症逐渐好转,痰液转为清稀,精神疲乏,胃纳欠佳,胁肋隐痛不得久卧。舌质略红,苔薄,脉细。

治法:益气养阴补肺。

主方:沙参清肺汤加减。

用药加减:若低热可加功劳叶、青蒿、白薇、地骨皮养阴清热;纳呆便溏者加白术、茯苓、山药以健脾补中。

处方举例:北沙参 15 克,麦冬 10 克,太子参 15 克,生黄芪 6 克,桔梗 10 克,生甘草 6 克,生苡仁 15 克,冬瓜仁 15 克,合欢皮 15 克。

兼症(2):或咳吐脓痰量少,迁延不净,或痰液一度清稀复转臭浊,病情时轻时重,迁延不愈,潮热心烦,口燥咽干,盗汗低热,形疲或自汗气短精神萎靡。舌质红苔薄,脉虚而数。或舌淡红苔薄,脉细无力。

治法:益气养阴,兼清脓毒。

主方:桔梗杏仁煎。

用药加减:若咳吐脓血迁延不净可配白蔹以清热解毒治痈;若咯吐脓痰腥臭,反复迁延不愈,可加鱼腥草、败酱草以解毒排脓。

处方举例:桔梗 10 克,生甘草 6 克,杏仁 10 克,浙贝母 10 克,夏枯草 12 克，枳壳 10 克，银花 15 克，红藤 15 克，百合 15 克，麦冬 12 克，阿胶珠 10 克。

五、转归预后

肺痈到了恢复期主要有三种转归。一为邪毒去，正气复，疾病痊愈。二为邪去正虚，患者经治疗后虽然脓毒已去，但留有气虚或阴虚或阴阳两虚之证，当依证予以清补。三为邪恋正虚，脓毒不尽而迁延日久不愈，病情转为慢性，这时一定要掌握好扶正与祛邪的关系，谨慎用药，使得邪气去，正气复，疾病向愈（见图 2-5）。

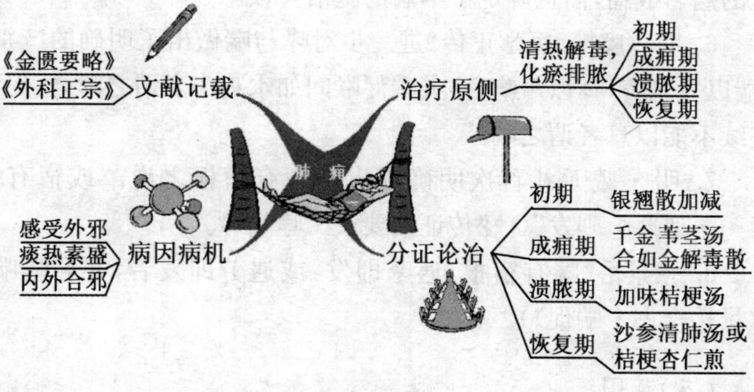

图 2-5 肺痈小结

第五节 哮证

一、概述

（一）定义

哮病是由于宿痰伏肺，遇诱因或感邪引触，以致痰阻气道，肺失肃降，气道挛急所致发作性的痰鸣气喘疾患。发作时以喉中哮鸣有声，呼吸急促困难，甚则喘息不能平卧为主要表现。

(二)历史沿革列举

1.《内经》称本病为“喘鸣”、“喘呼”、“喘喝”。

2. 汉·张仲景《伤寒论》“喘家作，桂枝加厚朴杏子佳”之“喘家”，可能即指素有哮喘史的患者，“作”，则指本病之发作。

3. 隋·巢元方《诸病源候论》称本病为“上气鸣息”、“呷嗽”。

4. 宋·许叔微《普济本事方·卷一》称本病为“齁喘”。

5. 金元时期，朱丹溪在《丹溪心法》一书中始以“哮喘”作为独立的病名成篇，而且确定了本病的施治要领。

6. 明·虞抟《医学正传》进一步对哮与喘做出了明确的区别：“喘以气息言，哮以声响言，夫喘促喉间如水鸡声者谓之哮，气促而连续不能以息者谓之喘。”

7. 明·戴元礼首次明确提出本病有宿根之说：“或宿有此根……遇寒暄则发”(《秘传证治要诀·哮喘》)。

8. 张景岳“喘有宿根，遇寒即发，或遇劳即发者，亦名哮喘”(《景岳全书·喘促》)。

(三)范围

本篇所论哮病，是指发作性的痰鸣、气喘疾病，西医学的支气管哮喘可参考本节辨证论治。

二、病因病机

哮病的发生，为宿痰内伏于肺，每因外感、饮食、情志、劳倦等诱因而引触，以致痰阻气道，肺失肃降，气道挛急。

(一)外邪侵袭

外感风寒或风热之邪，失于表散，邪蕴于肺，壅阻肺气，气不布津，聚液生痰。或吸入风媒花粉、烟尘、异味气体等，影响肺气的宣发，以致津液凝聚，痰浊内蕴。

（二）饮食不当

贪食生冷，寒饮内停，或嗜食酸咸甘肥，积痰蒸热，或因进食鱼蟹虾等发物，而致脾失健运，饮食不归正化，痰浊内生，上干于肺。

（三）情志失调

忧思郁虑，愤懑恼怒，肝气郁结，上逆犯肺，木叩则金鸣。肝郁久化火，木火刑金；或七情郁结，阴血暗耗，血燥生风，阴虚风动，内风上扰，摇钟而鸣。

（四）体虚病后

体质不强，或病后体弱，如幼年患麻疹、顿咳，或反复感冒，咳嗽日久等，以致肺气亏虚，阳虚阴盛，气不化津，痰饮内生；或阴虚火盛，热蒸液聚，痰热胶固。体质不强多以肾虚为主，而病后所致者多以肺脾虚为主。

上述各种病因，既是引起本病重要原因，亦为每次发病的诱因，如气候突变、饮食不当、情志失调、劳累过度等俱可诱发，其中尤以气候因素为主。本病多在气候变化，由热转寒，及深秋、冬春寒冷季节，发病率增高。病位在肺，与肝、脾、肾关系密切。病理因素以痰为主，病机关键为气郁、气逆，发作时的病理环节为痰阻气闭，以邪实为主。见图 2-6。

三、诊断

（1）发作时喉中哮鸣有声，呼吸困难，甚则张口抬肩，不能平卧，或口唇指甲紫绀。

（2）呈反复发作性。常因气候突变、饮食不当、情志失调、劳累

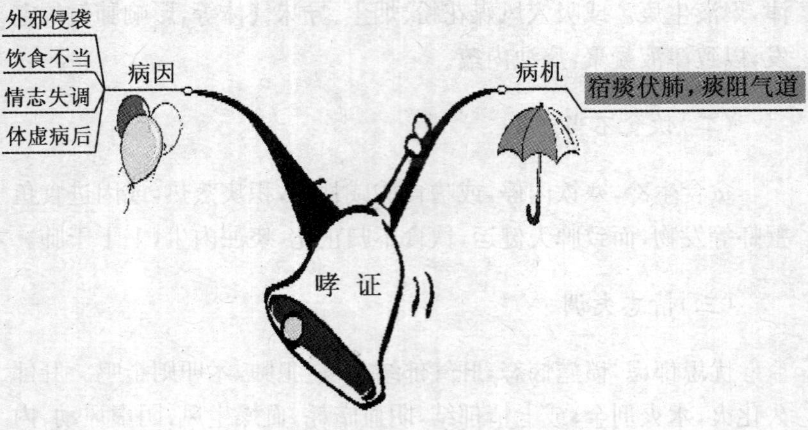

图 2-6　哮证病因病机

等因素诱发。发作前多有鼻痒、喷嚏、咳嗽、胸闷等先兆。

(3)有过敏史或家族史。

(4)两肺可闻及呼气相哮鸣音，或伴有湿啰音。

(5)血嗜酸性粒细胞，总 IgE 可增高，痰液涂片可见嗜酸细胞。

(6)胸部 X 线检查一般无特殊改变，久病可见肺气肿体征。

四、辨证论治

(一)辨证要点

1. 辨虚实

本病属邪实正虚，发作时以邪实为主，未发时以正虚为主，但久病正虚者，发时每多虚实错杂，故又当按病程新久及全身症状以辨别其主次。虚证应审其阴阳之偏虚，区别脏腑之所属。

2. 分寒热

在分清虚实的基础上，实证需分寒痰、热痰以及是否兼有表证的不同。

（二）治疗原则

发作时治标、平时治本是本病治疗的首要原则。发作时攻邪，治标需分寒热，寒痰宜温化宣肺，热痰当清化肃肺，表证明显者兼以解表；平时治本当分阴阳，阳气虚者应予温补，阴虚者则予滋养，分别采用补肺、健脾、益肾等法，以冀减轻、减少或控制其发作。至于病深日久，发时正虚邪实者，又当兼顾，不可单纯拘泥于攻邪；寒热虚实错杂者，当兼以治之。

（三）分型论治

发作期

1. 寒哮

主症：呼吸急促，喉中哮鸣有声，胸膈满闷如塞，咳不甚，痰少咯吐不爽，面色晦暗带青，口不渴，或渴喜热饮，天冷或受寒易发，形寒怕冷，舌苔白滑，脉弦紧或浮紧。

治法：温肺散寒，化痰平喘。

主方：射干麻黄汤。

用药加减：若表寒里饮，寒象较甚者，可用小青龙汤，酌配杏仁、苏子、橘皮等利气化痰；若病发于秋深或秋冬之交时，感受凉燥之邪而诱发者，多选杏苏散外散秋凉，内润肺气；若见上实下虚，痰涎壅盛，胸膈满闷，腰疼脚弱，肢体倦怠，舌淡苔白，脉沉细者，当标本同治，用苏子降气汤加黄芪、山萸肉、沉香等温阳补虚，降气化痰。

2. 热哮

主症：气粗息涌，喉中哮鸣，胸高胁胀，呛咳阵作，咯痰色黄或白，黏浊稠厚，排吐不利，烦闷不安，汗出，面赤，口苦，口渴喜饮，舌质红，苔黄腻，脉弦滑或滑数。

治法：清热宣肺，化痰定喘。

主方：定喘汤。

用药加减：肺气壅实，痰鸣息涌不得卧，加葶苈子、苏子、广地龙；痰热壅盛，大便干结者加全瓜蒌、大黄、枳实；若哮久热伤肺阴，且痰热不净，虚中夹实者，当养阴清热，敛肺化痰，可用麦门冬汤加减。

3. 气郁哮

主症：咳喘不已，呛咳少痰，或喘鸣气逆，伴胸胁胀满，脘闷纳减，心中懊恼，发病与情志有关，女子则与月经关系密切。苔薄腻，脉弦。

治法：疏肝理气，降逆平喘。

主方：四逆散加苏子、前胡等。

用药加减：若见肝郁气滞，郁痰犯肺者，可选半夏厚朴汤加减；气郁化火、木火刑金而致哮病发作者，方用黛蛤散合泻白散加减；阴虚风动、风摇钟鸣而致哮病发作者，方选一贯煎加减；若哮病发作时以痰气壅实为主，寒与热俱不显著者，当用三子养亲汤加葶苈子、青皮、厚朴等涤痰除壅，利气平喘。

缓解期

1. 肺虚

主症：气短声低，咯痰清稀色白，面色㿠白，平素自汗，怕风，常易感冒，每因气候变化而诱发，发作前喷嚏频作，鼻塞流清涕，舌淡苔白，脉细弱或虚大。

治法：补肺固卫。

主方：玉屏风散。

用药加减：怕冷畏风明显，加桂枝、白芍、生姜、大枣等调和营卫；阳虚甚者，加附子助黄芪以温阳益气；若气阴两虚，咳呛，痰少质黏，口咽干，舌质红者，可用生脉散加北沙参、黄芪等益气养阴。

2. 脾虚

主症：平素痰多，倦怠无力，食少便溏，或食油腻易腹泻，每因饮食不当而引发，面色萎黄不华，舌质淡，苔薄腻或白滑，脉象细软。

治法：健脾化痰。

主方：六君子汤。

用药加减：脾阳不振，形寒肢冷、便溏，加附子、干姜以振奋脾阳。

3. 肾虚

主症：平素短气息促，动则为甚，吸气不利，腰酸腿软，脑转耳鸣，劳累后喘哮易发。或畏寒肢冷，面色苍白，舌胖嫩，脉象沉细；或颧红，烦热，汗出粘手，舌红苔少，脉细数。

治法：补肾摄纳。

主方：金匮肾气丸或七味都气丸。

用药加减：阳虚明显者，肾气丸加补骨脂、仙灵脾；阴虚明显者，七味都气丸加麦冬、当归；肾虚不能纳气者，加冬虫夏草、五味子、胡桃肉或与参蛤散。

五、转归预后

本病易于反复发作，迁延难愈。部分儿童、青少年至成年时，肾气日盛、正气渐充，辅以药物治疗，可以中止发作；中老年、体弱病久，肾气渐衰，发作频繁者则不易根除。临床要遵循“未发时扶正为主”、“已发时攻邪为主”的原则，努力探索新治法。当哮喘出现持续状态或大发作时，要谨防喘脱和内闭外脱，应及时抢救治疗。

第六节　喘　证

一、概述

（一）定义

喘证是以呼吸困难、喘息气促，甚至张口抬肩、鼻翼煽动、不能平卧为主要临床表现的病证。喘证不是一个单独的疾病，而是一个症状，可见于多种疾病之中，它是以症状表现命名的一种疾患，通常并发于多种急慢性疾病的过程中，当喘成为这些疾病某一阶段的主证时，则称之为喘证。

（二）历史沿革列举

1.《黄帝内经》最早记载了喘的名称，有“喘息”、“喘呼”、“喘喝”、“喘咳”、“上气”等称谓，同时阐明了喘证的病因有外感与内伤，如“暑”、“风热”、“水气”、“虚邪贼风”（泛指外感六淫邪气）、“气有余”等。病机有虚有实，病位以肺为主病之脏，亦可由心、肾等脏之病引发。

2. 汉·张仲景开创喘证辨证立法、遣方用药之先河。在《金匮要略》的“痰饮咳嗽上气”、“水气”、“胸痹”等篇章里，也有对喘证的论述。

3. 金元时期百家立说，互有发明。其中对喘证影响最大者当首推朱丹溪，他详述了内伤诸因致喘的病因学说，丹溪对喘证的虚实论治阐述精辟：《脉因证治》谓“实喘气实肺盛”，并与痰火水气有关；“虚喘由肾虚”，亦有由肺虚者。治疗上实喘宜泻肺为主，虚喘宜补虚为主。他又承前启后，正式将哮作为一个独立的病证以其“专主于痰”和具有发作性的特点而区别于喘证，结束了哮、喘不分的混淆状况。

4. 明代张景岳把喘证分为虚实两大类作为辨治纲领，《景岳全书·喘促篇》说："实喘者有邪，邪气实也；虚喘者无邪，元气虚也。"《类证治裁·喘症》主张"喘由外感者治肺，由内伤者治肾"。

(三)范围

喘证作为一个临床症状，主要包括西医的急、慢性支气管炎、肺气肿、慢性肺源性心脏病、肺部感染、心功能不全等疾病。以上疾病的过程中如出现喘息急促、呼吸困难等症状时，可参考本篇辨证论治。

二、病因病机

喘证病因不外外感与内伤，病性有虚实两端。"邪气盛则实，精气夺则虚。"外感六淫、内伤七情、饮食不节，多为实喘之因；劳欲、久病则为虚喘之由。二者可相互转化：实喘久病迁延不愈，可耗伤肺肾之气，致肺肾气虚或阴虚，肺不主气或肾不纳气，成为虚喘；肺肾亏虚又易招致外邪侵袭，表邪束肺，肺实而喘，从而出现虚实夹杂之证。正如《内经》所说："虚而受邪，其病则实。"本病之病位主要在肺、肾，并与肝、脾、心关系密切。病机关键实喘为邪气壅肺，肺失宣肃；虚喘为精气虚衰，肺肾出纳失常。总因气机升降失常，肺气上逆，发为喘证。见图 2-7。

三、诊断

喘证的诊断：

呼吸困难、喘息气促，甚至张口抬肩，鼻翼煽动，不能平卧；出现于多种急、慢性疾病的过程中，即有心、肺等疾患的存在；肺功能检测提示阻塞性、限制性或混合性通气功能障碍。

喘脱的诊断：

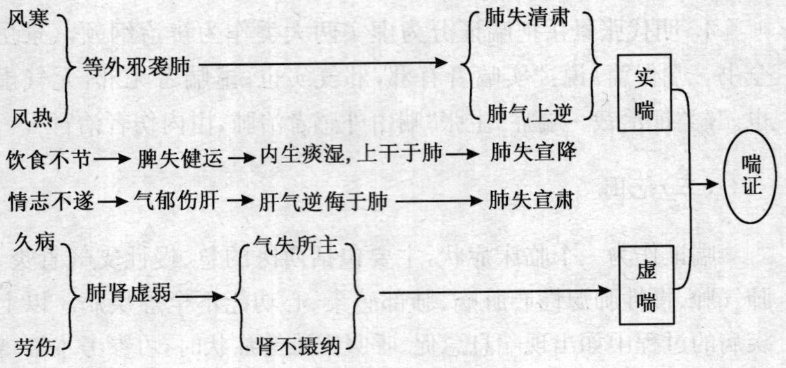

图 2-7　喘证病因病机

喘证发作之时，喘势剧甚，气喘痰鸣，气不接续，张口抬肩，鼻煽气促，端坐不能平卧，心慌动悸，烦躁不安，双目少神，口唇青紫，汗出如油，四肢厥冷，舌质紫暗，脉浮大无力或见歇止，或模糊不清。

四、辨证论治

（一）辨证要点

喘证应首辨虚实，次辨寒热阴阳。

1. 辨虚实

实喘起病骤急，呼吸有力、深长有余，胸满气粗，气息急促，声高息涌，膨膨然若气不能容，以长呼为快，两胁胀满，张口抬肩，摇身撷肚，精神不衰。舌质红或淡红，苔厚腻或黄燥，脉象浮大滑数。虚喘病势徐缓，呼吸无力、短促难续，气怯声低，慌慌然若气欲断，以深吸为快，精神倦怠。舌质淡，少苔或苔白滑或黑润。虚喘病位在肺、肾，多由劳欲、久病所致。虚喘反复发作可致喘脱。二者又可相互转化:实喘久病迁延不愈,可耗伤肺肾之气,致肺肾气虚或阴虚,肺不主气或肾不纳气,成为虚喘;肺肾亏虚又易招致外邪侵袭,表邪束肺,肺实而喘,从而出现虚实夹杂之证。正如《内经》所说:“虚而受邪,其病则实。”虚喘与实喘可从年龄、病史等方面鉴别。

2. 辨寒热

属寒者其痰清稀如水或痰白有泡,面色青灰,口不渴或渴喜热饮,舌质淡,苔白滑,脉象浮紧或弦迟。属热者症见痰色黄、质黏稠或色白而黏、咳吐不爽,面色赤,口渴饮冷,舌质红,苔黄腻或黄燥,脉象滑数。

(二)治疗原则

实喘治在祛邪利气,区别寒、热、痰之不同,而予温宣、清肃、化痰等法。总以祛邪为急,在表解之,在里清之;寒痰温化宣肺,热痰清化肃肺,湿痰化湿降气。虚喘治在肺肾,以培补摄纳为主,视脏腑病机不同而予补肺、纳肾、健脾、益气、养阴等法。对于虚实夹杂、寒热互见者,当分清主次,权衡标本,必要时予攻补兼施、寒热并用。此外,喘证多发生于多种急、慢性疾病过程中,故临证还应注重对原发病的治疗,以做到审证求因,治病求本。

(三)分型论治

实喘

1. 风寒

(1)风寒袭肺

主症:喘咳胸闷,咯痰清稀色白。头身疼痛,恶寒无汗,或伴发热,口不渴。舌淡红,苔薄白,脉浮紧。

治法:辛温散寒,宣肺平喘。

主方:麻黄汤。

用药加减：表证不显者，去桂枝，即为三拗汤；痰多者，加陈皮、半夏、茯苓；喘甚者加苏子、前胡；喘息汗出者，加厚朴、杏仁，则有桂枝加厚朴杏子汤之意。

(2)外寒内饮

主症：喘急胸闷，咳嗽胁胀，咯痰色白、清稀起泡。形寒肢冷，后背恶寒，口淡不渴或渴喜冷饮。舌质淡红，苔白滑，脉弦紧。

治法：解表散寒，温肺化饮。

主方：小青龙汤。

用药加减：喘咳较重者，加苏子、杏仁、射干；喘不得卧者，加葶苈子；伴烦躁面赤或舌红者，加生石膏、改白芍为赤芍。

(3)表寒里热

主症：喘急烦闷，恶寒发热，痰稠不爽，口渴。头身疼痛，无汗或少汗。舌尖红，苔白或黄，脉浮数或浮滑。

治法：宣肺解表，清热平喘。

主方：麻杏石甘汤。

用药加减：痰热较重时，加黄芩、清半夏、瓜蒌皮，即小陷胸汤；痰多者，加葶苈子、射干。

2. 痰浊

(1)痰湿蕴肺

主症：喘息咳嗽，咯痰色白，量多质黏，胸中满闷。呕恶纳呆，口黏不渴。舌苔白腻，脉滑。

治法：化痰降气，宣肺平喘。

主方：麻杏二三汤。

用药加减：恶心胸闷者，加炒枳壳、旋复花；痰有转黄之势时，加瓜蒌皮、黄芩。

(2)痰热阻肺

主症：喘息气涌，胸胁胀痛，痰多黄稠，渴喜冷饮。胸中烦热，身热汗出，面红咽干，尿赤便秘。舌质红，苔黄腻，脉滑数。

治法:清热化痰,宣肺平喘。

主方:桑白皮汤。

用药加减:身热重者加生石膏、黄芩;痰黏者加黛蛤散;喘不能卧者加葶苈子;便干者加瓜蒌皮。

3. 气郁

肺气郁痹

主症:喘息每于情志失调之后发作,起病突然,咽喉如梗,胸胁胀痛。情志抑郁,急躁易怒,心悸失眠。舌苔薄白,脉弦。

治法:疏肝解郁,降气平喘。

主方:五磨饮子。

用药加减:心悸失眠者加远志、合欢花、百合等;胸胁胀痛加柴胡、郁金、元胡。

虚喘

1. 肺

肺气亏虚

主症:喘促短气,气怯声低,咳声微弱,自汗恶风。身倦乏力,易于感冒,面色苍白或面红,烦热口干。舌胖有齿痕,质淡红,苔薄白,脉细弱。

治法:补肺健脾,益气养阴。

主方:补肺汤合生脉散。

用药加减:伴咯痰稀薄、口淡不渴者,此为肺中虚寒,加干姜、黄芪、甘草;伴纳差便溏、腹中下坠者,可予补中益气汤。

2. 肾

(1)肾阳亏虚

主症:喘促日久,动则加重,呼多吸少,气不得续。神疲畏寒,汗出肢冷,面唇青暗。舌质淡,苔薄白或黑润,脉沉细。

治法:温肾纳气平喘。

主方:金匮肾气丸合参蛤散。

用药加减：肢肿面浮、尿少心悸者，此为阳虚饮停、水凌心肺，合用真武汤或苓桂术甘汤；兼见喘咳痰多，胸闷气急者，此为上盛下虚，加用葶苈子、苏子降气汤以标本同治。

(2)肾阴不足

主症：喘息气短，腰酸耳鸣，五心烦热。口干，潮热盗汗，面赤尿黄。舌瘦红少苔，脉细数。

治法：补肾养阴，纳气平喘。

主方：七味都气丸合生脉散。

用药加减：正气不支、气喘较甚者，配用人参胡桃汤；兼见咯痰少黏、咽喉不利等肺阴虚之证时，合用百合固金汤。

(3)喘脱(肺气欲竭，心肾阳衰)

本证为喘证大发作时出现的喘脱危候，多见于本病后期严重阶段。

主症：喘势剧甚，气喘痰鸣，气不接续，张口抬肩，鼻煽气促，端坐不能平卧，心慌动悸，烦躁不安，双目少神，口唇青紫，汗出如油，四肢厥冷。舌质紫暗，脉浮大无力或见歇止，或模糊不清。

治法：扶阳固脱，镇摄纳气。

主方：参附汤送服黑锡丹、蛤蚧粉。

用药加减：出汗较多者，加龙骨、牡蛎、五味子；伴烦躁内热，口干颧红，汗出粘手者，为气阴俱竭，去附子加太子参、麦冬、五味子。

五、转归预后

喘证有虚实寒热之别。实喘易治，病多初起，邪去则喘平；虚喘难疗，乃由实致虚，精气亏损，难以骤复，且往往易感外邪，致虚实夹杂之证，故治疗不易见功，病程常经年累月，甚则累及终生。实喘上气，身热不得卧，喘息鼻煽，烦躁不安，脉急数者重，及时救治，尚易康复；虚喘见四肢厥逆，汗出如油，呼吸急促，张口抬肩，面青唇紫，烦躁昏昧，脉浮大、急促无根者，为喘脱危候，预后不良。

第七节　肺　胀

一、概述

(一)定义

肺胀是各种肺系疾病反复发作迁延不愈，肺、脾、肾三脏虚损，导致肺气胀满，不能敛降的一种病证，临床表现为胸部膨满，胀闷如塞，喘息气促，咳嗽咯痰，或伴心慌、烦躁，甚则颜面四肢浮肿，唇舌青紫，面色晦暗，或发生喘脱，昏迷的危候。其病程缠绵，时轻时重。

(二)历史沿革列举

1.《黄帝内经》

肺胀病名首见于《灵枢》。《灵枢·胀论》说："肺胀者，虚满而喘咳"。《灵枢·经脉》"肺手太阴之脉……是动则病，肺胀满，膨膨而喘咳"。

2.《金匮要略》

东汉·张仲景在《金匮要略》中提出本病的主症，也论及该病治法。《金匮要略·肺痿肺痈咳嗽上气病》"咳而上气，此为肺胀，其人喘，目如脱状"，"上气喘而躁者，属肺胀，欲作风水，发汗则愈"。

3.《诸病源候论》

隋代·巢元方在《诸病源候论》中记载了肺胀的发病机理。《诸病源候论·咳逆短气候》"肺虚为微寒所伤则咳嗽，嗽则气还于肺间则肺胀，肺胀则气逆，而肺本虚，气为不足，复为邪所乘，壅否不能宣畅，故咳逆短乏气也"。《诸病源候论·上气鸣息候》"肺主于气，邪乘于肺则肺胀，胀则肺管不利，不利则气道涩，故上气喘逆鸣息不通”。

4.《丹溪心法》

金元时期医家对肺胀的认识不断发展，朱丹溪提出该病病理因素主要是痰瘀阻碍肺气所致。《丹溪心法·咳嗽》“肺胀而咳，或左或右不得眠，此痰挟瘀血碍气而病”。

5.《证治汇补》

清代李用粹在总结前人经验的基础上，提出对肺胀的辨证施治当分虚实两端，并列举了治法。

（三）范围

肺胀相当于西医学中的慢性阻塞性肺部疾病，主要见于慢性支气管炎、支气管哮喘、支气管扩张、矽肺、重度陈旧性肺结核等合并肺气肿、肺心病等，当这些疾病出现肺胀的临床表现时，可参考本章进行辨证论治。

二、病因病机

（一）病因

1. 久病肺虚

年老体虚，肺肾俱不足，体虚不能卫外是六淫反复乘袭的基础，感邪后正不胜邪而病益重，反复罹病而正更虚，如是循环不已，促使肺胀形成。

2. 感受外邪

六淫乘袭既可导致久咳、久喘、久哮、支饮等病证的发生，又可诱发加重这些病证，反复乘袭，反复发作，迁延难愈，导致病机的转化，逐渐演化成肺胀。故感受外邪应为肺胀的病因。见图 2-8。

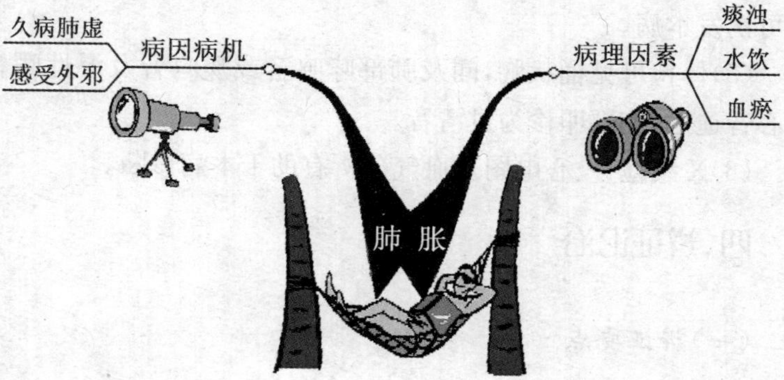

图 2-8 肺胀病因病机

（二）本病特点

是正虚邪实，虚实夹杂。本病多属本虚标实，感邪则偏于邪实，平时偏于本虚。早期多属气虚、气阴两虚，由肺及脾、肾；晚期气虚及阳，以肺、肾、心为主，或阴阳两虚，纯属阴虚者罕见。正虚与邪实每多互为因果，如阳气亏虚，易感外邪，痰饮难蠲；阴虚内热者外邪、痰浊易从热化，故虚实证候常夹杂出现，每致愈发愈频，甚则持续不已。

三、诊断

（1）具有胸部膨满，胀闷如塞，喘咳上气，痰多及烦躁、心悸等典型临床表现。

（2）病程缠绵，时轻时重，日久可见面色晦暗，唇甲紫绀，脘腹胀满，肢体浮肿，甚或喘脱等危候。病重可并发神昏、动风或出血等症。

（3）有长期慢性咳喘病史及反复发作史，一般约经 10～20 年形成；发病年龄多为老年，中青年少见。

（4）常因外感而诱发，其中以寒邪为主，其次过劳、暴怒、炎热也可诱发本病。

(5)体检可见桶状胸，闻及肺部哮鸣音或痰鸣音及湿性啰音，且心音遥远，胸部叩诊为过清音。

(6)X线检查、心电图及血气分析有助于本病诊断。

四、辨证论治

(一)辨证要点

1. 辨标本虚实

肺气虚、肺气阴两虚、肺脾气虚、肺肾两虚、心肾阳虚、脾肾阳虚属于本虚证；痰浊、痰热、水饮、气滞、瘀血属于标实证。

2. 辨证候轻重

表 2-3 肺胀辨证

轻	重	危重
仅见喘咳上气，胸闷胀满，动则加重	鼻煽气促，张口抬肩，目胀欲脱，烦躁不安，痰多难咯	心慌动悸，面唇紫绀，肢体浮肿，吐血便血，谵妄，嗜睡昏迷，抽搐或厥脱等

(二)治疗原则

1. 抓住治标治本两个方面，有侧重地分别选用扶正与祛邪的不同治则。

2. 标实者祛邪宣肺（辛温或辛凉）、降气化痰（清化或温化）、温阳利水（通阳、淡渗），甚或开窍、熄风、止血。

3. 本虚者补益肺脾、补养心肺、益肾健脾或气阴兼调，或阴阳两顾；正气欲脱时，则扶正固脱，救阴回阳。

（三）分型论治

1. 痰浊壅肺

主症：咳喘痰多，色白黏或呈泡沫状。短气喘息稍劳即著，时易汗出，形寒怕风，脘痞纳少，倦怠乏力。舌质淡，苔薄腻，脉小滑。

治法：化痰降气，健脾益肺。

主方：苏子降气汤、三子养亲汤、六君子汤加减。

用药加减：痰多胸满不能平卧加葶苈子；痰从寒化为饮，外感风寒诱发，加麻黄、桂枝、细辛、干姜；饮欲化热，烦躁而喘，脉浮，用小青龙加石膏汤。

2. 痰热郁肺

主症：咳逆喘息气粗，痰黄，黏白难咯。烦躁，胸满，或身热微恶寒，有汗或无汗，尿黄，便干，口渴。舌红，苔黄或黄腻，脉滑数。

治法：清肺化痰，降气平喘。

主方：越婢加半夏汤、桑白皮汤加减。

用药加减：痰热内盛，痰黏不易咯吐，加鱼腥草、瓜蒌皮、海蛤粉、风化硝；痰鸣喘息，不得平卧，加射干、葶苈子；痰热伤津，口干舌燥，加花粉、知母、芦根以生津润燥；阴伤而痰量已少者，酌减苦寒之味，加沙参、麦冬。

3. 痰蒙神窍

主症：咳逆喘促，神志恍惚。谵语、烦躁不安，撮空理线，表情淡漠，嗜睡，昏迷，或肢体瞤动，抽搐，咳痰不爽。舌质暗红或淡紫，苔白腻或淡黄腻，脉细滑数。

治法：涤痰、开窍、熄风。

主方：涤痰汤另服安宫牛黄丸或至宝丹。

用药加减：痰热内盛，身热，烦躁，谵语，神昏，舌红苔黄者，加葶苈子、天竺黄、竹沥；肝风内动，抽搐，加钩藤、全蝎，另服羚羊角粉；血瘀明显，唇甲紫绀加丹参、红花、桃仁。皮肤出血、咯血、便血色鲜，加水牛角、生地、丹皮、紫珠草等。

4. 肺肾气虚

主症：呼吸浅短难续，动则喘促更甚。喘甚则张口抬肩，倚息不得平卧，声低气怯，咳嗽，痰白如沫，咯吐不利，胸闷，心慌，形寒汗出。舌淡或紫暗，脉沉细数无力，或有结代。

治法：补肺纳肾，降气平喘。

主方：平喘固本汤，补肺汤加减。

用药加减：肺虚有寒，怕冷，舌质淡，加肉桂、干姜、钟乳石；低热，舌红苔少加麦冬、玉竹、知母；若见喘脱危象，急加参附汤送服蛤蚧粉或黑锡丹。

5. 阳虚水泛

主症：喘咳上气，面目、下肢，甚则一身悉肿。咳痰清稀，脘痞、纳少、尿少、怕冷、心悸、腹部胀满或有水，面唇青紫。舌胖质暗，苔白滑，脉沉细。

治法：温肾健脾，化饮利水。

主方：真武汤合五苓散。

用药加减：水肿势剧加沉香、黑白丑、万年青根；血瘀甚，紫绀明显，加泽兰、红花、益母草。

五、转归预后

肺胀预后转归与体质、年龄、病程及治疗的及时与否均有关系，一般来说，因本病多属积渐而成，病程缠绵，经常反复发作，难以根治。肺胀患者若不及时控制易生变证。

(1)气不摄血，咳吐泡沫血痰或吐血、便血。

(2)痰迷心窍，肝风内动，谵妄昏迷，震颤抽搐。

(3)阴阳消亡：喘脱，神昧，汗出，肢冷，脉微欲绝。

第八节　肺　痨

一、概述

（一）定义

肺痨是具有传染性的慢性消耗性疾患，主要以咳嗽、咳血、潮热、盗汗及身体逐渐消瘦等为临床特征。多因体质虚弱、气血不足、痨虫侵肺所致。

（二）病名

本病名称历代沿用甚多，宋代以前称为“尸疰”、“劳疰”、“虫疰”、“毒疰”、“鬼疰”、“传尸”等，言其具有传染性；又有根据症状特点为名者，如“肺痿疾”、“骨蒸”、“伏连”、“劳嗽”、“急痨”等。宋代开始则以“痨瘵病”名统诸称，沿用至晚清，近百年来称为“肺痨”。

（三）历史沿革列举

1.《内经》虽无肺痨病名，但对本病的临床特点已有所记载，如《素问・玉机真藏论》“大骨枯槁，大肉陷下，胸中气满，喘息不便，内痛引肩项，身热，脱肉破䐃……肩髓内消”。《灵枢・玉版》说：“咳，脱形，身热，脉小以疾。”均描述了肺痨的主要临床症状。

2. 汉代张仲景《金匮要略・血痹虚劳病》所述的脉极虚、面色薄、面色白，手足烦热、咽干口燥、喜盗汗、马刀挟瘿等也是肺痨病常见的临床表现。

3. 晋・葛洪《肘后方・治尸注鬼注方》进一步言明其传染性，言“死后复传之旁人，乃至灭门”。

4. 隋代巢元方《诸病源候论·虚劳咳嗽候》说明肺痨是以咳嗽、胸痛、喘息、咯血为特征的一种病证。唐代孙思邈《千金要方》已把“尸注”、“鬼注”列入肺脏病篇，明确了该病的病位。

5. 宋代陈言《三因方》与严用和《济生方》均列“痨瘵”专篇，将肺痨与一般虚劳区别开来。

6. 元代葛可久《十药神书》收载十方，为我国现存第一部治疗肺痨的专著。

7. 明代张景岳《景岳全书》云：“至若劳瘵之有不同者，或以骨蒸、或以干咳，甚至吐血吐痰，营卫俱败，尪羸日甚，此其积渐有日，本末俱竭而然”，提出肺痨是慢性消耗性疾病。李中梓《医宗必读》确立了“补虚以补其元，杀虫以绝其根”的治疗大法。

（四）范围

肺痨病包括西医的肺结核病，肺外结核与本病表现相同者，亦可参照本病论治。

二、病因病机

（一）感染痨虫

直接接触或感受病者之气，致痨虫侵入人体而发病。

（二）正气虚弱

凡先天禀赋不足，后天嗜欲无节，七情内伤，如酒色过度，忧思劳倦，或大病久病后失于调治等，均可导致正气虚弱，“痨虫”乘虚伤人。见图2-9。

三、诊断

该病诊断可据如下几项：

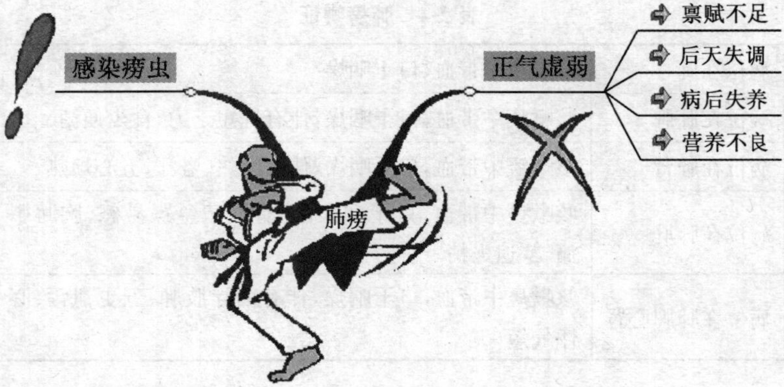

图 2-9　肺痨病因病机

(1)有与肺痨患者长期密切接触病史。

(2)以咳嗽、咳血、潮热、盗汗为主症,伴见倦怠乏力、身体逐渐消瘦为特征的临床表现。

(3)结合放射等理化检查。

四、辨证论治

(一)辨证要点

抓住主诉:咳嗽、咳血、潮热、盗汗、胸痛,身体逐渐消瘦。

(二)治疗原则

1. 肺痨总为正气亏损、痨虫入侵、肺阴耗伤所致,故治疗可遵循《医学正传・劳极》提出"一则杀其虫,绝其根本;一则补其虚,以复其真元"两大原则,杀虫是针对病因的治疗,补其虚复其真元,以提高抗病能力。

2. 调补脏器重点在肺,并应注意脏腑整体关系,同时补益脾肾。

表 2-4 肺痨辨证

病位在肺	咳嗽痰中带血、口干咽燥
病位在肺脾	咳嗽痰中带血，口干咽燥，伴有气短乏力，食少便溏
病位在肺肾	咳嗽痰中带血，口干咽燥，伴有潮热、盗汗、五心烦热
病位在肺肝	咳嗽痰中带血，口干咽燥，伴有性情急躁易怒、胸胁掣痛、梦遗失精
病位在肺脾心肾	咳嗽痰中带血，口干咽燥，伴有面浮肢肿、五更泄泻、心悸气短

3. 治疗大法应根据“主乎阴虚”的病理特点，以滋阴为主，兼火旺的兼以降火，如合并气虚、阳虚见症者，则当同时兼顾。

(三)分型论治

1. 肺阴亏损

主症：干咳，咳声短促，痰中有时带血，如丝如点，色鲜红，午后手足心热，皮肤干灼，或有少量盗汗，口干咽燥，胸部隐痛。舌边尖红，脉细或细数。

治法：滋阴润肺。

主方：月华丸。

用药加减：酌加玉竹、百合、羊乳等滋补肺阴；咳嗽甚者加杏仁、瓜蒌；胸痛明显者加郁金；咯血者加仙鹤草、白茅根；骨蒸潮热者，加银柴胡、功劳叶、白薇。

2. 阴虚火旺

主症：呛咳气急，痰少质黏，或吐黄稠痰，量多，时时咯血且量多色鲜红，午后潮热，骨蒸，五心烦热，颧红，盗汗量多，口渴，男子遗精，女子月经不调，形体日瘦。舌质红绛而干，苔薄黄或剥，脉细数。

治法：滋阴降火。

主方：百合固金丸合秦艽鳖甲散。

用药加减：痰黄量多者，加瓜蒌、鱼腥草、桑白皮；咳血不止加丹皮、山栀、紫珠草、仙鹤草；伴胸痛可加三七、血余炭、花蕊石、广郁金；盗汗甚者可加乌梅、煅龙骨、煅牡蛎、麻黄根、浮小麦。

3. 气阴耗伤

主症：咳嗽无力，气短声低，痰中偶或夹血，血色淡红，午后潮热，热势一般不剧，面色㿠白，颧红。舌质嫩红，边有齿印，苔薄，脉细弱而数。

治法：益气养阴。

主方：保真汤。

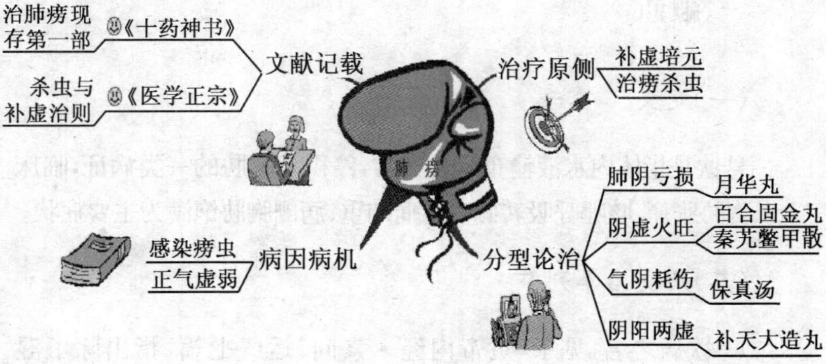

图 2-10 肺痨小结

用药加减：咳嗽痰稀，可加紫菀、款冬、苏子等温润止嗽；挟有湿痰症状者，可配半夏、陈皮、茯苓；咳血可酌加阿胶、仙鹤草、三七；骨蒸、盗汗者可加鳖甲、牡蛎、乌梅、银柴胡；脾虚甚者加扁豆、薏苡仁、建莲肉。

4. 阴阳两虚

主症：咳逆喘息少气，痰中或见夹血，血色暗淡，潮热，形寒，自汗，盗汗，声嘶失音，面浮肢肿，心慌，唇紫，肢冷，五更腹泻，口舌生糜，大肉尽脱，男子滑精、阳痿，女子经少，经闭。舌光质红少津，或舌淡体胖边有齿痕，脉微细而数或虚大无力。

治法：滋阴补阳。

主方：补天大造丸。

用药加减：肾虚气逆喘息加冬虫夏草、诃子、钟乳石；心慌加紫石英、丹参镇心宁神；五更肾泻者加煨肉豆蔻、补骨脂以补火暖土；身体大肉尽脱者，加阿胶、鹿角胶、猪脊髓。见图2-10。

第九节　悬　饮

一、概述

（一）定义

悬饮是指体内水液输布运化失常，停积于胸胁的一类病证，临床上以胸胁胀痛、咳唾呼吸转侧时疼痛加重、病侧胸胁饱满为主要症状。

（二）历史沿革列举

1. 饮病之名，见于《黄帝内经·素问》运气七篇，指出除了湿气偏胜的年份与季节因素外，作为病理产物的饮的形成与太阴脾土有关；饮属于六淫中湿邪的范围；饮有积蓄于体内的特点；饮所致疾病主要在消化系统。“太阴在泉……湿淫所胜……民病积饮……”、“太阴所胜……饮发于中”（《素问·至真要大论》）；“土郁之发……饮发注下”（《素问·六元正纪大论》）；“太阴司天……湿气变物，水饮内积，中满不食”（《素问·五常政大论》）；“太阴所至，为积饮否隔”（《素问·六元正纪大论》）。

2. 张仲景《金匮要略》首创痰饮病名，有“痰饮”专篇论述。其含义有广义与狭义之分。广义的痰饮是诸饮的总称，狭义的痰饮是诸饮中的一个类型，由于水液停积部位不同，而分为痰饮、悬饮、溢饮、支饮四类。又以长期留而不去的为留饮，伏而时发的为伏饮。首倡悬饮病名，对脉证治疗阐述甚详，成为后世辨证论治的主要依据。

3. 隋唐至金元，在痰饮病的基础上，逐渐发展了痰的病理学说，倡百病兼痰的论点，从而有痰证与饮证之分。

（三）范围

悬饮主要见于西医学的胸腔积液，结核病、癌症、肺炎引起的渗出性胸膜炎、左心衰、低蛋白血症引起的漏出性胸腔积液以及脓胸、血胸等出现悬饮的临床表现时，均可参考本节辨证论治。

二、病因病机

发病机理主要在于中阳素虚，复加外感寒湿，饮食、劳欲所伤，三焦气化失宣，肺、脾、肾对津液的通调转输蒸化失职，阳虚阴盛，水饮内停。见图 2-11。

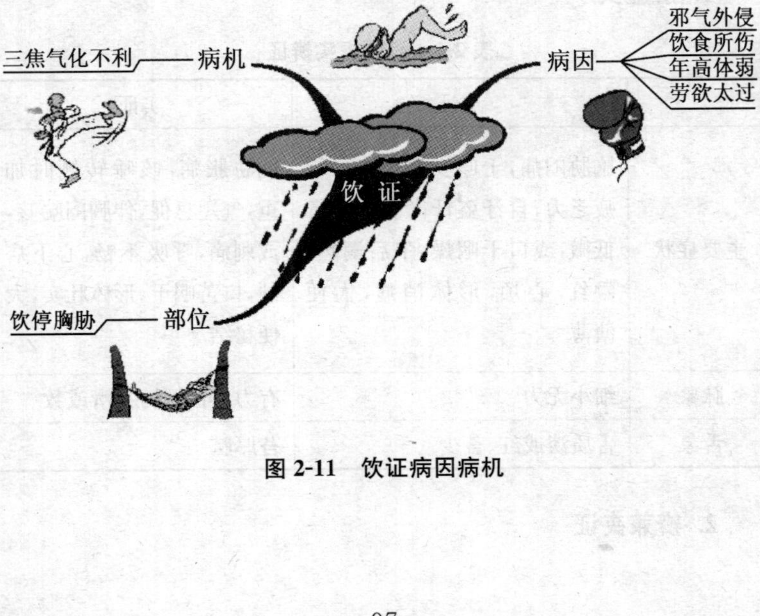

图 2-11　饮证病因病机

三、诊断

（1）胸胁胀痛，咳唾、呼吸、转侧时疼痛加重，气短息促。

（2）起病有急有缓，多数出现恶寒发热、气急胸痛等症。

（3）发病常与饮食、起居、寒湿等诱因有关。

（4）患侧呼吸运动减弱，肋间隔或胸廓饱满，叩诊下部呈浊音或实音，听诊在浊音部位语颤和呼吸音减低或消失。

（5）胸部X线、B超等检查，有助于诊断。胸部X线摄片可见肋膈角变钝或肺野下部密度增高，有向外侧、向上的弧形上缘的积液影。

四、辨证论治

（一）辨证要点

1. 辨虚实

表2-5　悬饮虚实辨证

	虚证	实证
主要症状	胸胁闷痛，干咳少痰，食少，神疲乏力，自汗盗汗，气短，语音低微，或口干咽燥，午后潮热，颧红，心烦，形体消瘦，大便溏薄	胸胁胀痛，咳唾转侧时加重，气短息促，伴胸闷喘咳，或刺痛，呼吸不畅，心下痞硬，口苦咽干，形体壮实，大便秘结
脉象	细小无力	有力，可见脉弦、滑或数
舌象	舌质淡或红、苔少	苔厚腻

2. 辨兼夹证

表 2-6　悬饮兼证

兼夹证	主要症状
饮邪久郁化热	胸胁疼痛,胸痛如灼,咽干舌燥,口苦脉弦;或五心烦热,颧红,盗汗,舌红少苔
外感时邪与停饮相搏	恶寒发热,胸胁疼痛,头身痛,咳嗽,咯痰,胸胁引痛,有汗或无汗,苔薄,脉数
兼气滞	胸胁胀痛,攻窜不定,时轻时重,常随情绪因素而增减,胸闷不舒,脉弦
兼血瘀	胸胁刺痛,经久不已,胸闷呼吸不畅,苔薄,质黯或有瘀点瘀斑,脉弦

(二)治疗原则

1. 饮为阴邪,遇寒则凝,得温则行,故其治疗宗《金匮要略》提出的"病痰饮者,当以温药和之"的原则。

2. 多虚实夹杂,治以攻补兼施。凡饮邪壅实者,分别治以攻逐、利水、发汗等法,因势利导以祛除饮邪;阳虚饮微者,治以健脾温肾法,阳气通则饮自化。

3. 病机关键是阳虚阴盛,输化失调,因虚致实,水饮停积为患。

(三)分型论治

1. 邪犯胸肺

主症:寒热往来,身热起伏,汗少或发热不恶寒,有汗身热不解,咳嗽少痰,气急,胸胁刺痛,呼吸转侧时疼痛加重,心下痞硬,干呕,口苦,咽干,舌苔薄白,或黄,脉弦数。

治法:和解宣利。

主方：柴枳半夏汤。

用药加减：咳逆气急，胁痛，加白芥子、桑白皮；心下痞硬，口苦，干呕，加黄连；高热汗出不解，咳嗽气粗，去柴胡，合入麻杏石甘汤。

处方举例：柴胡15克，黄芩10克，青蒿15克，枳壳10克，半夏6克，桔梗5克，全瓜蒌15克，赤芍10克。

2. 饮停胸胁

主症：咳嗽，胸胁胀闷，咳唾引痛，呼吸困难，甚则咳逆气喘、息促不能平卧，或仅能偏卧于停饮一侧，病侧肋间胀满，甚则偏侧胸廓隆起，舌苔薄白腻，脉沉弦或弦滑。

治法：逐水祛饮。

主方：十枣汤，控涎丹，或椒目瓜蒌汤。

用药加减：痰浊偏盛，胸部满闷，苔浊腻加薤白、杏仁；水饮久停，胸胁支满，体弱食少，加桂枝、白术、茯苓、甘草等；络气不和者加香附、桃仁、陈皮、苏子。

处方举例：椒目9克，瓜蒌15克，桑白皮10克，苏子5克，茯苓12克，生姜皮3克，陈皮10克，半夏10克，白蒺藜10克，冬瓜皮30克。

3. 络气不和

主症：胸胁疼痛，胸闷不舒，胸痛如灼，或感刺痛，呼吸不畅，或有闷咳，甚或迁延日久不已，天阴时更为明显，舌苔薄质黯，脉弦。

治法：理气和络。

主方：香附旋复花汤。

用药加减：痰气郁阻，胸闷苔腻，加瓜蒌、枳壳；久痛不已，痛势如刺，加桃仁、红花、归须、赤芍、乳香、没药；水饮不净加通草、冬瓜皮、路路通等。

处方举例：香附10克，旋复花6克(包)，苏子10克，降香3克，郁金10克，柴胡5克，枳壳5克，半夏6克，陈皮6克。

4. 阴虚内热

主症：呛咳时作，咯吐少量黏痰，口干咽燥，或午后潮热，颧红，心烦，手足心热，盗汗或伴胸胁闷痛，病久不复，形体消瘦，舌质偏红，少苔，脉小数。

治法：滋阴清热。

主方：沙参麦冬汤，泻白散。

用药加减：潮热加鳖甲、功劳叶；咳嗽加百部、川贝；胸胁闷痛加瓜蒌皮、枳壳、郁金；兼气虚、神疲、气短、易汗、面色黄白者加太子参、黄芪、五味子。

处方举例：沙参 12 克，玉竹 15 克，麦冬 10 克，桑白皮 10 克，地骨皮 10 克，花粉 15 克，白芍 10 克，橘络 3 克，川贝 5 克，银柴胡 6 克。

附注：十枣汤、控涎丹均为攻逐水饮之剂。前方力峻，体实证实，积饮量多者用之。后方力较缓，反应较轻。剂量均宜小量递增，连服 3～5 日，必要时停 2、3 日再服。如呕吐、腹痛、腹泻过剧，应减量或停服，同时服椒目瓜蒌汤以泻肺祛饮、降气化痰。

五、转归预后

(1)悬饮的转归与患者素体禀赋、病情轻重、治疗迟早有很大关系。凡病情轻浅，早期治疗者均可获较好的预后。

(2)若素体禀赋不足，或病久耗伤正气，祛邪无力，往往病情迁延，日久则可化火伤阴或耗损肺气，趋向劳损之途。

本章小结

肺病证的基本病机是由于感受外邪或痰浊等导致邪气壅阻、肺失宣肃，或劳倦久病等导致肺气阴亏虚、肺不主气。因肺失宣肃，故常见咳嗽、喘息等；因肺不主气，故常见短气、自汗、易感冒等;肺朝百脉,助心主治节,因肺气失调,不朝百脉,可引起心血的运行不利,而发为心悸、胸闷、唇甲紫暗等;肺能通调水道,因肺失宣肃,通调失职,可引起水肿、小便不利等。

一、宣降肺气

肺病证的基本病机之一是肺失宣肃,因此,宣降肺气为肺病证的治疗要点。《素问·藏气法时论》说:“肺苦气上逆,急食苦以泄之”;“肺欲收,急食酸以收之,用酸补之,辛泻之”。肺气不宣,则以辛散之品,驱散表邪,宣发肺气。肺为清虚之脏而处高位,故宣发肺气应以清轻之品,正如吴鞠通所谓“治上焦如羽,非轻不举”;肺为娇脏,不耐寒热,且肺恶燥,燥则肺气上逆而咳喘,甘润可使肺气自降,清肃之令自行,所以宣散之品又宜辛平甘润。肺气上逆,则用苦降酸收之品,以肃降肺气。酸收意在固摄耗散之肺气,但注意勿收敛邪气。苦降时常与宣散同用,虽有主次,但重在一宣一降,顺其肺之开阖。

二、扶正祛邪

邪气壅遏于肺,肺失宣肃,法当祛邪;肺之气阴亏虚,肺不主气,法当补益。故扶正祛邪,为肺病证的治疗要点。常用的治法有补益肺气、滋阴润肺、温肺散寒、清泄肺热、化痰降逆等,此为直接对肺进行补泻法。另外,尚有根据五脏生克关系对肺进行间接补泻法。如虚证有补土生金,即通过补脾(补母)以益肺(补子);有金水相生,即通过滋肾(补子)以益肺(补母)等治法以实现对肺脏的补益。如实证有泻肝的治法,即是通过生克关系治疗木火刑金(肝火犯肺)的病证。肺之实证也可通过脏腑表里关系进行治疗,如泻大肠,使肺热或痰浊从大肠下泄以治肺实证。

三、重视调护

肺病证尤应注意预防感冒，病室要寒温适宜，气候变化时要及时加减衣服。病室应通风换气，保持空气新鲜，患者尽可能避免接触刺激性气体、粉尘等，更应戒烟。饮食应清淡，易消化，一般忌辛辣醇酒，或生冷肥甘。

本章典型习题与题解

一、选择

1. 实证感冒的治疗原则是(D)

A. 辛温发汗 B. 辛凉清解 C. 清暑解表 D. 解表达邪 E. 调和营卫

2. 在外感咳嗽中，病程缠绵，久则导致肺阴亏耗的是(D)

A. 风寒 B. 风热 C. 暑湿 D. 风燥 E. 风湿

3. 哮证发作的主因是(D)

A. 外邪 B. 饮食 C. 情志 D. 伏痰 E. 风邪

4. 喘证的辨证，首先应审其(C)

A. 表里 B. 寒热 C. 虚实 D. 阴阳 E. 标本

5. 肺痈患者，壮热面赤，咳嗽气急，咯痰腥臭，痰色黄绿，口渴。其治法是(D)

A. 清肺化痰活血 B. 排脓解毒 C. 养阴清肺解毒 D. 清肺化瘀消痈 E. 清热解毒化痰

6. 患者肺胀病史 20 年，呼吸浅促难续，声低气怯，倚息不能平卧，胸闷如窒，心慌，咳痰不爽，脉沉数无力。治疗应首选(B)

A. 金匮肾气丸 B. 平喘固本汤 C. 真武汤 D. 大补元煎 E. 七味都气丸

7. 患者呼吸浅短难续，声低气怯，张口抬肩，咳嗽，痰白如沫，胸闷心悸，形寒汗出，舌质暗，脉沉细数无力。其治法是(D)

A. 补肺健脾，化痰活血 B. 温肾健脾，化痰利水 C. 温肺化饮，化痰平喘 D. 补肺纳气，降气平喘 E. 温肺健脾，化痰利水

8. 患者咳吐大量脓血痰，腥臭异常，胸中烦满而痛，气喘不能卧，身热，烦渴，舌红苔黄腻，脉滑数。治疗应首选(A)

A. 加味桔梗汤 B. 千金苇茎汤 C. 如金解毒散 D. 桔梗杏仁煎 E. 桑白皮汤

9. 患者，女，25岁。平素食少纳呆，体倦乏力，经常感冒。近日汗出恶风，劳累尤甚，面色少华，舌苔薄白，脉弱。其诊断是(C)

A. 哮证，肺虚 B. 喘证，脾虚 C. 自汗，肺卫不固 D. 盗汗，阴虚火旺 E. 胸痹，气阴两虚

10. 喘脱证急需选用(E)

A. 金匮肾气丸 B. 参蛤散 C. 七味都气丸 D. 生脉散 E. 参附汤

二、简答

1. 感冒的治疗原则是什么？

答案：治疗采取解表达邪的原则。本病治疗总则为：祛除表邪，宣通肺气，兼顾兼证。

2. 咳嗽的辨证要点。

答案：主要辨外感与内伤。外感咳嗽多是新病，起病急，病程短，常伴肺卫表证，属于邪实；内伤咳嗽多为久病，常反复发作，病程长，可伴见他脏病证，多属邪实正虚。

3. 喘证“上实下虚证”的临床表现与治法。

答案：“上实下虚证”是在肾虚基础上兼有标实，痰浊壅肺，症见喘咳痰多，气急胸闷，苔腻。治宜化痰降逆，温肾纳气，用苏子降

气汤。

4. 肺胀的常见病因。

答案:久病肺虚;感受外邪;痰挟血瘀。

5. 表寒里热型喘证的临床表现、治法及代表方剂是什么?

答案:临床表现:喘逆上气,胸胀或痛,甚则息粗鼻煽,咳而不爽,咯痰黄稠,身热或形寒身痛,或大便干结,舌质红,舌苔薄白或黄,脉浮数或滑。治疗方法:宣肺泄热。代表方剂:麻杏石甘汤。

第三章

心系病证

第一节　心　悸

一、概述

(一)定义

心悸是指气血阴阳亏虚,或痰饮瘀血阻滞,心失所养,心脉不畅,引起心中急剧跳动、惊慌不安、不能自主为主要表现的病证。

(二)历史沿革列举

1.《黄帝内经》认识到心悸脉象的变化与疾病预后关系。《素问·平人气象论》"脉绝不至曰死,乍疏乍数曰死。"

2.《伤寒论》称本病为"惊悸"、"心动悸"、"心下悸"。其论述主要有以下两个:

(1)提出心悸时表现的脉象及其区别。《金匮要略·惊悸吐衄下血胸满瘀血病脉证治》:"寸口脉动而弱,动则为惊,弱则为悸。"

(2)心悸的基本治则及治疗心悸的常用方剂。《伤寒论》曰:“伤寒脉结代,心动悸,炙甘草汤主之。”

3. 朱丹溪提出心悸当“责之虚与痰”的理论。《丹溪心法·惊悸怔忡》:“惊悸者血虚……怔忡无时,血少者多;有思虑便动属虚;时作时止者,痰因火动。”

4. 明·张景岳认为怔忡由阴虚劳损所致,在治疗与护理上主张“速宜节欲节劳,切戒酒色”。《景岳全书·怔忡惊恐》曰:“怔忡之病,心胸筑筑振动……此证惟阴虚劳损之人乃有之,盖阴虚于下,则宗气无根,而气不归源,所以在上则浮撼于胸臆,在下则振动于脐旁,虚微者动亦微,虚甚者动亦甚。凡患此者,速宜节欲,节劳,切忌酒色。”

(三)范围

心悸作为临床证候,主要包括西医中的各种原因引起的心律失常,如心动过速、心动过缓、过早搏动、心房颤动或扑动、房室传导阻滞、病态窦房结综合征、预激综合征及心功能不全、神经官能症等,凡具有心悸临床表现的均可参考本篇辨证论治。

二、病因病机

心悸病性主要有虚实两方面:虚者为气血阴阳亏损,心神失养;实者多由痰火扰心、水饮凌心及瘀血阻脉,气血运行不畅而引起。虚实之间可相互转化。本病为本虚标实,本为气血不足,阴阳亏损,标为气滞、血瘀、痰浊、水饮。病位在心,其发病与脾、肾、肝、肺四脏功能失调相关。见图3-1。

三、诊断

(1)自觉心慌不安,心跳剧烈,神情紧张,不能自主。心搏或快速,或缓慢,或心跳过重,或忽跳忽止,呈阵发性或持续不止。

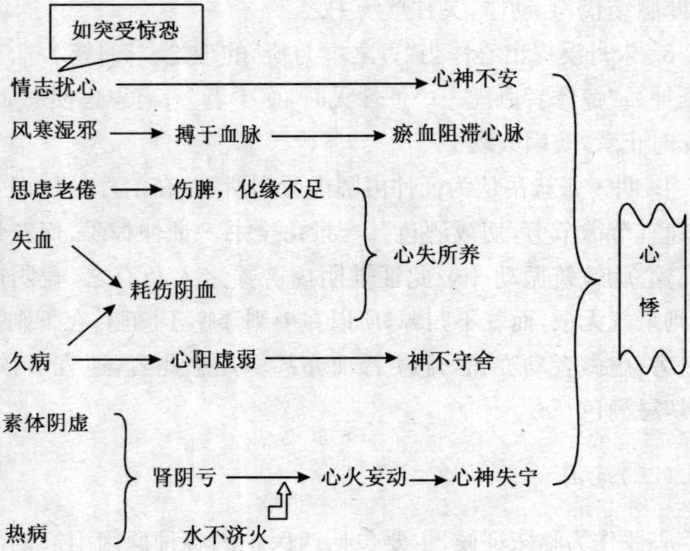

图 3-1 心悸病因病机

(2)伴有胸闷不适,易激动,心烦,少寐多汗,颤抖,乏力,头晕等。中老年发作频繁者,可伴有心胸疼痛,甚至喘促,肢冷汗出,或见晕厥。

(3)发作常由情志刺激、惊恐、紧张、劳倦过度、饮酒饱食等因素诱发。

(4)可见有脉象数、疾、促、结、代、沉、迟等变化。

(5)测血压、X线胸部摄片及心电图等检查有助于明确诊断。

四、辨证论治

(一)辨证要点

表 3-1 心悸辨证

	虚	实		轻	重
证型	心之气、血、阴、阳虚	痰火、痰气、饮邪、瘀血	诱因	多因外来因素而诱发	无外因诱发
主症	心气虚、心阳虚则空虚而悸,短气,活动后加剧;心血虚、心阴虚则虚烦而悸,思虑劳神后加剧	痰火扰心常有心悸烦躁,胸中烦热;痰气上逆则心悸易惊,胸满胁胀;饮邪上犯之心悸多为惊而眩晕、胸闷、喘憋;瘀血阻络之心悸多兼心痛或胸痹	持续时间	心悸阵发,时间较短	心悸持续,稍活动则加重
舌象	舌淡苔白或如常,舌质淡红	舌苔白滑或紫暗有瘀斑	伴随症	少见	伴喘憋、水肿、心痛、肢冷、眩晕
脉象	沉迟无力或细数无力	数脉、滑数有力	脉象	脉促或数,短时间内可消失	沉迟无力或细数无力,甚则脉微欲绝

（二）治疗原则

1. 虚者补之，治当补益气血、调理阴阳，配合养心安神之品；实者泻之，分别施以化痰、涤饮、活血化瘀，配合重镇安神之品。

2. 本病多虚实夹杂，治疗当攻补兼施，消补并用。

（三）分型论治

1. 心虚胆怯

主症：心悸，善惊易怒。坐卧不安，少寐多梦。舌苔薄白或如常，脉虚数、结代或弦滑促。

治法：镇惊定志，养心安神。

主方：安神定志丸。

用药加减：若惊悸心虚胆怯可加炙甘草以补心气；心阴不足加柏子仁、五味子、酸枣仁。

处方举例：磁石30克（先下），石菖蒲10克，远志10克，茯神10克，丹参10克，太子参12克，炙甘草8克，生龙牡15克（各，先下），朱砂0.5克（分冲）。

2. 心血不足

主症：心悸，头晕乏力。面色无华，神疲倦怠。舌质淡红，脉细弱。

治法：补血养心，益气安神。

主方：归脾汤加减。

用药加减：若热病后期，损及心阴而致心悸者，可用生脉散；若心动悸而脉结代者，宜用炙甘草汤。

处方举例：党参10克，炙黄芪12克，白术8克，当归10克，茯神10克，远志10克，麦冬10克，五味子8克，炙甘草20克。

3. 阴虚火旺

主症：心悸不宁，心烦少寐。手足心热，腰酸耳鸣，头晕目眩。

舌质红，少苔或无苔，脉细数。

治法：滋阴清火，养心安神。

主方：天王补心丹或朱砂安神丸加减。

用药加减：若阴虚火旺而兼五心烦热，梦遗腰酸者，为阴虚相火妄动，可用知柏地黄丸以滋阴降火。

处方举例：麦冬 10 克，五味子 10 克，生地 12 克，沙参 12 克，元参 12 克，丹参 12 克，太子参 10 克，苦参 10 克，炙甘草 8 克。

4. 心阳不足

主症：心悸不安，胸闷气短。面色苍白，形寒肢冷。舌质淡白，脉虚弱或沉细而弱或沉迟、结代。

治法：温补心阳，安神定悸。

主方：桂枝甘草龙骨牡蛎汤加味。

用药加减：若病情严重，汗出肢冷，面青唇紫，喘憋不能平卧可加服黑锡丹；若心中空虚而悸，脉沉迟，形寒肢冷尤甚，可用麻黄附子细辛汤加党参、炙甘草。

处方举例：附片 6 克，桂枝 10 克，黄芪 12 克，黄精 12 克，炙甘草 10 克，生龙牡 15 克(各,先下)，人参粉 3 克(冲)，当归 10 克，干姜 6 克。

5. 水饮凌心

主症：心悸胸憋，喘咳浮肿。眩晕肢冷，胸脘痞满，小便短少，渴不欲饮，恶心吐涎。舌苔白滑，脉弦滑。

治法：振奋心阳，化气行水。

主方：苓桂术甘汤加减。

用药加减：水饮上逆，恶心呕吐者，加半夏、陈皮、生姜和胃降逆；肾阳虚衰，不能制水，水气凌心，而出现心悸喘咳，不能平卧，小便不利，浮肿较甚者，宜用真武汤加减。

处方举例：党参 12 克，炮附子 6 克，桂枝 10 克，茯苓 20 克，猪苓 15 克，泽泻 12 克，白术 10 克，赤芍 10 克，炙甘草 5 克，苏子

5克，生姜3片。

6. 心血瘀阻

主症：心悸不安，阵发心痛。胸闷不舒，唇甲青紫。舌质暗紫或有瘀斑，脉结代或涩。

治法：活血化瘀，理气通络。

主方：桃仁红花煎加减。

用药加减：酌加桂枝、甘草以通阳气，加龙骨、牡蛎以镇心神，诸药合用，使心络通畅，悸痛自止；若痰瘀闭阻者，可入瓜蒌薤白半夏汤。

处方举例：丹参15克，赤芍10克，川芎10克，红花10克，瓜蒌20克。

五、转归预后

心悸之预后转归取决于本虚标实程度，邪实轻重，脏损多少，治疗当否及脉象变化等情况。若患者气血阴阳虚损程度较轻，未见瘀血、痰饮之标证，病损脏腑单一，治疗及时得当，脉象变化不显著者，病证多能痊愈。若素体禀赋不足，或病久耗伤正气，脉象过数、过迟、频繁结代或乍疏乍数者，治疗颇为棘手，往往病程迁延，不易痊愈。邪祛不尽，留下宿根，病证时发时止，或因失治、误治，预后较差，甚至出现喘促、水肿、胸痹心痛、厥证、脱证等变证、坏病，若不及时抢救，预后极差，甚至卒死。

第二节 胸 痹

一、概述

(一)定义

胸痹是由多种原因所致以心脉痹阻不畅为主要病机,临床以膻中或左胸部憋闷、疼痛为主要表现的一种病证,轻者仅感胸部沉闷、隐痛或胸前不适,重者疼痛剧烈、胸痛彻背。

(二)历史沿革列举

胸痹之名,源于《灵枢·本脏》:"肺大则多饮,善病胸痹……",但没做准确的定义和详细的论述。历代文献中尚有"厥心痛"、"胸痹心痛"、"心痛"、"真心痛"、"卒心痛"、"心痹"等病名。其证候与胸痹基本相同,现大多统一称为"胸痹"。

1.《黄帝内经》对本病病因病机及证候表现均有记载。

2.《金匮要略》发展了《内经》有关本病的理论,认为其病机为"阳微阴弦",即上焦阳气不足,下焦阴寒内盛,属本虚标实之证。提出宣痹化痰法治疗胸痹,创制"瓜蒌薤白剂",临床行之有效,为广大医家所宗。

3.《诸病源候论》认为本病病因为风冷邪气犯心,病机为邪犯阳气,瘀血内生,同时对本病的病机转归进行了探讨。

4. 宋代对本病病因病机认识多宗前人。

5. 明清时期对本病认识进一步提高,创制了一些新的治法和方药,并突破了以往认为本病多为实痛和将心痛与胃脘痛混为一谈的不足,从而使对本病病因病机认识日趋完善,丰富和发展了胸痹的治疗方法,提高了临床疗效。

（三）范围

西医冠状动脉粥样硬化性心脏病两种常见类型心绞痛和心肌梗死临床表现与胸痹类似，为其主要范畴。另外心脏自主神经功能紊乱、高血压性心脏病等临床表现与本病特点相符者，均可参照本病辨证论治。

二、病因病机

（一）寒邪内侵

素体阳虚，胸阳不足，阴寒之邪乘虚侵袭，寒凝气滞，胸阳不展，心脉痹阻，血行不畅，而发本病。故冬季寒冷时常为本病发病高峰。

（二）饮食不当

饮食不节，如过食肥甘厚味、生冷黏腻，或嗜酒成癖，日久损伤脾胃，运化失健，聚湿成痰，上犯心胸清旷之区，痰阻脉络，气滞血瘀，心脉痹阻，而成胸痹。

（三）情志失调

忧思伤脾，脾虚气结，运化失司，津液聚而为痰；郁怒伤肝，肝失疏泄，肝郁气滞，甚则气郁化火，灼津成痰。无论气滞或痰阻，均可使血行失畅，心脉痹阻，发为本病。

（四）年迈体虚

年过半百，肾气渐衰，或多育失精，失于调养，损伤肾气，如肾阳虚衰，则不能鼓舞五脏之阳，可致心气不足或心阳不振，血脉失于温煦；如肾阴亏虚，则不能滋养五脏之阴，可引起心阴内耗，脉道失润；或素体虚弱，或久病致虚，正气不复，气血亏虚，心脉不充，心失濡养。凡此均可在本虚基础上导致血行不畅，气滞血瘀，而使胸阳失运，心脉痹阻，发生胸痹。见图 3-2。

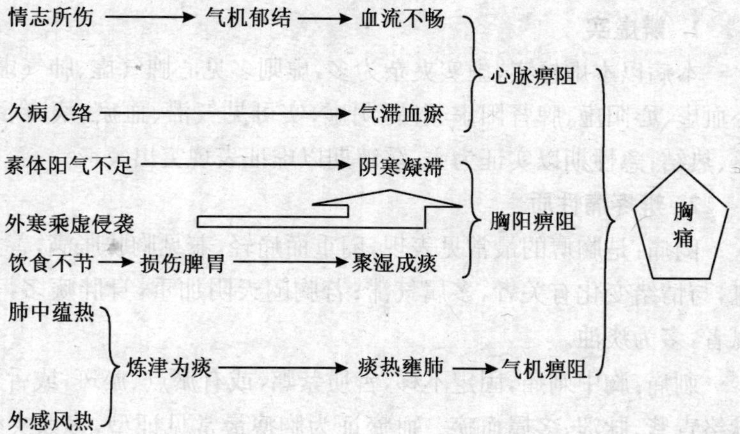

图 3-2　胸痹病因病机

三、诊断

(1)膻中或左前胸处突发憋闷疼痛，疼痛性质尚可有隐痛、胀痛、刺痛等。疼痛常可窜及肩背、前臂、咽喉、胃脘部等，可伴心悸、气短、乏力、喘息等症。

(2)疼痛多为发作性，持续时间多为几秒至数十分钟。

(3)多发于中老年人，常因情志波动、气候变化、多饮暴食、劳累过度等诱发。亦有无明显诱因而发病者。

(4)心电图、血清酶学检查应列为必要的检查，必要时可做心电图负荷试验，心功能测定。

四、辨证论治

(一)辨证要点

1. 辨虚实

本病以本虚标实,虚实夹杂为多,虚则多见心脾气虚、肺气虚、心血虚、心阳虚、脾肾阳虚、肝肾阴虚;实可见气滞、血瘀、痰凝、寒盛、热结;急性期以实证为主,缓解期以虚证表现突出。

2. 辨疼痛性质

闷痛:是胸痹的最常见表现,闷重而痛轻,兼见胸胁胀满,善太息,与情绪变化有关者,多属气滞;若胸闷天阴加重,身胖痰多,苔腻者,多为痰浊。

刺痛:胸中刺痛,固定不移,舌质紫黯,或有瘀点、瘀斑,或舌下脉络青紫,脉涩,多属血瘀。血瘀证为胸痹最常见证型,多兼夹他证出现,故当结合具体病情,治疗有所侧重。

灼痛:多由火热之邪所致,宜分清虚实。若胸中灼痛,心烦躁扰,口干而苦,舌红苔黄,脉数有力,多属实火;若胸中灼痛而闷,痰黏色黄,苔黄腻,脉滑数,多属痰火;若胸中灼痛不剧,伴五心烦热,眩晕,盗汗,舌红少津或少苔者,多属阴虚有火。

绞痛:疼痛如绞,遇寒则发,或得冷加剧,伴畏寒肢冷,舌淡苔白脉涩,为寒凝心脉所致;若见阳虚征象,畏寒蜷卧,舌淡而胖者,多属阳虚内寒;若绞痛兼见四肢厥冷,脉细欲绝,冷汗如油,则为阳虚暴脱危重之象。

隐痛:多见于缓解期,胸中疼痛隐隐而作,劳后易发,气短神疲者,多属气虚;若见畏寒肢冷,属阳虚;若胸中隐痛而闷,亡血或经后而发,心悸少寐,舌淡者,多属心血亏虚;若胸中隐痛而烦,头晕耳鸣者,多属阴虚。

3. 辨病势轻重

心痛发作次数：发作频繁者重。

每次心痛发作持续时间：瞬间即逝者轻，疼痛持续时间长者重。

疼痛部位固定与否：疼痛部位固定不移者，病情较重；疼痛部位窜走不定者，病情较轻。

缓解因素：休息或服药后即能缓解者轻，服药后难以缓解者重。

胸痹之轻重，还应结合全身状况综合分析，才能得出正确的结论。

（二）治疗原则

因本病病机为本虚标实，故治宜补其不足，泻其有余。本虚宜补，调阴阳补气血，调整脏腑之偏衰，尤应重视补益心气之不足；标实当泻，常用理气、活血、温通、化痰等法，尤重活血通络治法。由于本病多为虚实夹杂，在发作期虽以标实为主，但常潜藏着本虚；在缓解期虽以本虚为主，但亦可兼见邪实，故治疗上当补中寓通，通中寓补，通补兼施，不可猛攻、滥补，当以扶正而不碍邪，祛邪而不伤正为原则。

（三）分型论治

1. 心血瘀阻

主症：胸部刺痛，固定不移，入夜更甚。心悸不宁，眠差。舌质紫黯，或有瘀斑、瘀点，脉象沉涩。

治法：活血化瘀，通络止痛。

主方：血府逐瘀汤加减。

用药加减：若胸痛甚者，可酌加三七粉、降香、郁金、元胡以活血理气止痛；若心悸不宁重时，可酌加生龙骨、生牡蛎、代赭石、灵磁石等镇心安神。

2. 痰浊壅塞

主症:胸闷如窒而痛。肢重体胖,痰多脘闷,气短。苔浊腻,脉滑。

治法:通阳泄浊,豁痰开结。

主方:瓜蒌薤白半夏汤加味。

用药加减:若症见心烦躁扰,夜寐不宁,胃脘痞闷,口臭,痰黄黏,苔黄腻,为痰热壅阻,可选用小陷胸汤或黄连温胆汤以清热化痰。

3. 阴寒凝滞

主症:胸痛彻背,背痛彻胸,感寒痛甚,往往遇寒而发,起病急骤。胸闷气短,心悸,重则喘息,不能平卧,面色苍白,四肢厥冷。舌苔白,脉沉细或紧。

治法:辛温通阳,开痹散寒。

主方:瓜蒌薤白白酒汤加枳实、桂枝、附子、丹参、檀香。

用药加减:若痰湿内盛,胸痛伴咳唾痰涎,可加生姜、陈皮、茯苓、杏仁以行气化痰;若症见心痛彻背、背痛彻心,痛剧而无休止,身寒肢冷,喘息不得卧,脉象沉紧,此为阴寒极盛,胸痹之重症,宜用乌头赤石脂丸和苏合香丸以芳香温通而止疼痛。

4. 心肾阴虚

主症:胸中隐隐灼痛且闷,时作时休。心悸盗汗,心烦不寐,腰膝酸软,头晕耳鸣。舌质红,体瘦,或有瘀点、瘀斑,脉细弦或细数。

治法:滋阴益肾,养心安神。

主方:左归饮加减。

用药加减:若心阴亏虚而见心悸、盗汗、心烦不寐者,可加麦冬、五味子、柏子仁、酸枣仁等以养心安神,麦冬可以重用;若阴虚阳亢而见头晕目眩,舌麻肢麻,面部烘热者,可酌加制首乌、女贞子、钩藤、生石决明、生牡蛎、鳖甲等以滋阴潜阳。

5. 气阴两虚

主症：胸闷隐痛，时作时止。心悸气短，倦怠懒言，面色少华，头晕目眩，遇劳则甚。舌偏红或有齿痕，脉细弱，或结代。

治法：益气养阴，活血通络。

主方：生脉散合人参养营汤加减。

用药加减：若胸闷痛，可加丹参、三七、坤草、郁金等以活血通络；若心动悸，脉结代，为气虚血少，血不养心所致，可合炙甘草汤以益气养血，滋阴复脉。

6. 阳气虚衰

主症：胸闷气短，胸痛彻背，遇冷则心痛加剧。心悸，汗出，乏力，畏寒肢冷，腰膝冷痛，面色苍白，唇甲淡白或青紫。舌质淡白或紫黯，脉沉细或沉微欲绝。

治法：益气温阳，活血通络。

主方：参附汤合右归饮加减。

用药加减：若见面唇青紫，大汗出，四肢厥冷，脉微欲绝者，乃心阳欲脱之危候，可重用红参（或别直参）、附子，并加用龙骨、牡蛎以回阳救逆固脱；若阳损及阴，阴阳两虚者，可再加麦冬、五味子以温阳滋阴并用；若肾阳虚衰、水气凌心，症见心悸、喘促、不能平卧、小便少、肢体浮肿者，可用真武汤加汉防己、猪苓、车前子、益母草、泽兰以温阳活血利水。

五、转归预后

胸痹属内科急症、重症，如诊断及时，辨治准确，适当调养，一般可控制或缓解病情。胸痹之重症（真心病）预后不佳，现多中西医结合治疗，如及时、正确治疗，亦可转危为安。见图 3-3。

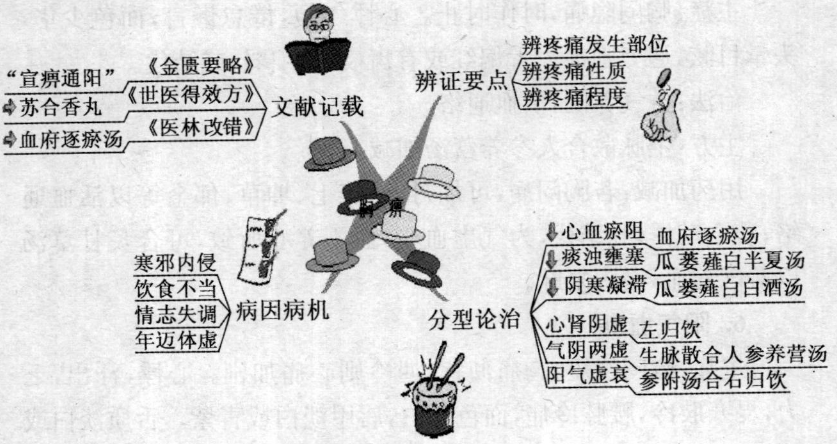

图 3-3　胸痹小结

第三节　不　寐

一、概述

(一)定义

不寐是由于心神失养或不安而引起的经常不能获得正常睡眠为特征的一类病证。主要表现为睡眠时间、深度的不足以及不能消除疲劳、恢复体力与精力。失眠病情轻重不一，轻者入睡困难，或寐而不酣，时寐时醒，或醒后不能再寐；重者彻夜不寐。由于睡眠时间的不足或睡眠不熟，醒后常见神疲乏力、头晕头痛、心悸健忘及心神不宁等。

(二)历史沿革列举

1.《黄帝内经》称本病为"目不瞑"、"不得眠"、"不得卧"。

2. 汉代张仲景在《伤寒论》、《金匮要略》中记载了用黄连阿胶汤及酸枣仁汤治疗失眠。《金匮要略》有"虚劳虚烦不得眠"。

3.《景岳全书》将失眠分为有邪、无邪两种类型，"有邪者多实证，无邪者皆虚证"。《景岳全书・不寐》中无邪是指"思虑劳倦，惊恐忧疑，及别无所累而常多不寐者，总属真阴精血之不足，阴阳不交，而神有不安其室耳"。

4.《医宗必读》将不寐原因概括为五个方面。《医宗必读・不得卧》"一曰气虚，一曰阴虚，一曰痰滞，一曰水停，一曰胃不和"。

5.《医效秘传》对病后不寐的病机进行了分析。

（三）范围

失眠作为一个临床症状，是以不能正常睡眠、睡眠时间、深度及消除疲劳不足为主的一种病证。西医学中的神经官能症、更年期综合征等以失眠为主要临床表现时，可参考本篇辨证论治。

二、病因病机

综上所述，失眠的病因有情志失调，饮食不节，病后年迈及禀赋不足，心虚胆怯。其主要病机为心、肝、脾、肾的阴阳失调，气血失和，以致心神失养或心神不安。失眠实证多由心火炽盛，肝郁化火，痰热内扰，引起心神不安所致。虚证多由心脾两虚，心虚胆怯，阴虚火旺，引起心神失养所致。失眠久病可表现为虚实夹杂，或为瘀血所致，其病位在心，其发病与肝郁、胆怯、脾肾亏虚、胃失和降密切相关。见图 3-4。

三、诊断

(1)轻者入寐困难或睡而易醒、醒后不寐连续 3 周以上，重者彻夜难眠。

(2)常伴有头痛头晕、心悸健忘、心神不宁、多梦等。

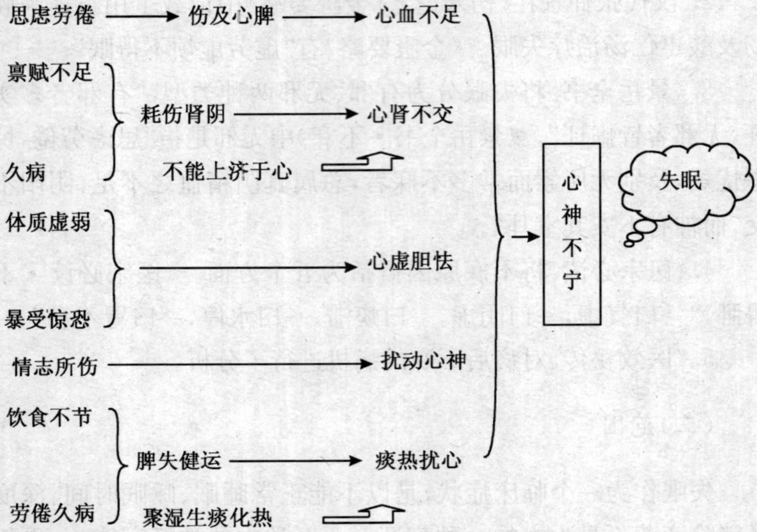

图 3-4　不寐病因病机

(3)经各系统及实验室检查,未发现有妨碍睡眠的其他器质性病变。

四、辨证论治

(一)辨证要点

辨脏腑:失眠的主要病位在心,由于心神失养或不安,神不守舍而失眠。与肝、脾、胆、胃、肾的阴阳气血失调相关。

1. 急躁易怒而失眠,多为肝火内扰。

2. 脘闷苔腻而失眠,多为胃脘宿食,痰浊内盛。

3. 心烦心悸而失眠,多为阴虚火旺,心肾不交。

4. 面色少华,肢倦神疲而失眠,多为脾虚不运,心神失养。

辨虚实:见表 3-2。

表 3-2　不寐辨证

分类	虚证	实证
病因	脾失运化,肝失藏血,肾失藏精	心火亢盛,肝郁化火
病机	阴血不足,心失所养	火盛内扰,心神不宁
临床特点	体质瘦弱,面色无华,神疲懒言,心悸健忘	心烦易怒,口苦咽干,便秘溲赤

(二)治疗原则

1. 虚证:虚者补之,以补其不足,施以益气养血、健脾补肝益肾等法。

2. 实证:实者泻之,以泻其有余,分别施以疏肝解郁、降火涤痰、消导和中等法。

3. 虚实夹杂:应在补虚泻实的基础上安神定志,如养血定志、镇静安神、清心安神。

4. 消除诱因,配合精神治疗,消除紧张焦虑,保持精神舒畅。

(三)分型论治

1. 心火炽盛

主症:心烦不寐,躁扰不宁。口干舌燥,小便短赤,口舌生疮。舌尖红,苔薄黄,脉数有力或细数。

治法:清心泻火,安神宁心。

主方:朱砂安神丸。

用药加减:酌加黄芩、山栀、连翘,加强清心泻火之功;胸中懊恼,胸闷泛恶,加豆豉、竹茹宣通胸中郁火;便秘溲赤加大黄、淡竹叶、琥珀,引火下行以安心神。

处方举例:黄连、当归、生地、朱砂、黄芩、山栀、连翘、淡竹叶、琥珀。

2. 肝郁化火

主症：急躁易怒，不寐多梦，甚至彻夜不眠。头晕头胀，目赤耳鸣，口干而苦，不思饮食，便秘溲赤。舌红，苔黄，脉弦而数。

治法：清肝泻火，镇心安神。

主方：龙胆泻肝汤。

用药加减：酌加朱茯神、生龙骨、生牡蛎镇心安神；胸闷胁胀，善太息者加香附、郁金以疏肝解郁；头晕目眩，头痛如裂，不寐癫狂，大便秘结者，加当归芦荟丸。

处方举例：龙胆草、黄芩、车前子、木通、当归、生地、甘草、朱茯神、生龙骨、生牡蛎。

3. 痰热内扰

主症：胸闷心烦不寐，泛恶嗳气。头晕目眩，口苦。舌红，苔黄腻，脉滑数。

治法：清热化痰，和中安神。

主方：温胆汤。

用药加减：酌加黄连、山栀清心泻火；心悸动甚、惊惕不安加珍珠母、朱砂以镇惊定志；经久不寐或彻夜不寐，大便秘结者，加礞石滚痰丸降火泻热安神；胸闷嗳气，脘腹胀满，大便不爽，苔腻，脉滑，用半夏秫米汤和胃健脾以渎壅塞，交通阴阳，和胃降气；宿食积滞较甚，嗳腐吞酸，脘腹胀痛，加保和丸消导和中安神。

处方举例：半夏、陈皮、淡竹茹、茯苓、枳实、黄连、山栀。

4. 阴虚火旺

主症：心悸不宁，心烦不寐，腰酸足软。头晕耳鸣，健忘遗精，口干津少，五心烦热。舌红少苔，脉细而数。

治法：滋阴降火，清心安神。

主方：六味地黄丸合黄连阿胶汤。

用药加减：心悸心烦，梦遗失精，加肉桂引火归元，与黄连共用交通心肾，心神可安；朱砂安神丸、天王补心丹可酌情选用。

处方举例：熟地、山药、山茱萸、茯苓、丹皮、泽泻、黄连、黄芩、芍药、鸡子黄。

5. 心脾两虚

主症：多梦易醒，心悸健忘，神疲食少，头晕目眩。四肢倦怠，面色少华。舌淡苔薄，脉细无力，可见于外伤或产后失血过多者。

治法：补益心脾，养心安神。

主方：归脾汤。

用药加减：失眠较重加五味子、夜交藤、合欢皮、柏子仁养心安神；血虚较甚，加熟地、芍药、阿胶；胸闷、纳呆、苔腻加半夏、陈皮、茯苓、厚朴以健脾理气化痰；产后虚烦不寐，形体消瘦，面色㿠白，易疲劳，舌淡，脉细弱或老人夜寐早醒而无虚烦之证，多属气血不足，治以养血安神，可用归脾汤。

处方举例：人参、白术、黄芪、甘草、当归、茯神、远志、酸枣仁、龙眼肉、芍药、夜交藤、合欢皮、柏子仁。

6. 心胆气虚

主症：心烦不寐，多梦易醒，胆怯心悸，触事易惊。气短自汗，倦怠乏力。舌淡，脉弦细。

治法：益气镇惊，安神定志。

主方：安神定志丸合酸枣仁汤。

用药加减：心悸甚，惊惕不安者加生龙骨、生牡蛎、朱砂。

处方举例：人参、茯苓、朱茯神、远志、龙齿、石菖蒲、酸枣仁、知母、川芎、生龙骨、生牡蛎。

五、转归预后

(1)部分病程短，病情单纯者治疗收效较快；大多病程较长，病情复杂者，治疗难以速效。

(2)病因不除或治疗失当，易使病情更加复杂，治疗难度增加。

(3)失眠的预后一般较好,但因病情不一,结果亦各异。病情单纯,病程短者易治愈;病程长且虚实夹杂者,多难短期治愈,且与是否能够祛除病因密切相关。

第四节 癫 病

一、概述

(一)定义

癫病是因情志所伤,或先天遗传,致使痰气郁结,蒙蔽心窍,阴阳失调,精神失常所引起的,以精神抑郁,表情淡漠,沉默痴呆,喃喃自语,出言无序,静而多喜少动为特征的临床常见多发的精神病。

(二)历史沿革列举

1. 本病病名源于《内经》

有关本病的症状、病因病机及治疗在《内经》、《难经》中均有详细记载。病名和临床表现在《灵枢·癫狂》有“癫疾始生,先不乐,头重痛,视举,目赤,甚作极,已而烦心”的记载。提出情志因素可致本病;《内经》提出阴阳失调的发病观点。《难经》中对癫狂从病机及临床表现方面进行了区别。

2. 金元时期癫狂的病因学说得到进一步发展

提出了癫狂的发病与“痰”有关的理论,并首先提出“痰迷心窍”之说。《丹溪心法》还倡导“以人事制之”的学术思想,实为精神治疗之先驱。

3. 明清两代有关于本病证治理法的许多记载

从临证鉴别癫狂痫;首次提出血瘀可致癫狂的观点;认识到癫

狂病因病位有差异。

(三)范围

癫病主要包括西医的躁狂抑郁症,抑郁性神经症,精神分裂症后的抑郁。

二、病因病机

(一)情志所伤

忧郁恼怒—肝失疏泄—肝郁气滞。忧思劳倦—耗伤脾气,脾失健运—痰浊内生。思虑过度—劳伤心脾,心神失养。

(二)饮食不节

劳伤脾胃—痰湿内生,肝郁脾虚—气滞痰结。

(三)禀赋不足

后天失养—气血乏源—心脾两虚。

总之,癫病的病因以忧思劳倦、恼怒惊恐等情志内伤为主,或伴有先天禀赋不足,导致肝郁气滞,肝郁脾虚,痰气郁结,久之并见气滞血瘀,痰瘀互结,进而使脏气不平,阴阳失调,神机逆乱发为癫病。见图 3-5。

三、诊断

(1)以精神抑郁、表情淡漠、沉默痴呆、喃喃自语或出言无序、静而少动为主要临床特征。

(2)起病可急、可缓,反复发作,时轻时重,病势缠绵。

(3)患者大多有性急易怒,或忧愁、悲哀、焦虑、恐惧,甚至愤恨等情志内伤诱因或有类似疾病家族史。

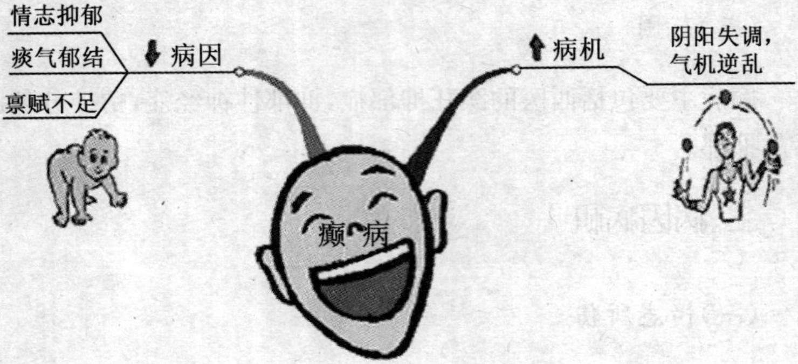

图 3-5 癫病病因病机

(4)本病多发于青年女性或平素性情内向抑郁者。

(5)发病不是由于中毒、发热，或其他器质性疾病引起。

(6)头颅 CT 或其他辅助检查无阳性发现。

四、辨证论治

(一)辨证要点

1. 辨明新久虚实

2. 辨病位

表 3-3 癫病虚实辨证

分类	实证	虚证
发病时间	早期，初期	中晚期
证候特征	精神失常，伴气滞、痰郁及瘀血内阻	精神抑郁，悲愁，痴呆，伴气血心脾两虚

表 3-4　癫病病位辨证

病位	心	肝	脾
主症	神思恍惚，心悸易惊，善悲欲哭，夜寐梦多	精神抑郁，表情淡漠，喜怒无常，时时叹息	情感淡漠，呆若木鸡，面色萎黄，疲惫无力

（二）治疗原则

1. 理气解郁，通畅气机为本病治疗大法。

2. 本病多正虚邪实兼杂，治疗当通补兼施，根据邪实性质不同，分别予理气豁痰开窍，补养心脾。

3. 一般病程初期以实为主，中期虚实夹杂，晚期以虚为主，治疗当分期分证论治。

（三）分型论治

1. 肝郁气滞

主症：精神抑郁，情绪不宁，沉默不语，善怒易哭，时时太息，胸胁胀闷。舌质淡，舌苔薄白，脉弦。

治法：疏肝解郁，行气导滞。

主方：柴胡疏肝散加减。

用药加减：胁下胀痛者，加川楝子、姜黄；兼有肝木克土症状时，当加党参、白术、山药、茯苓等以健脾益气；若嗳气频作、胸脘胀闷者，加旋复花、代赭石、苏梗以平肝和胃降逆。

2. 痰气郁结

主症：精神抑郁，表情淡漠，沉默痴呆，出言无序，或喃喃自语，喜怒无常，秽洁不分，不思饮食。舌红苔腻而白，脉弦滑。

治法：理气解郁，化痰醒神。

主方：顺气导痰汤。

用药加减：可加入郁金、石菖蒲、苍术以加强理气解郁醒神之功；若饮伏甚者以控涎丹，临卧姜汁送下；若痰浊壅盛，胸膈瞀闷，口多痰涎，脉滑大有力，形体壮实者，可暂用三圣散取吐，劫夺痰涎；若神思迷惘，表情呆顿，言语错乱，目瞪不瞬，舌苔白腻，为痰迷心窍，治宜理气豁痰，宣窍散结，先以苏合香丸，芳香开窍，继以四七汤加胆星、郁金、石菖蒲之类，以行气化痰；如不寐易惊，烦躁不安，舌红苔黄，脉滑数者，宜清化痰热，可用温胆汤加黄连合白金丸。

3. 心脾两虚

主症：神思恍惚，梦魂颠倒，心悸易惊，善悲欲哭，肢体困乏，饮食锐减。舌淡苔腻，脉沉细无力。

治法：调节气机，健脾养心。

主方：养心汤送服越鞠丸。

用药加减：若兼畏寒蜷缩，卧姿如弓，小便清长，下利清谷，属肾阳不足者，应加入补肾阳之药如巴戟天、补骨脂、肉苁蓉等，或与右归饮合方加减。

4. 气阴两虚

主症：久治不愈，神志恍惚，多言善惊，心烦易怒，躁扰不寐，面红形瘦，口干舌燥。舌红少苔或无苔，脉沉细而数。

治法：益气养阴。

主方：四君子汤送服大补阴丸。

用药加减：若兼痰热未清，口臭苔腻者，予瓜蒌、胆星、竹茹等加减；若兼舌质暗有瘀斑者，加香附、桃仁、郁金。

五、转归预后

本病诊断及时，治疗得当，可以痊愈，但若复遇情志内伤，常可反复。虚实夹杂中，虚证为主。病情虽有反复者，经悉心调养，预后尚好；若失治、误治致正虚邪实屡屡复发，神机混乱，部分可转为狂病，部分为癫病重症，预后均较差。

第五节　狂　病

一、概述

（一）定义

狂病系因五志过极，或先天遗传，致使痰火壅盛、闭塞心窍、神机错乱所引起的以精神亢奋、狂躁不安、骂詈毁物、动而多怒，甚至持刀杀人为特征的临床常见多发的精神病。青壮年罹患者多。

（二）历史沿革列举

1.《黄帝内经》首次记载本病，对病因病机及治疗均有较系统描述。

2.《难经》明确提出癫与狂的鉴别要点。《难经·二十难》有“重阳者狂，重阴者癫”，认为阴阳失调为其基本病机。

3. 金元时代癫狂的病因学说有了较大的发展，并首开精神治疗之先河。刘河间、朱丹溪演绎狂病之因“主火主痰”。

4. 根据明清两代的医案，前人对狂病之病因病机、辨证用药积累了丰富经验，迄今仍有指导作用。在前人“主火主痰”的基础上，提出“肝风”、“气血凝滞”的发病理论。

（三）范围

西医的精神分裂症之紧张性兴奋型及青春型、躁狂抑郁症之狂躁型、急性反应性精神病的反应性兴奋状态大致相当于本病。

二、病因病机

1. 情志内伤

情志过激，尤其是勃然大怒，引动肝胆木火上升，冲心犯脑，神明失其主宰；或突遭惊恐，触动心火，上扰清灵，神明无由自主，神志逆乱，躁扰不宁而发为本病；或肝火内盛，灼血为瘀，瘀血痹阻神明之主（心）、元神之府（脑），则神机失用，而发为本病。

2. 饮食不节

过食肥甘、膏粱厚味，酿成痰浊，复因心火暴张，痰随火升，蒙蔽心窍，神明无由出入；或因贪杯好饮，里湿素盛，郁而化热，充斥胃肠，腑热上冲，扰动元神而发病。

3. 先天遗传

母腹中受惊而致虚，则神机紊乱；或禀赋不足、家族遗传，出生后突受刺激则阴阳失调，神机逆乱而发为本病。

总之，狂病的病因是情志内伤，饮食不节和先天遗传是本病的主要致病因素，而导致痰火扰神，瘀血痰浊闭塞心窍，阴阳失调，形神失控而发本病。见图 3-6。

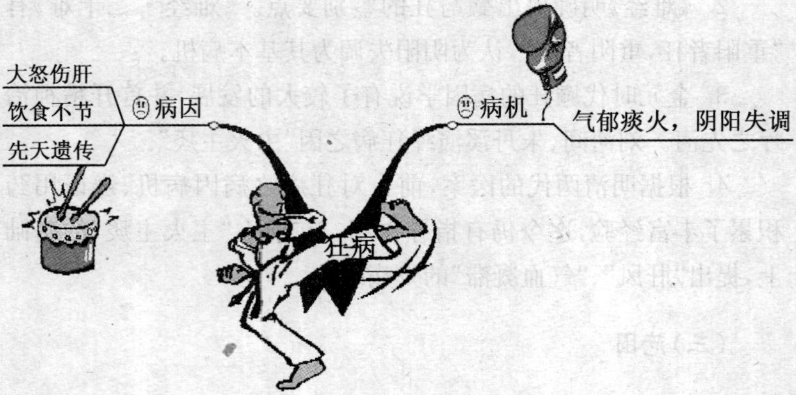

图 3-6　狂病病因病机

三、诊断

(1)以突然狂乱奔走，呼号詈骂，哭笑无常，躁扰不宁，不避亲疏，不避水火，逾垣上屋，登高而歌，弃衣而走为其临床特点。

(2)患者既往多有情志内伤，或有郁病、失眠之病史及家族史而突发本病。

(3)除外温热暑湿感伤，头颅CT、血常规、CSF检查无阳性体征。

(4)不同性别，各年龄段均可发病，以青壮年多见，女性好发本病。

四、辨证论治

(一)辨证要点

1. 辨新久虚实

狂病初起多以狂暴无知、情绪高涨为主要表现，多属心肝火炽、痰火或腑实内扰证候，病性以实为主；洋洋自得，谈笑风生，稍有怫意便勃然大怒，暴跳如雷，倏忽转怒为喜，病性属火；烦躁易怒，语无伦次，狂乱奔走，力敌众人，詈骂不避亲疏，面红目赤，此病性属痰火。久治不愈，则成虚实夹杂证。火热灼伤津液，则寝不安寐，烦躁焦虑，面红形瘦，精神疲惫，则病性属阴虚火旺；火热灼津为痰，熬血成瘀，或久病入络，络脉淤滞，可致疑虑丛生，妄见妄闻，言语支离，面色晦暗，则为瘀血内阻。失治误治，迁延日久，火热灼伤津液，可致阴虚火旺，可见虚实夹杂之证。火热炼津熬血成痰、致瘀，痰结血瘀；或久病入络，瘀血滞络。

2. 辨病位

洋洋自得，口若悬河，稍有怫意则勃然大怒，暴跳如雷，倏忽转怒为喜，此病在心肝；裸体袒胸，旁若无人，狂笑歌号，呼骂不迭，大便秘结，蓬头垢面，口秽喷人，病位在胃腑；少寐易惊，疑虑丛生，妄见妄闻，言语支离，面色晦暗，此病位在心包络脉；狂病久延，倏作倏止，妄言妄为，呼之尚能自制，寝不安寐，烦躁，面红升火，口干便难,此病在心肾。

(二)治疗原则

1. 狂病起病急,病性多实,病初急则治其标,以降火下痰、化痰开窍为主。

2. 迁延日久,病多虚实夹杂,治疗当扶正祛邪,标本兼顾。

3. 病机关键为阴阳失调,以阳气亢盛为主,总以调整阴阳为原则。

(三)分型论治

1. 心肝火炽

主症:洋洋自得,口若悬河,谈笑风生,稍有怫意则勃然大怒,暴跳如雷,甚则毁物伤人,倏忽转怒为喜。终日忙碌,毫无倦容,事无巨细,不知所终。舌边尖红或舌红起刺,苔薄黄或薄腻而燥,脉弦数。

治法:清心泻火,养心安神。

主方:龙脑丸,驯龙驱虎汤加减。龙脑丸(《宣明论方》):当归、龙胆草、芦荟、黄连、黄柏、大黄、青黛、栀子、黄芩、木香、麝香。驯龙驱虎汤(《医醇賸义》):龙齿、琥珀、珍珠母、生地、玉竹、瓜蒌皮、石斛、柏子霜、白芍、薄荷、莲子、沉香。

用药加减:恶心呕吐者,去生山栀,加姜半夏、炒竹茹;大便溏泄者,去生山栀、柏子仁,加炒黄芩、防风炭。

2. 痰火扰神

主症:素有性急易怒,头痛失眠,两目怒视,面红目赤,烦躁,突然狂乱无知,骂詈号呼,不避亲疏,逾垣上屋,或毁物伤人,气力逾常,不食不眠。舌质红绛,苔多黄腻或黄燥而垢,脉弦大而滑数。

治法:清泄肝火,涤痰醒神。

主方:程氏生铁落饮。

用药加减:若躁狂谵语,神志昏乱,面赤腹满,大便燥结,舌苔焦黄起刺或焦黑燥裂，口气臭秽，宜予泻心汤、大承气汤；若痰火壅盛，口气臭秽，舌苔黄腻垢者，加服礞石滚痰丸逐痰泻火；若面红目赤，狂言神昏者，可予牛黄清心丸、安脑丸；若神志较清，则可以温胆汤合朱砂安神丸治疗。礞石滚痰丸（《养生主论》）：青礞石、象贝母、制大黄、黄芩、沉香。

3. 火盛伤阴

主症：狂病日久，其势较戢，呼之能自止，但有疲惫之象，多言善惊，时而烦躁，形瘦面红而秽。舌红少苔或无苔，脉细数。

治法：滋阴降火，安神定志。

主方：二阴煎，送服定志丸。

用药加减：若心烦身热，可加白薇、地骨皮清热除烦；若口秽，焦燥便干，加全瓜蒌、胆星、天竺黄；若面色晦暗，舌有瘀斑，可酌加琥珀粉、赤芍、郁金，减少黄连、玄参用量。

4. 痰结血瘀

主症：狂病日久不愈，面色暗滞而秽，躁扰不安，多言，恼怒不休，甚至登高而歌，弃衣而走，妄见妄闻，妄思离奇，头痛，心悸而烦。舌质紫暗有瘀斑，少苔或薄黄苔干，脉弦细或细涩。

治法：豁痰化瘀。

主方：癫狂梦醒汤。

用药加减：溲赤心烦者，加竹叶、黄芩、黄连；肢冷喜温畏寒者，加干姜、附子、桂枝；瘀滞日久，可予大黄䗪虫丸 6 克，日 3 次；兼心脾气虚者，可加生芪、党参，加服甘麦大枣汤。

5. 瘀血阻窍

主症：少寐易惊，疑虑丛生，妄见妄闻，言语支离，面色晦暗。舌青紫，或有瘀斑，苔薄滑，脉小弦或细涩。

治法：疏瘀通窍。

主方：定狂逐瘀汤。

用药加减：有痰涎夹杂，加胆星，天竺黄，川贝母；不饥不食者，加白金丸;彻夜不眠者,加琥珀抱龙丸。

6. 心肾失调

主症:狂病久延,时作时止,势已轻瘥,妄言妄为,呼之已能自制,寝不安寐,烦惋焦躁,口干便难。舌尖红无苔有剥裂,脉细数。

治法:育阴潜阳,交通心肾。

主方:黄连阿胶汤合琥珀养心丹化裁。

用药加减:心火亢盛者,加朱砂安神丸;睡眠不安稳者,加孔圣枕中丹。

五、转归预后

狂病宜早诊断,早治疗,如合理用药,加强护理,可以治愈。但本病易反复,须留意情志,调畅情怀,以防复发。狂病治不彻底或失治误治,迁延反复者,多留痰留瘀,耗伤肾液心血,而成虚实夹杂之证。其中由兴奋喜动转静而少动,则可转向癫病。狂病屡发,癫狂互化,治不得法者,可贻患终生。

第六节 痫 病

一、概述

(一)定义

痫病是一种发作性神志异常为主的疾病,又名羊痫风、癫痫。其主要临床表现为发作性精神恍惚,甚则突然仆倒,昏不知人,口吐涎沫,两目上视,肢体抽搐或口中如作猪羊叫声,移时苏醒。其病变部位在脑,涉及心、肝、脾、肾诸脏,病因多因先天因素、生产所伤、积痰郁火、七情失和、头部外伤等。一遇劳作过度,生活起居失于调摄,情志失和,以致气机逆乱,引动伏痰,上扰清窍,壅塞经络,发为痫病。

(二)历史沿革列举

1.《黄帝内经》所述之“巅疾”即包括本证在内。涉及病因及证候特点。《素问·奇病论》曰:“人生而有病巅疾者……此得之在母腹中时,其母有所大惊,气上而不下,精气并居,故令子发为巅疾也。”

2.《诸病源候论》较全面地描述了癫痫的证候。

3.《三阴极一病证方论》进一步阐述了痫病的病因,除受惊外,还提出了感受外邪、饮食不节亦为发病原因。

4.《丹溪心法》强调痰在本证的重要性。《丹溪心法·痫篇》指出本证“无非痰涎壅塞,迷闷孔窍”而成。

5.《古今医鉴·五痫》“发则卒然倒仆,口眼相引,手足搐搦,背脊强直,口吐涎沫,声类畜叫,食顷乃苏。”

6.《景岳全书·癫狂痴呆篇》指出:小儿痫病“有从胎气而得者,有从生后受惊而得者,盖小儿神气尚弱,惊则肝胆夺气而神不守舍,舍空则正气不能主而痰邪足以乱之。”

7.《证治准绳·痫篇》:“痫病仆时,口中作声,将醒时吐涎沫,醒后又复发,有连日发者,有一日三五发者。”

(三)范围

痫病主要包括现代医学癫痫中的部分发作形式,如全面性发作即属本证范畴,可参考本篇进行辨证论治。

二、病因病机

(一)情志失调

恐则气下,惊则气乱,卒受大惊大恐,气机逆乱,肝肾受损,阴不敛阳而生热生风。脾胃受损，痰浊内聚，痰随气逆，或随火炎，或随风动，蒙闭心神清窍而发痫病。小儿脏腑娇嫩，元气未充，神气怯弱，或素蕴风痰，更易因惊恐而发生本证。

(二)先天因素

痫病始于幼年者，多与先天因素密切相关，所谓“病从胎气而得之”。

(三)脑部外伤

跌仆撞击，出生时产伤，可致颅脑受伤，神机受累，痰瘀内伏，遇劳作起居失调，引动伏痰，上扰清窍，元神失控而发病。痫病的病理基础为肝、脾、肾的损伤，而风阳痰浊，蒙闭心窍，流窜经络则为癫痫发作的基本病理因素。见图 3-7。

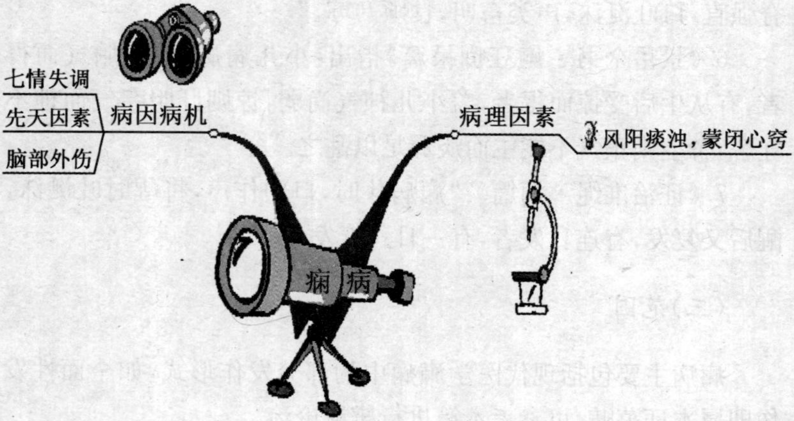

图 3-7　痫病病因病机

三、诊断

(1)发病特点：起病急，呈发作性，多有复发。

(2)主症：卒然仆倒，不省人事，四肢抽搐，项背强直，牙关紧闭，口吐涎沫，两目上视，移时苏醒，醒后如常人。

(3)病发前常有先兆症状，发病多有诱因。

(4)脑电图多表现异常，常有痫性发作波。

(5)痫病常继发于某些病证，尤其头部疾患。CT、磁共振、PET、DSA 等有助于发现颅内病灶。

四、辨证论治

(一)辨证要点

辨阴痫阳痫

1. 阳痫

症见卒然仆倒，不省人事，四肢强痉拘急，口中有声，口吐涎沫，烦躁不安，气息高粗，痰鸣辘辘，口臭便干，舌质红或暗红，苔黄腻，脉弦滑。

2. 阴痫

症见卒然仆倒，不省人事，口吐涎沫，四肢抽搐无力，或手足蠕动，四肢不温，二便自遗，舌质淡，少苔，脉细弱。

(二)治疗原则

1. 辨标本虚实：发作期以标实为主，治当豁痰顺气、熄风开窍定痫；间歇期以治本为主，宜健脾化痰、补益肝肾、养心安神。

2. 治分新久：痫病新发，多为阳痫，治以熄风涤痰泻火为主；痫病日久，则多本虚。

3. 治痫当重化痰，化痰须重行气。

(三)分型论治

1. 风痰闭阻

主症：发作时突然昏仆，牙关紧闭，两目上视，四肢抽搐，口吐涎沫。发作前可有胸闷、眩晕等先兆，醒后尚有头昏、神倦。苔白腻，脉弦滑。

治法：涤痰开窍，熄风定痫。

主方：定痫丸。

用药加减：有头部外伤史或痫病屡发、头部刺痛、面色黧黑、舌质紫暗或有瘀点等瘀血证者，加桃仁、红花、水蛭、地龙、土鳖虫等。

2. 痰火内闭

主症：发作时昏迷，抽搐倍甚。口苦而干，目赤便秘，平时或发作前情绪急躁，头痛失眠。舌红，苔黄，脉弦滑数。

治法：清肝泻火，化痰开窍。

主方：清热镇惊汤合涤痰汤。

用药加减：神昏不醒者，加清开灵 40 毫升稀释后静脉滴注，配服至宝丹 1～2 丸化开鼻饲。大便秘结者加生大黄 10 克，痰多加天竺黄 10 克、鲜竹沥 30 毫升。

3. 心脾两虚

主症：痫病屡发。神疲乏力，心悸少寐，健忘头昏，面色萎黄，食少纳呆。舌淡，苔白，脉细。

治法：补益心脾，化痰定痫。

主方：归脾汤。

用药加减：便溏加炒薏苡仁、炒扁豆，呕恶加竹茹、旋复花。病情严重，血压偏低者，可予生脉注射液 20～40 毫升稀释后静脉滴注。

4. 肝肾亏虚

主症：痫病时有发作。精神萎靡，头晕目眩，智力减退，腰膝酸软。舌红，苔少，脉弦细。

治法：补益肝肾，熄风定痫。

主方：大补元煎。

用药加减：大便干结，加肉苁蓉、火麻仁；心烦躁扰加竹叶、灯心草、莲子心。

五、转归预后

(1)痫病之转归取决于患者素体禀赋及治疗调护等综合因素。一般来讲,病阳痫者,经适当治疗可减少或控制发作,一般预后较好。休止期的辨证调护亦很重要。

(2)若调治不当,或经常遇有情志刺激、劳倦、饮食不节等诱因,可致频繁发作,进而正虚邪盛转为阴痫,则往往病情迁延,不易痊愈。

(3)个别病人可因发作时窒息或意外而死亡。见图 3-8。

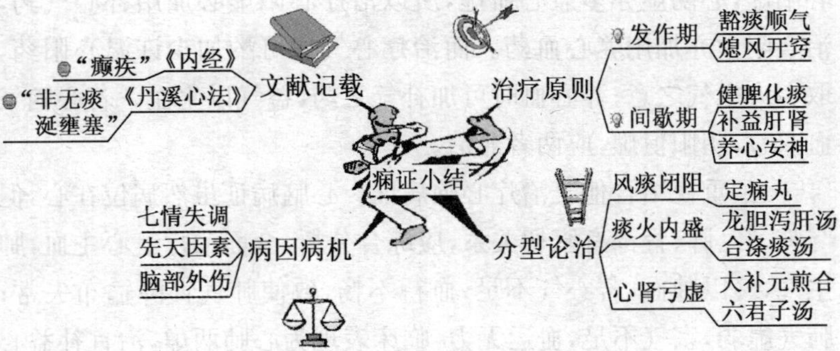

图 3-8　痫证小结

本章小结

心主血脉,主神明,心病的证候特征主要表现为血脉运行障碍和神志精神活动异常。脑为精明之府,又称元神之府,脑病的证候特征也表现为神志精神活动障碍。临床常见的心脑病证,实证有痰火扰心,饮遏心阳,心血瘀阻及脑脉受损;虚证有心脑气血、阴阳不足及脑髓空虚等。

一、心脑病实证治疗，宜祛邪以损其有余，兼用重镇安神。痰火扰心者，宜清心豁痰泻火；饮遏心阳，宜温阳化饮；心血瘀阻，宜活血化瘀通络；脑脉受损，宜活血化瘀，化痰开窍；痰火、水饮、瘀血扰动心神，心神不安，宜重镇安神。心脑病证多属本虚标实之证，多表现为虚实夹杂，宜在上述治疗原则的基础上，结合气血阴阳虚损的不同，辨证论治。

二、心脑病证虚证，当补其不足，兼以养心安神。心气虚者，宜补心气；心血虚，宜养心血；心阴虚，宜滋心阴；心阳虚，宜温心阳；脑髓空虚，宜补肾填髓。气血亏虚，心神失养，故多兼用养心安神之法。由于气属阳，血属阴，故心气虚进一步发展，气损及阳而成心阳虚，心阴虚亦多兼心血虚，所以治疗心阳虚必加用补心气药，治心阴虚亦加用养心血药。而治疗心气虚可酌加少许温心阳药，取少火生气之意；养心血时可加补气之药，益气以生血。若心脑气血双亏，阴阳俱虚，应两者兼治。

三、重视结合他脏治疗心脑病证。心脑病证虽然病位在心，但与肺、肝、脾、肾都有密切关系，应综合分析，全面治疗。心主血，肺主气，气以帅血，若心气不足，血行不畅，致使肺气宣降输布失常；肺气虚弱，宗气不足，血运无力，临床表现为心肺两虚，治宜补益心肺。肝主疏泄，调理全身气机，情志所伤，气机郁滞，可产生气滞血瘀，或气郁化火生痰；气血逆乱，还可痹阻脑脉或血溢脑脉。心主血，脾统血，思虑过度伤及心脾，或脾虚气血生化乏源，统摄无权，引起心血亏耗，表现为心脾两虚，治当补益心脾。正常人心肾相交，若肾阴不足，心火独亢，或心火炽盛，独亢于上，不能交下，表现为心肾不交，治宜滋阴降火，交通心肾。肾主骨生髓，年老或久病肾精亏虚，以致脑髓空虚，治疗则多从补肾填精着手。

四、急性期重视病情监护，缓解期重视调养。心脑病证在急性发作期，应强化病情监护，注意神志、舌苔、脉象、呼吸、血压等变化，加强夜间巡视，做好各种急救措施准备，必要时予以吸氧、心电监护及保留静脉通道等，危重者应当中西医结合救治。缓解期应使患者保持心情舒畅，避免情志过极；饮食应予易消化吸收、营养结构合理、少食刺激性的饮食，保持大便通畅；劳逸适度，保证充分休息及充足的睡眠，适当活动，以不加重病情为度。

本章典型习题与题解

一、选择

1. 外邪侵袭，损伤脉络而引起出血，最为多见的邪气是(D)

A. 风　B. 寒　C. 暑　D. 热　E. 燥

2. 痹证日久引起心悸，其主要病机是(B)

A. 心阳不振　B. 瘀血阻络　C. 水饮凌心　D. 心血不足　E. 阴虚火旺

3. 不寐的基本病机是(B)

A. 本虚标实，气血失调　B. 阳盛阴衰，阴阳失调　C. 阳气不足，阴寒内盛　D. 气血凝滞，心脉痹阻　E. 气机逆乱，升降失常

4. 阴虚火旺之心悸，若兼见五心烦热、梦遗腰酸者，治疗应首选(D)

A. 天王补心丹　B. 六味地黄丸　C. 麦味地黄丸　D. 知柏地黄九　E. 金锁固精丸

5. 患者心烦易怒，眩晕，心悸，少寐，伴遗精腰酸，舌质红，脉弦细而数。治应首选(B)

A. 六味地黄丸　B. 滋水清肝饮　C. 右归饮　D. 左归饮　E. 安神定志丸

6. 阴寒凝滞之胸痹，胸痛彻背，感寒痛甚，四肢厥冷。治疗应首选(C)

A. 通脉四逆汤　B. 黄芪桂枝五物汤　C. 瓜蒌薤白白酒汤　D. 金匮肾气丸　E. 瓜蒌薤白半夏汤

7. 患者不寐，性情急躁易怒，不思饮食，口渴喜饮，目赤口苦，小便黄赤，大便秘结，舌红苔黄，脉弦而数。其治法是(C)

A. 清肝泻火，宁心安神　B. 清肝泻火，镇惊安神　C. 疏肝泻热，佐以安神　D. 清肝利胆，安神定志　E. 清心凉肝，镇惊宁神

8. 症见失眠心烦，痰多胸闷，嗳气吞酸，恶心厌食，口苦目眩，苔黄腻，脉滑数等，治疗应选用(A)

A. 温胆汤　B. 龙胆泻肝汤　C. 归脾汤　D. 黄连阿胶汤　E. 安神定志丸

9. 中风后遗证中，半身不遂常用的方剂是(C)

A. 牵正散　B. 大秦艽汤　C. 补阳还五汤　D. 解语丹　E. 地黄饮子

10. 症见眩晕，头重如蒙，胸闷痰多，恶心欲呕，少食多寐，舌苔白腻，脉濡滑，其治法是(D)

A. 滋阴补肾　B. 温阳补肾　C. 平肝潜阳　D. 燥湿祛痰，健脾和胃　E. 补气养血

二、简答

1. 什么是心悸？

答案：心悸包括惊悸和怔忡，由于气血亏虚，阴阳失调或痰饮瘀血阻滞，心失所养而致病人自觉心中悸动、惊惕不安、不能自主的一种病证。临床多呈阵发性，每因情志波动或劳累过度而发作。

2. 胸痹的主要病机。

答案：胸痹的病机有虚实两个方面，实为寒凝、气滞、血瘀、痰阻，痹遏胸阳，阻滞心脉；虚为心、脾、肝、肾亏虚，心脉失养。

3. 不寐的治疗原则及方法。

答案:治疗当以补虚泻实、调整阴阳为原则。虚者补其不足,益气养血,健脾补肝益肾;实者宜泻其有余,消导和中,疏肝解郁,清火化痰。虚实夹杂者,补泻兼顾为治。

4. 癫证与狂证的鉴别要点。

答案:癫与狂均属于精神失常,这是共同特征。癫者静,狂者动;癫者多喜,狂者多怒;癫者表现为精神抑郁,表情淡漠,沉默痴呆;狂者多表现为狂躁不安,叫骂毁物,动而多怒。

5. 心虚胆怯型不寐的临床表现及治疗如何?

答案:临床表现:心烦不得眠,心悸多梦,易于惊醒,胆怯易恐,遇事善惊,短气乏力,舌质淡,脉弦细;治疗方法:益气镇惊,安神定志;代表方剂:安神定志丸。

第四章

脾胃系病证

第一节 胃 痛

一、概述

(一)定义

缘于胃肠疾病,以胃脘部近心窝处发生疼痛为主症的病证。可持续性、也可阵发性发作,常伴见脘闷、纳呆、嗳气、大便不调等。

(二)历史沿革列举

本病在《内经》即有明确记载,《灵枢·邪气脏腑病形篇》"胃病者,腹䐜胀,胃脘当心而痛。"古代文献常将胃痛与心痛混淆,如《千金要方·心腹痛》所列九种心痛,则多指胃痛而言;后世医家逐渐认识两者区别的重要性,将两者严格区分,如《证治准绳·心痛胃脘痛》指出:"或问丹溪言心痛即胃脘痛然乎?曰心与胃各一脏,其病形不同,因胃脘痛处在心下,故有当心而痛之名,岂胃脘痛即心痛者。

治疗胃痛，多以“通”字立法。所谓“通”并非单指攻下通利而言。如《医学真传》说：“夫通则不痛，理也。但通之之法，各有不同，调气以和血，调血以和气，通也；下逆者使之上行，中结者使之旁达，亦通也；虚者助之使通，寒者温之使通，无非通之之法也。若必以下泄为通，则妄矣。”可知治疗胃痛，固以“通则不痛”为原则，而其中真义，临证时又必须灵活掌握。根据叶天士久痛入络之说，采取辛润活血通络之法，对缠绵不愈之腹痛，尤为常用。近些年对于“不荣则痛”观点的提出，相应制订了调补法或通补法，填补了临床上对虚性痛证的治疗。

（三）范围

西医学中的腹部疾病均可表现为胃脘部位的疼痛，如慢性胃炎，其中慢性浅表性胃炎或胃炎活动者为著。消化性溃疡、胃神经官能症、胃癌、慢性胰腺炎、慢性胆囊炎、胆石症等，其他如肺炎、阑尾炎或结肠肝曲或脾曲处的病变也可以胃脘部疼痛为主症，均可参考本篇进行辨证论治。

二、病因病机

胃痛的病因主要为外感寒邪，饮食所伤，情志不遂，脾胃虚弱等。本病病因，初则多由外邪、饮食、情志不遂所致，病因多单一，病机也单纯，常见寒邪客胃、饮食停滞、肝气犯胃、肝胃郁热、脾胃湿热等证候，表现为实证；久则常见由实转虚，如寒邪日久损伤脾阳，热邪日久耗伤胃阴，多见脾胃虚寒、胃阴不足等证候，则属虚证。因实致虚，或因虚致实，皆可形成虚实并见证，如胃热兼有阴虚，脾胃阳虚兼见内寒，以及兼夹瘀、食、气滞、痰饮等。本病的病位在胃，与肝脾关系密切，也与胆肾有关。基本病机为胃气阻滞，胃络瘀阻，胃失所养，不通则痛。见图 4-1。

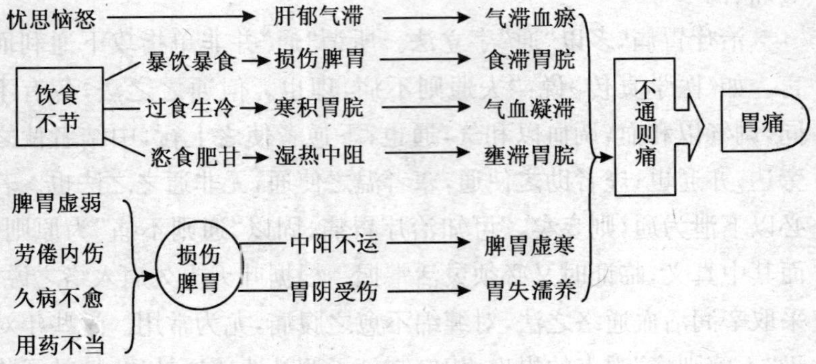

图 4-1　胃痛病因病机

三、诊断

(1)胃脘部疼痛，常伴有食欲不振，痞闷或胀满，恶心呕吐，吞酸嘈杂等。

(2)发病常与情志不遂、饮食不节、劳累、受寒等因素有关。

(3)起病或急或缓，常有反复发作的病史。

(4)上消化道 X 线钡餐透视、纤维胃镜及病理组织学检查等，可见胃、十二指肠黏膜炎症、溃疡等病变。

四、辨证论治

(一)辨证要点

1. 辨急缓

凡胃痛暴作者，多因外感寒邪，或恣食生冷，或暴饮暴食，以致寒伤中阳，积滞不化，胃失和降，不通则痛。凡胃痛渐发，常由肝郁气滞，木旺乘土，或脾胃虚弱，木壅土郁，而致肝胃不和，气滞血瘀。

2. 辨寒热

寒性凝滞收引，故寒邪犯胃之疼痛，多胃痛暴作，疼痛剧烈而拒按，并有喜暖恶凉，苔白，脉弦紧等特点。脾胃阳虚之虚寒胃痛，多隐隐作痛，喜温喜按，遇冷加剧，四肢不温，舌淡苔薄，脉弱。热结火郁，胃气失和之胃痛，多为灼痛，痛势急迫，伴烦渴喜饮，喜冷恶热，便秘溲赤，舌红苔黄少津，脉弦数。

3. 辨虚实

胃痛且胀，大便秘结不通者多属实；痛而不胀，大便溏薄者多属虚；喜凉者多实，喜温者多虚；拒按者多实，喜按者多虚；食后痛甚者多实，饥而痛增者多虚；痛剧固定不移者多实，痛缓无定处者多虚；新病体壮者多实，久病体虚者多虚；脉实者多实，脉虚者多虚。

4. 辨气血

初痛在气，久痛在血；在气者胃胀且痛，以胀为主，痛无定处，时痛时止，此乃无形之气痛；病属血分者，持续刺痛，痛有定处，舌质紫暗，此乃有形之血痛。另外食积、痰阻、湿停等，亦属有形之痛，也当详辨。

5. 辨脏腑

胃痛主要病变在胃，但由于胃与肝脾在生理、病理上的相互联系，所以在辨证时应弄清与胃痛相关病变脏腑的关系。如肝气犯胃，肝胃郁热，则常兼见胸胁胀满、心烦易怒、嗳气频作、发病与情志有关等肝气郁滞的表现。如脾气虚弱，中阳不振，则兼见神疲乏力、大便溏薄、四肢不温、食少纳呆等脾胃虚寒之征象。另外，有时亦与胆、肾等脏腑有关，当随证辨之。

（二）治疗原则

治法上常以理气和胃止痛为基本原则，但须审证求因，审因论治。邪实者以祛邪为急，正虚者以扶正当先，虚实夹杂者又应邪正兼顾。古有“通则不痛”的治痛大法，但在辨治胃痛时，不能把“通”狭义地理解为通下之法，而应从广义的角度去理解和运用。散寒、消食、理气、泄热、化瘀、除湿、养阴、温阳等治法，均可起“通”的作用。在审因论治的同时，适当配合辛香理气之品，共奏“通则不痛”之功。但服用此类药物，应中病即止，不可太过，以免伤津耗气，应“谨守病机，各司其属”，辨证地运用通法。

（三）分型论治

1. 从胃论治

（1）胃气壅滞

主症：胃脘胀痛。嗳气倒饱，甚则呕吐酸腐，纳呆少馨；外感所致者常见恶寒、发热、头痛、身痛，兼风寒、风热、暑湿表证。舌质正常，苔白或腻。脉滑或兼浮。

治法：理气和胃止痛。

主方：香苏散加减。

用药加减：风寒表证明显者，苏叶表散不够可加生姜、荆芥、防风等；风热表证明显者，可加薄荷、鲜芦根、金银花、连翘等；暑热表证加鲜荷叶、六一散；暑湿表证加藿香、佩兰，必要时加香薷。若表证不著，缘于伤食者，苏叶改用苏梗或苏子，加焦四仙、炒枳壳等。

（2）胃中蕴热

主症：胃脘灼痛。烧心嘈杂，口干喜饮，口臭，尿赤，或口疮，便秘等。舌质红，苔黄少津。脉滑数。

治法：清胃泻火，或导滞通腑。

主方：泻心汤加减。方中大黄，用时宜生宜熟，量大量小，先煎后下及粉剂等，效果各异，辨证而用。

用药加减：若因积滞而化火者，还可合用香苏散；食积化热者合用消导药如焦四仙、枳实导滞丸等。若热蕴腑实，大便秘结者应泄热通腑。

（3）瘀阻胃络

主症：胃脘疼痛，状如针刺，痛有定处而拒按。久病，或有吐血，黑便史，面色晦暗，或内镜下可见糜烂，渗血，溃疡等。舌质黯，或有瘀点，瘀斑，苔白。脉涩或弦。

治法：活血化瘀。

主方：实证用失笑散合丹参饮加大黄，甘草。前方行血散瘀止痛；后方理气和胃止痛。加入大黄逐瘀通腑，甘草缓急和中。

用药加减：虚证可用调营敛肝饮，方中当归、川芎、阿胶养血止血；枸杞、五味子、枣仁、茯神柔肝敛肝；如血出不止，可加三七、白及以化瘀止血。

(4)胃阴不足

主症：胃脘隐隐灼痛。口干不欲饮，知饥而不能纳，多见于热病之后或胃病日久，大便干结。舌嫩红少津，少苔或花剥苔。脉细弦或细数。

治法：养阴益胃。

主方：益胃汤加减。

用药加减：胃津伤者可加鲜芦根、鲜石斛等。

2. 从肝论治

(1)肝气犯胃

主症：胃脘胀痛，连及两胁，或串走不定，发作或加重与情绪变化有关。面色萎黄少泽，情绪不稳定，睡眠不佳，纳呆少馨。舌正，苔白。脉弦滑。

治法：疏肝理气和胃。

主方：柴胡疏肝散加减。

用药加减：疼痛较甚者加延胡索、炒川楝。

(2)肝胃郁热

主症：胃脘灼痛，痛势急迫。烦躁易怒，口干口苦，泛酸嘈杂。舌黯红或边尖黯红，苔黄。脉弦滑或弦数。

治法：清肝泄热和胃。

主方：化肝煎。

用药加减：若口苦而兼呕吐苦水，可合小柴胡汤去人参或柴芩温胆汤；若大便秘结可加芦荟少许。

(3)瘀阻肝胃

主症：胁下痞块而见胃脘刺痛，固定而拒按，或有吐血、便血史。面色苍黄少泽，血痣，肝掌，紫癜。舌黯，或有瘀点，瘀斑，苔白。脉涩或弦。

治法：活血化瘀，调肝和胃。

主方：血府逐瘀汤加减。

用药加减：若痛甚或兼有出血者，加炒五灵脂、生蒲黄、三七粉。

(4)肝胃阴亏

主症：胃脘隐隐灼痛，连及季肋。胃病日久，腰酸腿软，头晕耳鸣，口干不欲饮，大便干涩，肌肤干枯。舌体瘦，质嫩红少津，少苔或花剥苔。脉细弦。

治法：养阴柔肝益胃。

主方：一贯煎合芍药甘草汤。

3. 从脾论治

(1)中气不足

主症：胃脘隐痛，时发时止，劳累后加重。面色萎黄，神疲乏力，不欲饮食，大便溏薄。舌淡，苔薄白。脉象细缓。

治法：健脾益气和胃。

主方：香砂六君子丸加减。

用药加减：若气血两虚明显时，可用归脾汤化裁。

(2)中气下陷

主症：胃脘隐隐坠痛，或胃下垂，胃黏膜脱垂。气短神疲，饭后加重，形体消瘦，大便不实。舌淡，苔薄白。脉象细。

治法：益气升阳。

主方：补中益气汤加减(加炒枳实)。

(3)脾阳不足

主症：胃脘隐痛，得温则减，喜温喜按。面色㿠白，畏寒肢冷，口淡纳呆，大便稀溏。舌胖而淡，有齿痕，苔薄白。沉细无力。

治法：温中健脾。

主方：黄芪建中汤。

用药加减：若虚寒较甚，也可用大建中汤；若脘腹胀痛，肠鸣便溏，可用理中汤化裁。

五、转归预后

胃痛急证及病程短者易治，预后较好，治疗得当可以痊愈；久病者虚实寒热错杂，难治，迁延难愈。治疗初起者，应彻底治愈；如治疗不当可合并吐血、便血，又当按血证治疗。若合并外科情况应及时手术治疗。

六、其他疗法

1. 中成药：胃气壅滞者予胃苏冲剂；肝气犯胃者气滞胃痛冲剂；中气不足者香砂六君子丸、归脾丸；中气下陷者补中益气丸；脾阳不振者虚寒胃痛冲剂、附子理中丸；肝脾不和者加味逍遥丸。

2. 针灸及其他物理疗法。

3. 中药外敷及相似疗法，如中药背心、兜肚等。

第二节 噎 膈

一、概述

（一）定义

噎膈是由于食管狭窄，食管干涩而造成的以吞咽食物梗噎不顺，甚则食物不能下咽到胃、食入即吐为主要表现的一类病证。病名释义:噎,吞咽之时,梗噎不顺;膈,胸膈阻塞,饮食不下。噎与膈的关系:噎可以单独出现,也可为膈的前驱症状。

(二)历史沿革列举

1.《黄帝内经》认为本病证与津液及情志有关,并指出病位在胃。

2.《太平圣惠方》对噎膈的病因做了确切的描述。

3.《证治要诀》认为噎膈初期的病理机制为“痰与气搏”。

4. 明代张景岳的《景岳全书》对噎膈的病因病机进行了全面论述,并指出其证候特征。

5. 清代程国彭《医学心悟》指出噎膈的病机是“胃脘干槁”。

6. 清代叶天士指出噎膈的形成是“食管窄隘使然”。

(三)范围

凡属吞咽梗阻,饮食难下,甚至隔拒不通,纳即复出的一类疾病,皆属噎膈范围。主要包括西医学的食道癌、贲门癌,另外,食道憩室、食道炎、贲门痉挛等,也可参照本篇进行辨证论治。

二、病因病机

(一)七情内伤

因情志因素而致噎膈者,多责之于忧思恼怒。

(二)酒食不节

因饮食原因而致噎膈者,多为嗜酒无度,或过食肥甘辛香燥热之品。

（三）其他因素

房劳过度或年高精衰，阴亏液涸，食道干涩，而成噎膈。

总之，噎膈病位在食道，属胃气所主，病变脏腑关键在胃，又与肝、脾、肾三脏密切相关。由于肝、脾、肾功能失调，导致气、痰、血互结，津枯血燥，而致食管狭窄，食管干涩，发为噎膈。见图 4-2。

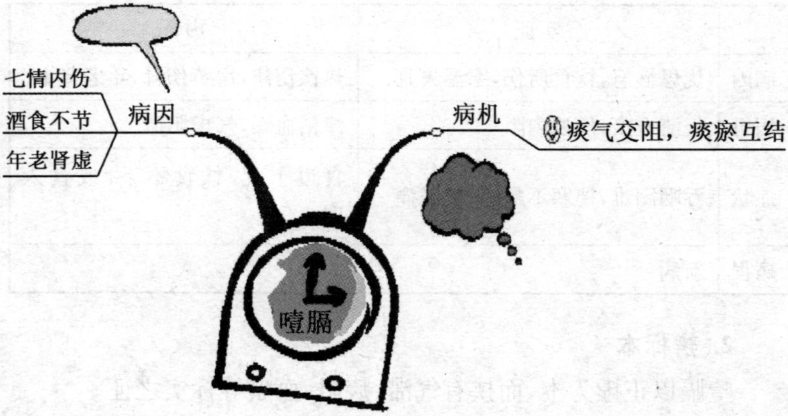

图 4-2 噎膈病因病机

三、诊断

（1）初起咽部或食道内有异物感，进食时有停滞感，继则咽下梗噎，甚至食不得入或食入即吐。常伴有胃脘不适，胸膈疼痛，甚则形体消瘦，肌肤甲错，精神疲惫等。

（2）起病缓慢，常表现为由噎至膈的病变过程，常由饮食、情志等因素诱发，多发于中老年男性，特别是在高发地区。

（3）食管、胃的 X 线检查，内窥镜及病理组织学检查，食管脱落细胞检查以及 CT 检查有助于早期诊断。

四、辨证论治

(一)辨证要点

1. 辨虚实

根据病人的病因病机,临床表现,病之新久而分辨虚实。

表 4-1 噎膈虚实辨证

	实证	虚证
病因	忧思恼怒,饮食所伤,寒温失宜	热饮伤津,房劳伤肾,年老肾虚
病机	气滞血瘀,痰浊内阻	津枯血燥,气虚阳微
症状	吞咽困难,梗塞不顺,胸膈胀痛	食道干涩,饮食不下,或食入即吐
病程	新病	久病

2. 辨标本

噎膈以正虚为本,而挟有气滞、痰阻、血瘀等标实之证。

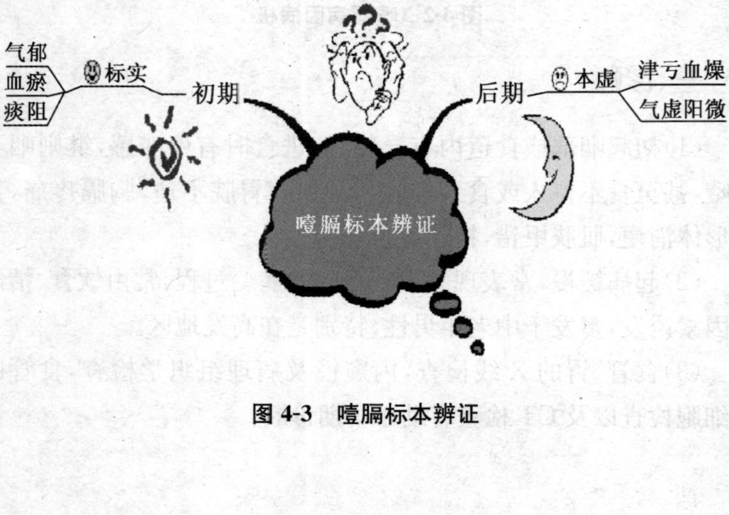

图 4-3 噎膈标本辨证

（二）治疗原则

1. 初期重在治标，以理气、消瘀、化痰、降火为主。

2. 后期重在治本，宜滋阴润燥或补气温阳。

3. 治疗当顾护津液，辛散香燥之药不可多用。

4. 时时以胃气为念，滋腻之品不可过用，以免有碍于脾胃。

（三）分型论治

1. 痰气交阻

主症：吞咽梗阻，胸膈痞满，情绪舒畅时可稍减轻，口干咽燥。舌质偏红，苔薄腻。

治法：理气开郁，化痰润燥。

主方：启膈散。

用药加减：呕吐明显加旋复花、代赭石、姜汁降逆和胃；泛吐痰涎多者加半夏、陈皮化痰；大便艰涩，舌红少津，加生地、玄参、白蜜增液润燥。

处方举例：沙参 15 克，丹参 20 克，赤芍 10 克，郁金 10 克，砂仁壳 6 克，土贝母 10 克，苏梗 10 克，炙杷叶 12 克，八月札 10 克，瓜蒌 15 克。

2. 瘀血内结

主症：饮食难下，或虽下而复吐出，胸膈疼痛，固着不移，甚者吐出物如赤豆汁，肌肤枯燥，形体消瘦。舌质紫，脉象细涩。

治法：滋阴养血，破结行瘀。

主方：通幽汤。

用药加减：可加三七、丹参、赤芍、蜣虫郎祛瘀通络；呕吐痰涎较甚加海蛤粉、法半夏、瓜蒌等；服药即吐，难以下咽，加玉枢丹以开膈降逆。

处方举例：熟地黄 15 克，砂仁 3 克，全当归 12 克，赤白芍(各)

10 克，桃仁 10 克，红花 10 克，三七粉 3 克(冲)，丹参 15 克。

3. 阴津枯槁

主症：食入格拒不下，入而复出，甚则水饮难进，心烦口干，胃脘灼热，大便干结如羊屎。形体消瘦，皮肤干枯，小便短赤。舌质光红，干裂少津，脉细数。治法：滋阴养血，润燥生津。

主方：沙参麦冬汤。

用药加减：可加竹茹、芦根清热除烦，和胃止呕；胃火偏盛加山栀、黄连清泄胃火；口干舌裂，津伤明显，合五汁安中饮滋养阴液。

处方举例：沙参 15 克，元参 12 克，石斛 10 克，鲜芦根 30 克，丹参 20 克，半枝莲 30 克，白花蛇舌草 30 克，韭菜汁 10 毫升，牛乳 10 毫升兑入。

4. 气虚阳微

主症：水饮不下，泛吐多量黏液白沫，面浮足肿，面色皖白，形寒气短，精神疲惫，腹胀。舌淡苔白，脉细弦。

治法：温补脾肾。

主方：补气运脾汤合右归丸。

用药加减：胃虚气逆，呕吐不止，加旋复花、代赭石以和胃降逆；气阴两虚者加石斛、麦冬、沙参之类滋养津液。

处方举例：人参粉 3 克(冲)，炙黄芪 20 克，茯苓 15 克，白术 10 克，清半夏 10 克，炒陈皮 10 克，肉桂粉 3 克(冲)，制附子 6 克(先煎)。

五、转归预后

1. 仅表现噎者，病情多较轻而偏实，预后良好。

2. 由噎至膈，则病情较重，预后不良，甚则脾肾衰败，转为关格，危及生命。见图 4-4。

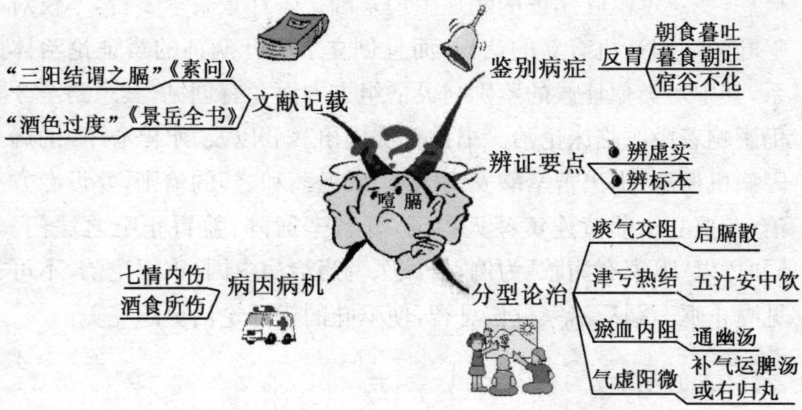

图 4-4　噎膈小结

第三节　呕　吐

一、概述

(一)定义

由于胃失和降、胃气上逆以致胃内容物上逆经口而出的病证,称之为呕吐。人体五藏六腑发生病变,有损于胃,皆可令人呕吐。金·李东垣《东垣十书》有"声物皆出谓之呕"、"物出而无声谓之吐"及"声出而无物谓之干呕"之说,临床上呕与吐多同时发生,二者很难截然分开,故一般以呕吐并称;呕吐与干呕虽有区别,但在辨证治疗方面大致相同,故将干呕与呕吐合并讨论。

(二)历史沿革列举

祖国医学对呕吐的认识,源于《黄帝内经》,认为呕吐可由寒气、火热、湿浊、饮食以及胆气犯胃等引起,并提出了"上逆"的病机概念，奠定了呕吐病证的病理生理基础。张仲景秉承要旨，不仅对呕吐的病因病机有新的认识，而且创立了呕吐病证的辨证论治体系，其中对类似证候的鉴别与灵活组方方面尤有创见，其思路至今仍影响着中医临床论治。书中首次提出“蛔”以及“水停心下”的病因病机概念，提出苦辛酸安蛔以及“以温药和之”的治则，并设专方治疗；更立干姜黄连黄芩人参汤，开苦辛通降、益胃止呕之法门。同时，以“呕家有痈脓”为例，告诫医者当治病求因，审因论治，不可见呕止呕。嗣后诸家见仁见智，使呕吐的辨证论治更趋完美。

（三）范围

西医症状鉴别诊断学将呕吐分为中枢性、周围性两类。一般而言，所有出现呕吐的病证均可参考本章进行辨证论治，但是对一些危重急症病例，在中药治疗同时，应注意辨别病因，有针对性地处理，以免延误病情。

二、病因病机

胃主受纳和腐熟水谷，其气主降，以通为用。若邪气犯胃或胃虚失和，胃气不能和降，气逆于上，则可发生呕吐。

（一）外邪侵袭

风、寒、暑、湿之邪以及秽浊之气，内干胃腑，扰乱气机，胃失和降，水谷随气上逆，则可发生呕吐。正如《古今医统·呕吐哕门》所言：“卒然而呕吐，定是邪客胃腑，在长夏暑邪所干，在秋冬风寒所犯。”

（二）饮食所伤

过食生冷油腻或不洁食品，皆可损伤脾胃，导致食滞中焦，胃气不能通降，上逆则为呕吐。

(三)情志失调

郁怒伤肝,肝气郁滞,横逆犯胃,或忧思伤脾,脾失健运,食积难化,均可导致胃失和降,上逆而为呕吐。

(四)脾胃虚弱

劳倦过度,耗伤中气,或久病伤阳,以致寒湿或痰饮中阻,发为呕吐;亦有热病伤阴,胃之津液不足,失于润降,上逆而成呕吐者。

总之,外邪侵袭、内伤七情、饮食不节以及劳倦过度诸种因素,均可引起胃失和降,胃气上逆而发生呕吐。其中病因不同,体质各异,其临床表现又有虚实之分。实者因邪气所干,又有外邪、伤食之分;虚者缘胃虚不降,更有阴虚、阳虚之别。《景岳全书·呕吐》有言:“或暴伤寒凉,或暴伤饮食,或因胃火上冲,或因肝气内逆,或以痰饮水气聚于胸中,或以表邪传里,聚于少阳阳明之间,皆有呕证,此皆呕之实证也。所谓虚者,或其本内伤,又无外感而常为呕吐者,此既无邪,必胃虚也。”见图 4-5。

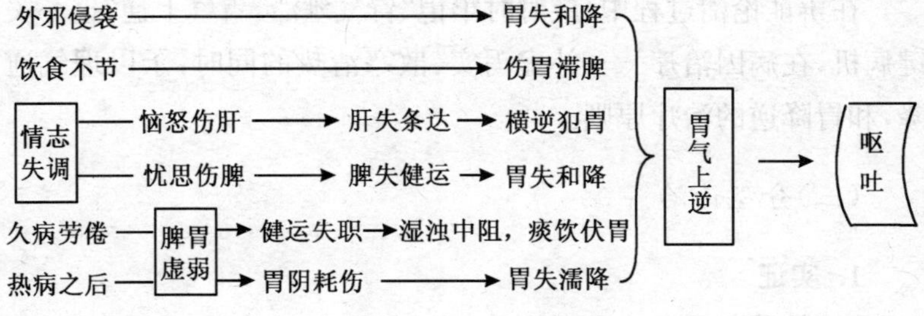

图 4-5　呕吐病因病机

三、诊断

首先在临床表现方面,呕吐以有物有声为其特征,反胃则表现为朝食暮吐,而呃逆又以喉间呃呃连声、声短而频、令人不能自制为其特点；其次呕吐与反胃的病位同属于胃，而呃逆的病位尚牵涉于喉；此外，在病机方面，三者均以胃气上逆为其关键，而呃逆还有膈间气机不利的病机。由此三者不难鉴别。

四、辨证论治

（一）辨证要点

呕吐一证，首当辨明虚实。一般而言，实证多因感受外邪、饮食所伤而发，发病急，病程短，呕声高亢，病位主要在胃；虚证每为脾胃虚弱，失于健运，发病缓慢，病程绵延，呕声低微，病位主要在脾。治疗之法，实证当驱除邪气，虚证宜扶助脾气。

其次，当辨其寒热。一般而言，呕吐物尚未变味，其质清稀无色，多为寒证；呕吐物已经变味，酸腐或苦，其质黏稠或色黄，多属热证。

（二）治疗原则

在辨证论治过程中，应时时牢记“胃气壅滞，胃气上逆”这一关键病机，在病因治疗——补虚泻实、散寒清热的同时，予以理气通降，和胃降逆的治疗原则。

（三）分型论治

1. 实证

（1）外邪犯胃

主症：突然呕吐，可伴发热恶寒，头身疼痛，胸脘痞闷，或面垢，身倦，汗多，舌苔薄白或腻，脉象浮紧或濡缓。

治法：解表祛邪，和胃降逆。

主方：以香苏散为主方。方中以苏叶解表和中为主，香附、陈皮疏肝和胃、化湿和中为辅，甘草调和诸药为使。

用药加减：外感风寒者，应加入淡豆豉、生姜、防风、荆芥等以加强表散风寒的作用；暑湿为患者，可酌情加入藿香、佩兰、厚朴、陈皮或黄连、荷叶、白扁豆等以增强化湿与清暑作用；感受秽浊之气，卒然呕吐者，应急予玉枢丹研化冲服以辟秽泄浊止呕。

(2)饮食停滞

主症：有伤食史，呕吐酸腐，厌食，得食愈甚，得吐则适；伴有脘腹胀满，嗳腐吞酸，大便或溏或秘，其味臭秽，舌苔厚或腻，脉象多滑。

治法：消食导滞，和胃降逆。

主方：以保和丸为主方。方中以神曲、山楂、莱菔子消食导滞；陈皮、半夏理气降逆；连翘以清降食滞中郁热，治酸腐最宜；茯苓、枳壳以理气和中、调理脾胃，顾护在先。

用药加减：如食积气滞明显，见便秘腹胀者，可合用小承气汤，或另选枳实导滞丸或木香槟榔丸，以通腑导滞，下气止呕。至于暴饮暴食以后，脘腹撑胀疼痛，呕吐频频，或胃型显露者，不妨因势利导，试用探吐法以救急。

(3)痰饮内阻

主症：呕吐痰涎或清水，头晕心悸；伴有脘闷纳呆、胃中振水声，舌苔白腻，脉象多滑。

治法：温化痰饮，和胃降逆。

主方：以小半夏汤合苓桂术甘汤为主方。方中以半夏、生姜和胃降逆以治其标，配以茯苓、桂枝、白术、甘草温化水饮以顾其本。

用药加减：若呕吐痰水色黄、味苦或其质黏滞，伴心烦失眠，舌质尖红，舌苔黄腻，为痰热中阻之象，当选黄芩温胆汤以清化痰热、和胃降逆。

(4)肝气犯胃

主症：呕吐酸苦，嗳气频频，并有情志诱因；伴见胸胁烦闷胀满，疼痛走窜，嗳气得舒，舌质边红，舌苔薄腻，脉象弦滑。

治法:疏肝理气,和胃降逆。

主方:以半夏厚朴汤合左金丸为主方。方中以厚朴、苏叶理气宽中;半夏、生姜、茯苓和胃降逆止呕;黄连、吴茱萸辛开苦降以止呕。

用药加减:若并见口苦便秘、烦躁易怒、头晕目赤,为肝郁化火之象,可加入栀子、黄芩、虎杖、大黄、枳实以清肝热、泻腑实;若食入即吐,来势较猛,伴心烦口苦、喜进凉饮、尿黄便秘、舌苔黄而少津、脉象滑数,为胃热上冲,当清胃降逆,方予大黄甘草汤,开水冲泡,频频呷服。

2. 虚证

(1)胃阴不足

主症:呕吐反复发作,且多干呕,伴口燥咽干而不欲饮,似饥而不欲食,舌质红而少津,舌苔薄黄或花剥,脉象细滑。

治法:滋养阴津,和胃降逆。

主方:以麦门冬汤为主方。方中以人参、麦冬、粳米、甘草等以滋养胃阴,以半夏降逆止呕。

用药加减:但若津伤过甚,则人参、半夏之燥有所不宜,可考虑用沙参替代人参,以枇杷叶、刀豆子、竹茹替代半夏;兼见脘腹闷胀隐痛者,可酌情加入香橼皮、枳壳以疏调气机;兼见便秘者,可加入火麻仁、枳壳、全瓜蒌以润下通腑。

(2)脾胃虚弱

主症:饮食稍有不慎或劳累之后,即易呕吐,时作时止;病史多长,面色皖白,倦怠乏力.大便溏稀,舌质淡胖,脉象弦细。

治法:健脾益气,和胃降逆。

主方:以香砂六君子汤为主方。方中以党参、白术、茯苓、甘草、大枣健脾益气,配以陈皮、半夏、木香、砂仁和胃降逆。

用药加减:如见胃脘痞满,且舌质红、苔黄腻,则为中焦寒热错杂之证,可选半夏泻心汤以平调治之;如伴巅顶头痛,舌质淡,脉象弦，又为肝胃虚寒之证，应选吴茱萸汤以暖肝散寒、和胃降逆；若呕吐清水，四末不温，腹痛或腹胀喜按，畏寒脉沉者，为脾胃虚寒证，当选附子理中丸加砂仁、半夏以补虚散寒，降逆止呕。至于本为脾胃虚寒证，又见胸闷懊恼、恶心欲吐、纳呆便秘等症者，为邪浊中阻之象，当予泻降，可予温脾汤，或附子理中汤与黄连温胆汤合方化裁。

五、转归预后

凡正虚呕吐，多起于病后，反复发作，时作时止，每因饮食不慎或微劳即发。如迁延日久，必会影响水谷精微的吸收，导致化源不足，加剧病情。必须给予及时治疗，促进病体康复。

第四节　呃　逆

一、概述

（一）定义

呃逆是由于饮食不节，情志失调，正气亏虚等导致胃失和降，胃气上逆动膈而引起以气逆上冲、喉间呃呃连声、声短而频、令人不能自制为主要表现的病证。本证古称“哕”，又称“哕逆”。

（二）历史沿革列举

1.《黄帝内经》称本病为“哕”、“哕逆”、“呃逆”。

(1)指出呃逆发生的病因病机。

《素问·宣明五气篇》：“胃为气逆为哕。”《灵枢·口问》：“谷入于胃，胃气上注于肺，今有故寒气与新谷气，俱还入于胃，新故相乱，真邪相干，气并相逆，复出于胃，故为哕。”《素问·宝命全形论篇》:“病深者,其声哕。”

(2)记载三种治疗呃逆的简易方法。

《灵枢·杂病篇》:“哕,以草刺鼻,嚏,嚏而已;无息,而疾迎引之,立已;大惊之,亦可已。”

2.《金匮要略·呕吐哕下利病脉证治》称本病为“哕”,将本病分为三种类型:

(1)属于寒呃者,如“干呕哕,若手足厥者,橘皮汤主之”;

(2)属于虚热者,如“哕逆者,橘皮竹茹汤主之”;

(3)属于实热者,如“哕而腹满,视其前后,知何部不利,利之即愈”。

3. 自唐末以后诸医家,有以咳逆为哕,有以干呕为哕,亦有以噫气为哕者,直至《景岳全书》才有了明确的分析。《景岳全书·呃逆篇》:“哕者呃逆也,非咳逆也,咳逆者咳嗽之甚者也,非呃逆也;干呕者无物之吐即呕也,非哕也;噫者饱食之息即嗳气也,非咳逆也。后人但以此为鉴,则异说之疑可尽释矣。”

(三)范围

呃逆是一种临床症状,凡食道、胃、肠、腹膜、纵隔的功能性或器质性病变,及肺、肝、脑、肾等急慢性疾病的严重阶段所引起的膈肌痉挛,均可参考本病的辨证论治。

二、病因病机

(一)饮食不当

进食太快太饱,过食生冷,过服寒凉药物,致寒气蕴蓄于胃,胃失和降,胃气上逆,并可循手太阴之脉上动于膈,使膈间气机不利,气逆上冲于喉,发生呃逆。若过食辛热煎炒,醇酒厚味,或过用温补之剂,致燥热内生,腑气不行,胃失和降,胃气上逆动膈,也可发为呃逆。

(二)情志不遂

恼怒伤肝,气机不利,横逆犯胃,胃失和降,胃气上逆动膈;或肝郁克脾,或忧思伤脾,脾失健运,滋生痰浊,或素有痰饮内停,复因恼怒气逆,胃气上逆,挟痰动膈,皆可发为呃逆。

(三)正气亏虚或素体不足

年高体弱,或大病久病,正气未复,或吐下太过,虚损误攻等,均可损伤中气,使脾胃虚弱,胃失和降;或胃阴不足,不得润降,致胃气上逆动膈,而发生呃逆。若病深及肾,肾失摄纳,冲气上乘,挟胃气上逆动膈,也可导致呃逆。

总之,呃逆的病因有饮食不节,情志失调,正气亏虚。饮食不节与情志失调属实,正气亏虚属虚。实证多因受寒、气郁、痰阻、火盛所致;虚证多缘脾胃阳虚与胃阴不足,虚实之间常互为因果,并可导致虚实夹杂。病位在胃,与肺、肝关系密切。病机为胃失和降,胃气上逆动膈,膈间气机逆乱。见图 4-6。

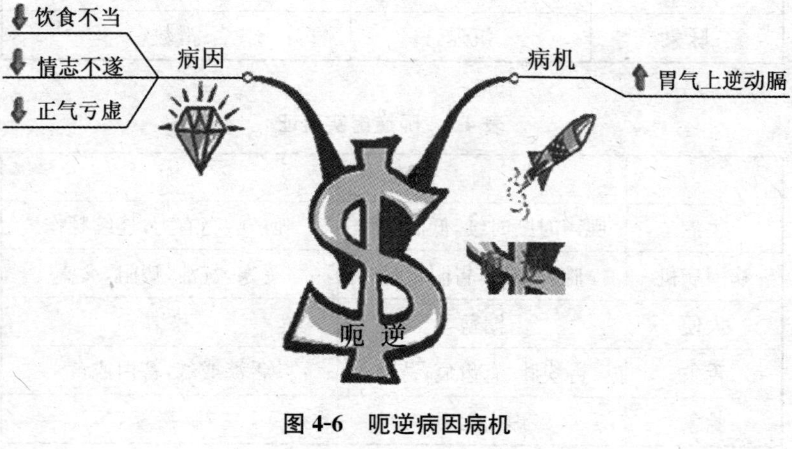

图 4-6　呃逆病因病机

三、诊断

(1)以喉间呃呃连声、声短而频、令人不能自制为特点。

(2)轻症可突发突止,持续时间短,并可自愈;重症常反复发作,或缓慢持续不断。

(3)发病常与饮食、情志、起居、冷暖、体质等诱因有关。

四、辨证论治

(一)辨证要点

辨寒热虚实:(见表 4-2,表 4-3)。

表 4-2 呃逆寒热辨证

	寒	热
主症	呃声深沉,徐缓	呃声响亮急促
与冷热的关系	得热则减	得寒则减
口渴与否	口淡不渴	渴喜冷饮
舌象	舌淡苔白润	舌红苔黄
脉象	沉迟	滑数

表 4-3 呃逆虚实辨证

	虚	实
主症	呃声时断时续,低而略长	呃声响亮有力,连续频作
病因病机	脾肾阳虚,胃阴不足	受寒,气滞,痰阻,火盛
大便	溏薄	秘结
舌象	舌淡胖,有齿痕,苔白	舌淡或红,苔白或黄
脉象	虚大无力	脉弦滑

（二）治疗原则

1. 治疗以和胃降逆平呃为大法。平呃即指疏通膈间之气，常以丁香、柿蒂为平呃要药。

2. 实证当分别采用祛寒、清热、解郁、化痰等法；虚证当分别采用温补脾肾或滋养胃阴等法。

3. 重病中出现呃逆，为元气衰败之证，急当大补元气、固护胃气。

（三）分型论治

1. 胃中寒冷

主症：呃声沉缓有力，得热则缓，得寒则甚。胸脘不舒或疼痛，食纳减少，口不渴。舌淡苔白润，脉沉紧。

治法：温中散寒止呃。

主方：丁香散。

用药加减：加刀豆子温中止呃；加吴茱萸、肉桂温阳散寒降逆；寒积不化加莱菔子、谷麦芽、神曲、山楂；寒湿中阻加半夏、陈皮、苍术、厚朴、茯苓。

2. 胃火上逆

主症：呃声洪亮，有力，急促而连续。胃脘灼热，口臭，烦渴，喜冷饮，小便短赤，大便秘结。舌红苔黄，脉滑数。

治法：清降泄热止呃。

主方：竹叶石膏汤。

用药加减：加柿蒂、竹茹清火降逆；便秘腹满加小承气汤；痰热阻滞加黄芩温胆汤。

3. 气机郁滞

主症：呃逆连声，呃出为快。由抑郁恼怒而诱发，脘胁胀闷，胸闷纳减，肠鸣矢气。舌苔薄白，脉弦。

治法:顺气降逆平呃。

主方:五磨饮子。

用药加减:加丁香、代赭石降逆止呃;加川楝子、郁金舒肝解郁;加山栀、黄连泄肝和胃;气逆痰阻合旋复代赭汤、二陈汤化裁。

4. 脾胃阳虚

主症:呃逆断续而作,声音低怯。面色晄白,气短神疲,畏寒肢冷,食少困倦。舌淡苔白,脉沉细。

治法:温补脾胃,和中降逆。

主方:理中丸。

用药加减:加吴茱萸、丁香、刀豆子温胃平呃;心下痞满合旋复代赭汤;加附子、肉桂、紫石英、沉香温肾壮阳。

5. 胃阴不足

主症:呃逆声怯,急促而不连续。口干舌燥,心烦不安,胃中嘈杂。舌体瘦,舌红而干,有裂纹,脉细数。

治法:生津养胃平呃。

主方:益胃汤。

用药加减:加柿蒂、杷叶、刀豆子降逆平呃;加佛手、香橼皮宣畅气机;加鲜芦根、花粉生津增液;胃虚不思食合橘皮竹茹汤。

五、转归预后

(1)呃逆偶然发作,大多轻浅,常可自行消失。或刺鼻取嚏,或突然给以惊恐,或闭气不令出入,皆可取效。

(2)若持续不断,则需根据辨证,及时给予适当的药物治疗。

(3)若在其他急、慢性病之严重阶段出现呃逆,声怯而不能接续,多属病情危重,谓之“土败胃绝”,预后较差,应当积极救治,以防脱变。见图4-7。

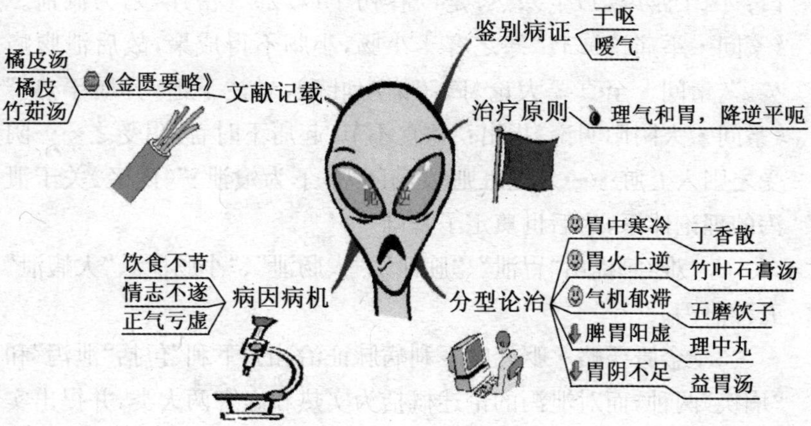

图 4-7　呃逆小结

第五节　泄　泻

一、概述

(一)定义

泄泻是以排便次数增多、粪质稀薄或完谷不化，甚至泻出如水样为特征的病证。一年四季均可发生，但以夏秋季节较多。本病易反复发作，有的随个人体质、季节、地域之不同又各有兼症。

泄泻一病，《内经》以“泄”称之，汉唐书包括在“下利”之中，唐宋以后才统称“泄泻”。古有将大便溏薄而势缓称为泄，大便清稀如水而势急下者称之泻，现临床一般统称“泄泻”。

(二)历史沿革列举

1.《内经》称本病为“鹜溏”、“飧泄”、“洞泄”、“注下”、“后泄”等等，且对本病病因病机有较全面的论述，如《素问·生气通天论》

曰:“因于露风,乃生寒热,是以春伤于风,邪气留连,乃为洞泄。”《素问·举痛论》曰:“寒之客于小肠,小肠不得成聚,故后泄腹痛矣。”《素问·至真要大论》曰:“诸呕吐酸,暴注下迫,皆属于热。”《素问·太阴阳明论》指出:“饮食不节,起居不时者,阴受之……阴受之则入五脏……入五脏则䐜满闭塞,下为飧泄。”《内经》关于泄泻的理论体系,为后世奠定了基础。

2.《难经》提出“胃泄”、“脾泄”、“大肠泄”、“小肠泄”、“大瘕泄”五种泄泻。

3.《金匮要略·呕吐哕下利病脉证治》的“下利”包括“泄泻”和“痢疾”两种,而对泄泻的论述概括为实热和虚寒两大类,并提出实热泄泻用“通因通用”之法。

4.《医学必读·泄泻》在总结前人治泻经验的基础上,提出了著名的治泻九法,即淡渗、升提、清凉、疏利、甘缓、酸收、燥脾、温肾、固涩,其论述系统全面,是泄泻治疗学上的一大发展,其实用价值也为临床所证实。

5.《景岳全书·泄泻》说:“凡泄泻之病,多由水谷不分,故以利水为上策。”并分别列出了利水方剂。

(三)范围

本病与西医腹泻的含义相同,可见于多种疾病,凡属消化器官发生功能或器质性病变导致的腹泻,如急慢性肠炎、肠结核、肠道激惹综合征、吸收不良综合征等,均可参考本节辨证论治。

二、病因病机

见图 4-8。

三、诊断

(1)以大便粪质清稀为诊断的主要依据。或大便次数增多,粪

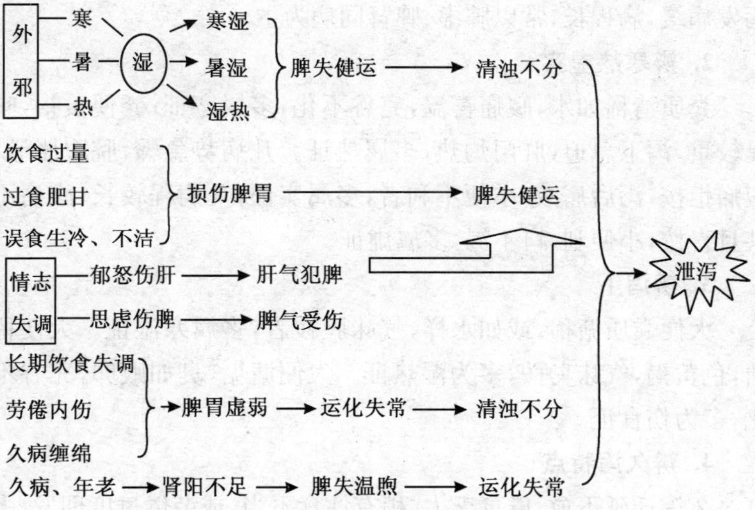

图 4-8　泄泻病因病机

质清稀；或次数不多，粪质清稀甚如水状；或完谷不化。

(2)常兼有腹胀腹痛。起病或急或缓，常先有腹痛，旋即泄泻，有反复发作病史，多由寒热、饮食、情志等因素诱发。

(3)大便常规、大便细菌培养，结肠X线及内窥镜检查有助于诊断与鉴别诊断。

(4)需除外某些生理习惯性的便次增多，以及其他病证中出现的泄泻症状。

四、辨证论治

(一)辨证要点

1. 辨轻重缓急

泄泻而饮食如常，说明脾胃未败，多为轻证；泄而不能食，形体消瘦，多为重证；急性泄泻发病急，病程短，常以湿盛为主；慢性泄泻发病缓，病程长，常以脾虚、脾肾同病为主。

2. 辨寒热虚实

粪质清稀如水，腹痛喜温，完谷不化，多属寒证；粪便黄褐，味臭较重，泻下急迫，肛门灼热，多属热证。凡病势急骤，脘腹胀满，腹痛拒按，泻后痛减，小便不利者，多属实证；凡病程较长，腹痛不甚且喜按，小便利，口不渴，多属虚证。

3. 辨泻下

大便粪质溏稀，或如水样，气味腥秽者，多属寒湿证。大便稀溏，色黄褐，气味臭秽，多为湿热证。大便溏垢，臭如败卵，完谷不化，多为伤食证。

4. 辨久泻特点

久泻迁延不愈，倦怠乏力，稍有饮食不当，或劳倦过度即发，多以脾虚为主。泄泻反复不愈，每因情志不遂复发，多为肝郁克脾为主。五更飧泄，完谷不化，腰酸肢冷，多为肾阳不足。

(二)治疗原则

湿为泄泻的主要病理因素，脾虚湿盛是其发病关键，故治疗以健脾化湿为原则。若病情处于虚实寒热兼夹或互相转化时，当随证而施治。

1. 暴泻

以湿盛为主，重用化湿，佐以分利。挟表邪者，佐以疏邪；挟暑邪者，佐以清暑；兼有伤食者，佐以消导。切不可骤用补涩，以免闭门留寇。

2. 久泻

以脾虚为主，当健脾。因肝气乘脾者，宜抑肝扶脾；因肾阳虚衰者，宜温肾健脾；中元下陷者，宜升提；久泻不止者，宜固涩。切不可分利太过，以防劫其阴液。

（三）分型论治

暴泻

1. 寒湿泄泻

主症：泄泻清稀，甚如水样，腹痛肠鸣，脘闷食少。若兼外感风寒，则恶寒发热，头痛，肢体酸痛，苔薄白，脉浮。

治法：芳香化湿，解表散寒。

主方：藿香正气散。

用药加减：表邪偏重，寒热身痛，可加荆芥、防风；湿邪偏重，腹满肠鸣，小便不利，可加胃苓汤；若寒重于湿可用理中丸加味。

处方举例：藿香、紫苏、白芷、桔梗、白术、厚朴、半夏曲、大腹皮、茯苓、橘皮、大枣、生姜、甘草。

2. 湿热泄泻

主症：泄泻腹痛，泻下急迫，或泻而不爽，粪色黄褐，气味臭秽，肛门灼热。烦热口渴，小便短黄。苔黄腻，脉滑数或濡数。

治法：清热利湿。

主方：葛根黄芩黄连汤。

用药加减：偏湿重者宜加薏苡仁、厚朴；挟食滞者加神曲、山楂、麦芽；兼风热表证，加金银花、连翘；若夏暑期间暑湿入侵，表里同病，可用新加香薷饮合六一散。

处方举例：葛根、黄芩、黄连、甘草。

3. 伤食泄泻

主症：腹痛肠鸣，泻下粪便，臭如败卵，泻后痛减。脘腹胀满，嗳腐酸臭，不思饮食。苔垢浊或厚腻，脉滑。

治法：消食导滞。

主方：保和丸。

用药加减：若食滞较重，脘腹胀满，用枳实导滞丸。

处方举例：神曲、山楂、茯苓、半夏、陈皮、连翘、莱菔子。

久泻

1. 脾虚泄泻

主症：大便时溏时泻，迁延反复，完谷不化。饮食减少，食后脘闷不舒，稍进油腻食物，则大便次数明显增多，面色萎黄，神疲倦怠。舌淡苔白，脉弱。

治法：健脾益气。

主方：参苓白术散。

用药加减：若脾阳衰微，阴寒内盛，可用附子理中汤；若久泻不愈，中气下陷而兼脱肛者，可用补中益气汤，并重用黄芪、党参。

处方举例：人参、茯苓、白术、桔梗、山药、白扁豆、莲子肉、砂仁、薏苡仁。

2. 肾虚泄泻

主症：黎明脐腹作痛，肠鸣即泻，泻下完谷，泻后则安。形寒肢冷，腰膝酸软。舌淡苔白，脉沉细。

治法：温补脾肾，固涩止泻。

主方：四神丸。

用药加减：若年老体弱，久泻不止，中气下陷，加黄芪、党参、白术；亦可合桃花汤固涩止泻。

处方举例：补骨脂、肉豆蔻、吴茱萸、五味子、生姜、大枣。

3. 肝郁泄泻

主症：素有胸胁胀闷，嗳气食少，每因抑郁恼怒或情绪紧张时，发生腹痛泄泻。腹中雷鸣，攻窜作痛，矢气频作。舌淡红，脉弦。

治法：抑肝扶脾。

主方：痛泻要方。

用药加减：若肝郁气滞，胸胁脘腹胀痛，可加柴胡、枳壳、香附；若脾虚明显加黄芪、党参、扁豆；若久泻不止，加乌梅、诃子等。

处方举例：白术、白芍、防风、炒陈皮。

五、转归预后

泄泻的转归，暴泻、久泻有别。

暴泻的转归有三：一是治愈；二是暴泻无度，伤阴耗气，很快造成亡阴亡阳之变；三是少数病人，初因暴泻，或因失治，或治不对证，迁延日久，由实转虚，变为久泻。

久泻的转归有三：一是久泻病人经过治疗获愈；二是少数病人由于反复泄泻，导致脾虚，甚至可见纳呆、坠胀、消瘦等中气下陷之证；三是久泻脾虚进一步发展，导致肾阳虚，而成脾肾俱虚、泄泻无度，此时则病情趋向重笃。泄泻是一个常见病证，除部分暴泻急剧，导致气阴两衰，或久泻脾肾衰败，造成亡阴亡阳之变外，一般治疗正确，多能获愈，预后良好。

第六节　痢　疾

一、概述

（一）定义

因感受外邪，内伤饮食，肠道传导失司，气血凝滞，肠络受伤，腐败化为脓血，以下痢赤白脓血、里急后重、腹痛腹泻为主要表现的疾病。多发于夏秋季节，具有起病急、传染性强的特征。

痢疾病名见于宋·严用和《济生方》。在此之前的历代医书中尚有“肠澼”、“滞下”、“下利”以及“脓血痢”、“热痢”等名称，但所指均为同一疾病。故后世医家均以“痢疾”为病名，沿用至今。

（二）历史沿革列举

1.《内经》将本病称为“肠澼”。《素问·太阴阳明论篇》说：“饮食不节，起居不时者，阴受之……阴受之则入五脏……入五脏则䐜满闭塞，下为飧泄，久为肠澼。”《难经》将泄泻与痢疾同论，其中“小肠泄”、“大瘕泄”即指痢疾而言，如书中指出“小肠泄者，溲而便脓血，少腹痛。”“大瘕泄者，里急后重，数至圊而不能便，茎中痛。”

2. 汉·张仲景将痢疾与泄泻统称为“下利”。对其病机，多责之“以有热故也”，并制定白头翁汤和桃花汤等有效方剂，开清肠解毒和温涩固下之法门。如《金匮要略·呕吐哕下利病脉证治》指出：“热利下重者，白头翁汤主之”，“少阴病，下利便脓血者，桃花汤主之”。

3. 东晋·葛洪《肘后备急方》称本病为“痢”，以区别一般泄泻，为后世医家所接受。

4. 隋·巢元方《诸病源候论》列有“痢病诸候”专论，其中记载有“赤白痢候”、“脓血痢候”、“冷热痢候”、“杂痢候”、“休息痢候”、“蛊诠痢候”等 21 种痢病候，把各种痢疾候大多分为新久两类，又以痢色之赤白分为热与寒。

5. 唐·孙思邈称本病为“滞下”，立“热痢”、“冷痢”、“疳湿痢”、“小儿痢”四论。

6. 宋·严用和首创“痢疾”病名。如《济生方》曰：“今之所谓痢疾者，古所谓滞下是也。”宋·杨仁斋明确了里急后重的发病机理，指出“无积不成痢”，治痢当消积导滞，甚至通因通用。

7. 金元·刘河间《河间六书》指出：“行血则便脓自愈，调气则后重自除。”为治痢之正法，一直延用至今。金元·朱丹溪《丹溪心法》承前贤之说，而多发明。①首先对本病的辨证提出“赤痢属血，白痢属气”，与前人“赤痢属热，白痢属寒”观点不同。②对痢疾的传染性，进一步提出了“又有时疫作痢，一方一家，上下传染相似”的明确结论。

8. 清·蒋宝素《医略》倡导“肠中生痈”之说，“论疾病证治之理与痈疡机宜暗合”，提出“治痢之法，当参入活痈之义”。

(三)范围

西医学中的急慢性细菌性痢疾、急慢性阿米巴痢疾、非特异性溃疡性结肠炎、肠结核等,具备本病临床特征者,也可参考本病辨证论治。

二、病因病机

(一)疫毒时邪

主要指感受暑湿热之邪。痢疾多发于夏秋之交,气候正值热郁湿蒸之际,湿热之邪内侵人体,蕴于肠腑,乃是本病发生的重要因素。

(二)饮食不节

一是指平素饮食过于肥甘厚味或夏月恣食生冷瓜果,损伤脾胃;二是指食用馊腐不洁的食物,疫邪病毒从口而入,积滞腐败于肠间,发为痢疾。痢疾为病,发于夏秋之交,这个季节暑、湿、热三气交蒸,互结而侵袭人体,加之饮食不节和不洁,邪从口入,滞于脾胃,积于肠腑。

总之,本病发生的原因与感受外邪及饮食不节关系密切,病位在肠,与胃、脾、肾有关。基本病机为湿热、疫毒、寒湿之邪壅塞肠中,气血与之相搏结,使肠道传导失司,脂膜和血络受伤,气血凝滞,腐败化为脓血而痢下赤白。气机阻滞,腑气不通,故腹痛,里急后重。病机关键在于肠中有滞,非单为饮食积滞,或气滞或病邪阻滞或气血郁滞。见图 4-9。

三、诊断

(1)男女老少均可患病,多在夏秋季节突然起病,可有与疾病

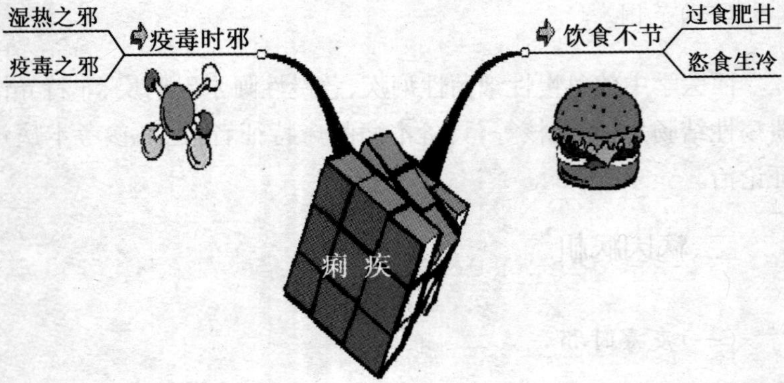

图 4-9　痢疾病因病机

患者接触史，饮食不洁史。

(2)具有腹痛、里急后重、泻下赤白脓血便的证候特征。查体可有左下腹压痛。

(3)久痢病人可有急性发作史。休息痢病人表现为反复发作，间歇期可如常人或有气血亏虚表现。疫毒痢者在典型症状出现前可表现为高热，神疲，四肢厥冷，面色青灰，呼吸表浅，神昏惊厥等症状。

(4)实验室检查：菌痢者大便镜检白细胞每高倍视野为 15 个以上，可见红细胞。大便细菌培养阳性者可确诊；阿米巴痢疾者大便镜检可见阿米巴滋养体。慢性期可做乙状结肠镜检，菌痢者可见肠黏膜轻度充血，呈颗粒状，有溃疡，息肉及增生，镜检时可取渗出物做细菌培养；阿米巴痢疾者可见表浅的溃疡覆有黄色脓液，稍出血，溃疡之间的黏膜多正常，自溃疡面刮取材料做镜检，可发现阿米巴滋养体。

四、辨证论治

（一）辨证要点

表 4-4　痢疾辨证

	虚	实		寒	热
病程	久痢	初痢	脓血便	大便排出赤白，清稀无臭	大便排出脓血，黏稠腥臭
体质	体弱	体壮	腹痛	腹痛喜温	腹痛喜凉
年龄	年高	年轻	里急后重	里急后重感不明显	里急后重感明显
腹痛	腹痛绵绵，痛而喜按	腹痛胀满，痛而拒按	伴随症状	面色苍白，形寒肢冷	口渴喜冷饮，小便黄或短赤
里急后重	便后里急后重不减，坠胀加重者	痛时窘迫欲便，便后里急后重暂减轻	舌脉	舌淡苔白，脉沉细	舌红苔黄腻，脉滑数

（二）治疗原则

1. 根据病证的寒热虚实，确定治疗原则。一般热痢清之，寒痢温之，初痢实则通之，久痢虚则补之，寒热错杂者温清并用，虚实夹杂者通涩并施。

2. 痢疾无论虚实，肠中总有滞，气血失于通畅，故导滞调气和血为常用之法。

3.“人以胃气为本，而治痢尤要”。说明顾护胃气，应贯穿于治痢过程之始终。因治疗实证初痢、湿热痢、疫毒痢方药中,苦寒药较多,长时间大剂量使用,有损伤胃气之弊。虚证久痢,中焦气虚,脾胃亏损,阳气不振,滑脱不禁,应温补中焦,健运脾胃,固摄肠腑。

(三)分型论治

1. 湿热痢

主症:下痢赤白脓血,黏稠如胶冻,肛门灼热,腹痛里急后重。脘闷纳呆,口黏泛恶,小便短赤。舌红苔黄腻,脉滑数。

治法:清热化湿解毒,调气行血导滞。

主方:芍药汤。

用药加减:痢兼表证,风寒束表,用荆防败毒散;风热侵表,用银翘散;暑湿困表,用藿香正气散;湿重于热者,痢下白多赤少,苔白腻,用胃苓汤;热重于湿者,痢下赤多白少,口渴喜冷饮,用白头翁汤。

处方举例:炒白芍 15 克,全当归 10 克,生大黄 6 克,黄连 6 克,炒黄芩 10 克,木香 10 克,焦槟榔 10 克,炒山楂 10 克,肉桂 3 克,生甘草 6 克。

2. 疫毒痢

主症:发病急骤,壮热烦躁,下痢鲜紫脓血,腹痛如绞,里急后重。口渴饮冷,头痛呕吐,神志昏蒙,甚则昏迷痉厥。舌质红绛,苔黄燥,脉滑数。

治法:清热凉血解毒。

主方:白头翁汤合芍药汤。

用药加减:高热神昏者,加水牛角 30~60 克,另服紫雪丹或安宫牛黄丸或清开灵静脉滴注;面色苍白,四肢厥冷,汗出喘促,脉微细欲绝者,应予参附青注射液或生脉(参麦)注射液静脉滴注。

处方举例:白头翁 10 克,黄连 6 克,炒黄芩 10 克,秦皮 10 克,银花 10 克,连翘 10 克,地榆 10 克,炒山楂 15 克,鲜马齿苋 30 克。

3. 寒湿痢

主症：下痢赤白黏冻，白多赤少或纯为白冻，腹痛，里急后重。头身困重，中脘饱闷，纳食乏味。舌质淡苔白腻，脉濡缓。

治法：温中燥湿，调气和血。

主方：不换金正气散或胃苓汤。

用药加减：湿邪偏重，食积内阻，苔厚腻而垢者，加用保和丸；内有寒积，通降不利，面色青灰，肢冷，痢下不爽，苔白腻者，加用温脾汤。

处方举例：苍术 10 克，厚朴 10 克，干姜 6 克，乌药 6 克，木香 10 克，焦槟榔 10 克，全当归 10 克，陈皮 10 克，炒山楂 15 克，五苓散 6 克（包煎）。

4. 虚寒痢

主症：下痢稀溏，带有白冻，甚则滑脱不禁，腹部隐痛，便下不爽。腰膝酸软，畏寒肢冷，食少神疲，口淡不渴。舌质淡苔薄白，脉沉细弱。

治法：温补脾肾，涩肠固脱。

主方：附子理中汤或桃花汤合真人养脏汤。

用药加减：中气下陷，滑泻脱肛者，去木香，加黄芪、升麻；挟有积滞，大便不爽者，去诃子、罂粟壳，加山楂、槟榔。

处方举例：党参 10 克，炒白术 10 克，煨豆蔻 10 克，干姜 6 克，肉桂 3 克，白芍 10 克，木香 10 克，诃子 6 克，炒山楂 15 克，灶心土 30 克（先煎代水）。

5. 休息痢

主症：下痢时发时止，日久不愈，发则下痢脓血，腹痛，里急后重。食欲不振，倦怠乏力，嗜卧怯冷，甚则形体消瘦。舌质淡，苔腻，脉濡软或虚数。

治法：温中清肠，佐以调气化滞。

主方：发作时予连理汤；平时予六君子汤。

用药加减：发作时可加木香、当归、赤芍、地榆调气化滞和血；久痢顽固不愈，症见腹痛、喜温喜按、口渴喜冷饮、舌红苔黄、寒热错杂者，予乌梅丸。

处方举例：党参 15 克，炮姜 10 克，炒白术 12 克，炙甘草 6 克，黄连 6 克，全当归 12 克，木香 10 克，赤芍 10 克，炒山楂 15 克，地榆 10 克。

6. 阴虚痢

主症：痢下赤白脓血，黏稠如胶，量少难出，脐腹灼痛，虚坐努责。心烦口干，午后低热，神疲乏力。舌红少津，苔少或花剥，脉细数。

治法：养阴清热止痢。

主方：驻车丸。

用药加减：阴虚较甚，口渴尿少，舌干者，宜加石斛、麦冬、沙参、生地黄；烦热口苦，肛门灼热，为湿热未清，当加黄柏，既清湿热，又能坚阴。

处方举例：黄连 6 克，生地 10 克，麦冬 10 克，沙参 10 克，当归 10 克，白芍 10 克，香橼皮 10 克，佛手 6 克，生甘草 4 克，炒山楂 15 克。

7. 噤口痢

主症：下痢不能进食或呕而不能进食。实——胸闷，恶心呕吐，纳呆口秽；虚——恶心呕吐，口淡不渴。实——舌红苔黄腻，脉滑数；虚——舌淡苔薄白，脉弱。

治法：实——泄热和胃，苦辛通降；虚——健脾和胃。

主方：实——开噤散；虚——六君子汤。

用药加减：若汤剂不受，可先用五枢丹磨汁少量与服；若下痢无度，饮食不进，肢冷脉微，当急用独参汤或参附汤。

处方举例：黄连 6 克，清半夏 10 克，茯苓 15 克，陈皮 10 克，枳实 10 克，竹茹 10 克，石菖蒲 10 克，生姜汁 6 克，丹参 10 克，生甘草 4 克(实证)。

五、转归预后

痢疾的转归与预后取决于患者体质、正气的强弱与感邪的轻重。

(1)体质强,正气尚足者一般预后良好。经过正确、及时治疗,一般在 2 周左右痊愈;发热、腹痛、里急后重、脓血便等症状一般在 3～7 天消失。感受疫疠毒邪盛者可出现热入心营、热动肝风或内闭外脱的危证,须积极抢救。

(2)体质较差,正气不足,或素体脾胃虚弱者,可迁延日久,转为慢性痢疾。

六、其他疗法

(1)治疗痢疾可用中成药,热痢者用香连丸、穿心莲片;寒痢者用藿香正气丸;虚证久痢者可用理中丸、归脾丸等。

(2)保留灌肠:苦参 30 克,黄柏 30 克,五倍子 10 克,水煎至 150～200 毫升,另用锡类散 2 支,云南白药 1 支加入上药液中,摇匀灌肠,插入肛门 25 厘米以上,保留 2 小时以上效果更好。灌肠体位为给药时取左侧卧位,给药后保持膝胸位半小时,再取右侧卧位,臀部垫高。

10～15 天一疗程,休息 1 周,进行第二疗程。适用于慢性细菌性痢疾,慢性阿米巴痢疾及慢性溃疡性结肠炎等。

第七节　腹　痛

一、概述

(一)定义

腹痛是指胃脘以下、耻骨毛际以上部位发生疼痛的症状而言。凡感受寒热之邪,情志失调及食滞虫积所伤,皆可导致脏腑失和,气血阻滞,或气血亏虚,经脉失养而出现腹痛,根据疼痛发生的部位不同,可分为大腹痛、脐腹痛、小腹痛、少腹痛。

(二)历史沿革列举

1. 腹痛之病首见于《内经》,且记述甚详。《素问》已认识到腹痛的病因与外邪侵袭有关,尤以寒邪侵袭关系最为密切,其病机为"阳气不足,阴气有余",受病部位在脾、胃、大小肠,兼涉肝肾。《素问·举痛论》说:"寒气客于肠胃之间……急引而痛。"《素问·举痛论》说:"热气留于小肠……痛而闭不通矣。"

2. 汉·张仲景《金匮要略》将腹痛分为实寒、阳虚、实热、血虚等不同类型进行辨证施治,使腹痛成为一完整的理论体系。

3. 隋·巢元方《诸病源候论》将腹痛专立单独病候,并把腹痛分为急腹痛与久腹痛,认为病因是脏腑虚弱,寒冷之气所客,结聚不散。

4. 晋·葛洪《肘后方》记载治疗卒腹痛的方法 22 种,且内外结合,简便验廉。

5. 金元时期刘河间提出"久病无寒,而暴痛非热"之论,认为寒病乃寒凝脉涩所致,热病乃热郁于内所成。

6. 明代医家龚延贤《寿世保元》把腹痛归纳为寒、热、虚、实四类，可谓提纲挈领，并谓“治之皆当辨其寒热虚实。随其所得之症施治……寒者温之，热者清之，实者泻之。”《景岳全书·心腹痛》对腹痛的不同部位与脏腑、病因的关系，虚实、寒热、气血之鉴别，做了较系统而全面的论述。

7. 清·叶天士《临证指南医案》总结前人治疗腹痛的经验，认为腹痛“在脏者，以肝、脾、肾为主，在腑者以肠胃为先”，治法强调以“通”为主，或“通”、“补”兼施，迄今仍为临床所效法。

（三）范围

西医学的急慢性胰腺炎、胃肠痉挛、结核性腹膜炎、消化不良性腹痛、肠道激惹综合征等，当以腹痛为主要表现，并能排除外科、妇科疾病时，可参照本节进行辨证论治。

二、病因病机

腹痛致病原因很多，范围广泛，必须审证以求因。腹为脾胃、大小肠、膀胱等所居之处，并为手足三阴、足少阳、足阳明、冲、任、带等经脉循行之部位。因此，腹痛主要为有关脏腑、经脉感受外邪侵袭、饮食不节、情志失调及素体阳虚等导致气机郁滞、脉络痹阻或经脉失养、气血运行不畅所致。

（一）外感时邪

寒湿、暑热之邪侵入腹中，脾胃运化功能失调，邪滞于中，气机阻滞，故不通则痛。

（二）饮食不节

暴饮暴食，伤胃损脾，食滞内停；恣食肥甘厚味辛辣之品，酿生湿热，湿遏热结，蓄积肠胃；或过食生冷，遏阻脾阳，均可影响脾胃健运，使气机失于调畅，腑气不通而引起腹痛。

（三）情志失调

情志怫郁，或恼怒伤肝，木失调达；忧思伤脾，脾失健运，气机阻滞；或肝气横逆，乘胃犯脾，以致肝脾不和，气血郁滞而发生腹痛。

（四）脾胃虚寒

素体阳虚，脾阳不振，运化无权；或寒邪停滞，损伤脾阳，中阳衰惫，脾虚失运则气血不足，不能温养脏腑经脉，血行迟滞，遂致腹痛。

（五）其他因素

腹部手术或跌仆损伤之后，导致气滞血瘀；或蛔虫扰动，乱肠窜胆，气机逆乱等，皆可引起腹痛。见图 4-10。

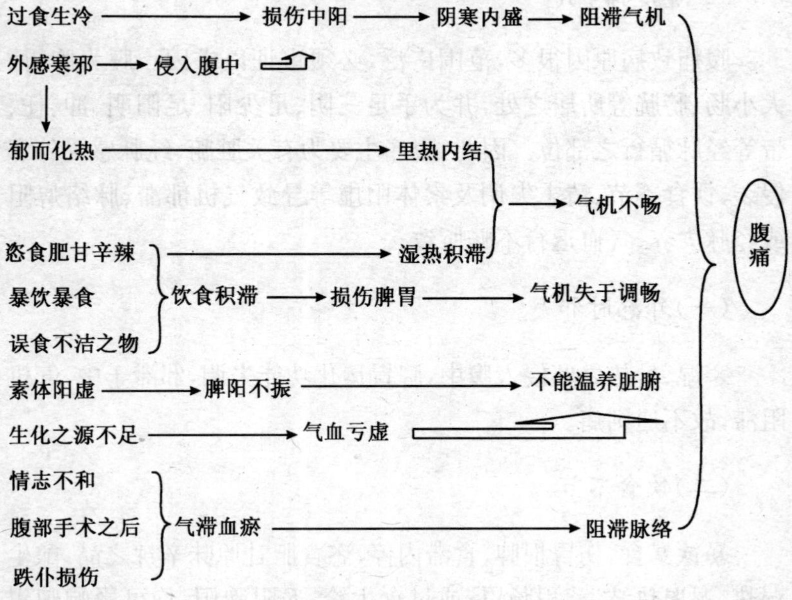

图 4-10　腹痛病因病机

综上所述，腹痛的病因病机很多，不外乎寒、热、虚、实四端，就临床所见，四者并非单独存在，往往相互错杂，或寒热交错，或虚实夹杂，或属虚寒，或属实热。因此，必须从临床实际出发，分析其不同的病因病机做出正确的辨证和治疗。就病机而言，虽有虚实寒热之别，在气在血之异，致痛之关键不外乎“不通则痛”和“不荣则痛”。

三、诊断

腹痛的诊断要点：

(1)凡是以胃脘以下、耻骨毛际以上部位的疼痛为主要表现者，即为腹痛。其疼痛性质各异，但一般不甚剧烈，且按之柔软，压痛较轻，无肌紧张及反跳痛。

(2)起病多缓慢，其痛发或加剧常与饮食、情志、受凉等因素有关。

(3)腹部X线检查、B超检查以及有关实验室检查有助于诊断及鉴别诊断。

(4)应排除外科、妇科腹痛，以及其他内科病证中出现的腹痛症状。

四、辨证论治

(一)辨证要点

根据腹痛的病因、疼痛部位、疼痛性质等，辨别其寒、热、虚、实，属气属血、在脏在腑为最大关键。

1. 辨腹痛缓急

依腹痛病史，发生原因、时间、性质等，分辨是急性腹痛抑或慢性腹痛。前者多因寒邪、湿热、食滞、虫石所伤，表现为发病突然，疼痛剧烈，病程较短。后者多为内伤，常因病久由气及血，或脏腑虚寒，发病缓慢，疼痛不剧，病程迁延。

2. 辨腹痛性质

(1)辨寒热。

(2)辨虚实。

(3)辨气血虫食。

表 4-5　腹痛寒热辨证

	寒证	热证
症状	腹痛拘急，疼痛暴作，遇冷痛剧，得热则减，口不渴	腹痛拒按，痛处灼热，腹部胀满，身热便秘，便下痛减，烦渴引饮
舌象	舌苔白滑	舌苔黄厚少津
脉象	脉沉紧	脉洪数或沉实

表 4-6　腹痛虚实辨证

	实	虚
病状	病势较剧，病甚难忍，胀闭不通	病势绵绵，或时作时止
按压反应	拒按	喜按喜暖
有形与否	有形	无形
与饮食关系	饱时病甚	饥饿时痛，进食缓解
与大便关系	矢气或排便后痛减	便后痛甚
病程	新病体壮，病程较短	久病体弱，病程较长
诱因	明显	无
兼症	多兼气滞、血瘀、食积等脏腑实证	多兼脾胃虚寒证
舌象	苔厚或黄厚	舌淡或淡胖，苔白
脉象	沉紧弦有力	沉缓或沉细弱
治疗反应	补而反甚	攻而愈剧

表 4-7　腹痛其他兼证辨证

	症状	舌脉
气滞腹痛	腹部胀痛，时轻时重，痛无定处，攻撑作痛，矢气后痛减，与情志有关	舌苔薄白，脉弦
血瘀腹痛	腹部刺痛，固定不移，痛处拒按，入夜尤甚，或按之有块	舌质紫暗或有瘀斑，脉弦涩
食滞腹痛	腹部胀满拒按，嗳腐吞酸，嗳后稍舒，痛甚欲便，便后痛减	舌苔白厚，脉滑
虫积腹痛	绕脐腹痛，时作时止，痛甚呕吐，常有便蛔虫病史	

3. 辨腹痛部位

大腹痛多属脾胃之病。脐以上痛，多属脾胃肠道之病。少腹痛多属足厥阴肝经病。小腹痛及脐周腹痛多属脾胃、小肠、肾、膀胱的病。虫病多见脐周疼痛。

（二）治疗原则

1. 依证候的寒热虚实，在气在血，所属脏腑经络，确定治则。一般以虚实为纲，寒热为目。实热者宜调气祛邪，清热化湿，消食导滞，理气活血；虚寒者宜温中补虚。此为治疗腹痛的基本大法。

2. 腹痛者多为气分先伤，气滞不通，伤及血络，形成气滞血瘀，故理气中佐以活血，祛瘀中辅以行气，以增强止痛效果。

3. 注意通补关系，不通则痛者宜通利，不荣则痛者宜温养。治疗腹痛，多以“通”字立法。所谓“通”，并非单指攻下通利而言。

4. 根据叶天士久病入络之说，采取辛润活血通络之法，对缠绵不愈之腹痛，尤为常用。

(三)分型论治

1. 寒邪内阻

主症:腹痛暴作,得温则减,遇冷更甚,多有受寒病史。口不渴或喜热饮,尿清便溏,或大便不通,手足厥冷。苔薄白,脉沉紧或弦紧。

治法:温中散寒,行气止痛。

主方:良附丸合正气天香散加减。

用药加减:若兼外感,症见恶寒及身痛时,加桂枝、荆芥、防风。若为寒湿之邪所伤,困阻脾胃,脘闷纳呆,身重倦怠,舌苔白腻,脉沉缓,可用藿香正气散,散寒燥湿,芳香化浊;里湿甚者加胃苓汤;若大便不通用温脾汤,温阳散寒通便。

处方举例:高良姜 10 克,制香附 10 克,炒陈皮 10 克,台乌药 10 克,紫苏叶 10 克,炮干姜 6 克,清半夏 10 克,嫩桂枝 6 克。

2. 肠胃积热

主症:腹痛拒按,胀满不舒,大便秘结或黏滞不爽。烦渴引饮,自汗,小便短赤。苔黄腻,脉洪数或弦数。

治法:泄热通腑。

方药:大承气汤加减。此方峻下实热燥结,即“釜底抽薪,急下存阴”法。大黄苦寒泄热,攻下燥屎,荡涤肠胃;芒硝咸寒润燥,软坚破结;佐以枳实、厚朴行气导滞,消痞除满。

用药加减:若热偏重,加黄芩、黄连、蒲公英、银花等,湿胜,苔白腻,去芒硝,重用厚朴,加木香、苍术。若暴食疼痛者加莱菔子、山楂、鸡内金;若腹痛引两胁者,加柴胡、郁金;若热重,包块明显者加紫花地丁、丹皮、败酱草;若按之心下满痛,属少阳阳明合病,宜大柴胡汤和解少阳,清泄阳明。

处方举例:厚朴 6 克,生大黄 10 克(后下),玄明粉 10 克(冲),枳实 10 克,广木香 6 克,杭白芍 15 克,甘草 6 克。

3. 中虚脏寒

主症：腹痛绵绵，时作时止，喜热恶冷，痛时喜按，饥饿及劳累后更甚。神疲气短，怯寒，便溏。舌淡苔白，脉沉细或虚弱。

治法：甘温补益，益气散寒。

主方：小建中汤。

用药加减：如见精神倦怠，或大便虽软而艰难者，为气虚无力，宜黄芪建中汤；若血虚明显，面白唇淡，爪甲不华者，用当归建中汤；若虚寒腹痛较重，腹中寒，上冲皮起有头足，痛不可近者，用大建中汤温中补虚，散寒止痛；若兼有肾阳不足之证者，属脾肾阳虚，用附子理中汤以温补脾肾；若脾胃虚寒不著，但见脘腹隐痛、气短、面黄体倦者，可用香砂六君子汤调理。

处方举例：炙黄芪 20 克，桂枝 10 克，白芍 15 克，炙甘草 6 克，生姜 6 克，饴糖 30 克(烊化)，陈皮 10 克。

4. 气滞腹痛

主症：脘腹胀闷或痛，攻窜不定，痛引少腹，得嗳气减轻，遇恼怒加重，与情绪波动有关。胸闷、纳呆、喜太息、矢气后痛减。苔薄白，脉弦。

治法：理气止痛。

主方：柴胡疏肝散加减。

用药加减：若痛引少腹明显者加乌药、小茴香、吴茱萸；大便秘结者加酒军、瓜蒌仁泄热通腑；嗳气泛酸者加黄连、吴茱萸。

处方举例：制香附 10 克，陈皮 10 克，枳壳 10 克，广木香 6 克，厚朴 10 克，青皮 10 克，焦槟榔 10 克，砂仁 3 克(打)，炒白芍 12 克，甘草 6 克。

5. 瘀血阻滞

主症：腹痛经久不愈，痛势较剧，状如针刺，固定不移，拒按。腹部胀满，面色晦暗或青灰，唇暗。舌质青紫，脉弦或涩。

治法：活血化瘀。

主方：少腹逐瘀汤加减。方中当归、赤芍、川芎养营活血；生蒲黄、五灵脂、没药逐瘀止痛；血得温则行，故用肉桂、干姜温经暖营；小茴香、元胡理气止痛。

用药加减：如有包块者加桃仁、红花、莪术；若腹部手术后作痛者加泽兰、红花；若属跌仆伤后作痛者加王不留行、三七粉、云南白药；如瘀结于腹，腹大坚满，青筋暴露者，可加水红花子、陈葫芦、泽兰，或用膈下逐瘀汤。

处方举例：酒当归 10 克，赤芍 10 克，川芎 10 克，生蒲黄 10 克，五灵脂 10 克，制乳没(各) 3 克，肉桂 4 克，小茴香 10 克，桃仁 10 克，炮姜 6 克，乌药 10 克。

6. 饮食停滞

主症：脘腹胀满疼痛，拒按，恶食，嗳腐吞酸。痛而欲泻，泻后痛减，臭秽难闻，或大便秘结，有伤食病史。苔腻，脉滑实。

治法：消食导滞。

主方：轻证用保和丸，重证用枳实导滞丸加减。

用药加减：若腹胀甚便秘者，重用大黄、厚朴。

处方举例：清半夏 10 克，炒陈皮 10 克，茯苓 15 克，焦三仙(各) 15 克，焦槟榔 10 克，连翘 10 克，炒莱菔子 12 克，鸡内金 10 克。

五、转归预后

体质好，病程短，正气尚足者预后良好；体质较差，病程较长，正气不足者预后较差；身体日渐羸瘦，正气日衰者难治。若腹痛暴急，伴有大汗淋漓，四肢厥冷，脉微欲绝为虚脱之象，如不及时抢救则危殆立至。

第八节　便　秘

一、概述

(一)定义

便秘系由胃肠积热、气机郁滞、气血亏虚、阴寒凝滞等因素，致使脾失健运，大肠传导失常而引起的大便干结不通，或排便时间延长，或便质虽不干结但排出困难，甚至伴有饮食不下、腹胀、腹痛的病证。

(二)历史沿革列举

1. 古代文献中称本病为“后不利”、“阴结”、“阳结”、“脾约”、“结燥”、“秘”。《素问·厥论》:“太阴之厥，则腹满䐜胀，后不利。”《金匮要略·五脏风寒积聚病脉证并治》:“趺阳脉浮而涩，浮则胃气强，涩则小便数，浮涩相搏，大便则坚，其脾为约，麻仁丸主之。”

2. 古代先贤对便秘的成因及其病理变化也有比较全面的认识，如《医学正传·秘结论》:“原其所由，皆房劳过度，饮食失节，或恣饮酒浆，过食辛热，饮食之火起于脾胃，淫欲之火起于命门，以致火盛水亏，津液不生，故传导失常，渐成结燥之证。”

3. 古人对便秘的治疗　《景岳全书》总结前人对便秘的治疗提出:“盖阳结者邪有余，宜攻宜泻者也;阴结者正不足，宜补宜滋者也。”

(三)范围

西医学中的习惯性便秘，功能性消化不良，肠神经官能症，肠粘连，结肠、直肠及肛门炎症等疾病所引起的便秘，年老体弱引起排便无力而致的便秘，药物引起的便秘，肠道肿瘤以及其他各种急、慢性疾病中所见到的便秘均可参阅本篇进行辨证治疗。

二、病因病机

综上所述，便秘的病因有胃肠积热、气机郁滞、气血阴津亏虚、阴寒凝滞；病机为大肠传导失司；病位在大肠，与肺、脾、肾相关。肺与大肠相表里，肺热肺燥，肺失宣降，热移大肠，致大肠传导失常；脾主运化，职司水谷精微的吸收转输，脾病则气血乏源，转输不利，糟粕内停而致便秘；肾司二便、主开合，寓元阴元阳，肾虚则阴亏肠燥，或阳衰寒凝，传导失常而形成便秘。见图 4-11。

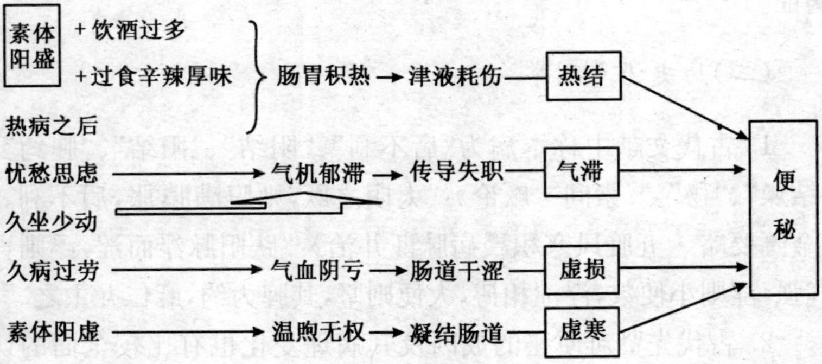

图 4-11 便秘病因病机

三、诊断

(1)大便干结不通，便燥如球；或排便次数减少，多间隔三五日或七八日，甚至半月不排便者亦有；或便质不干，但排出困难，努挣不下，排出不尽。

(2)常伴有腹部胀满，甚至腹痛、脘闷嗳气、食欲减退、心烦易怒、睡眠不安、头晕脑胀等症状。

(3)多起病缓慢，逐渐加重，病程冗长。

(4)部分病例可在左下腹扪及条索状包块。

(5)发病和加重常与饮食、情志、劳倦损伤等诱因有关。

四、辨证论治

(一)辨证要点

1. 临证首先当辨气、热、虚、冷秘

2. 其次要辨良性与恶性便秘

表 4-8　便秘辨证

分类	便质	排便次数	症状	体质与病史
气秘	干结或不干结	便次减少	腹胀欲便不得	素有肝郁或外伤后
热秘	干结不通	减少明显	排出困难	阳盛内热或温病后
气虚秘	一般不干结	略有减少	努挣乏力	久病体衰
血虚秘	燥结如球	多正常	排便艰涩	亡血失精
冷秘	干结或不干结	减少	难以排出	阳虚或重病伤阳

表 4-9　便秘良恶辨证

分类	良性	恶性
便质性状	干结	干结常夹有黏液脓血
腹部症状	腹胀	腹痛较剧,一般止痛药不解
全身症状	较少,脏腑虚衰不严重	贫血,恶液质明显
理化检查	粪便常规无特殊所见	粪便常规见红细胞、白细胞
X线钡造影	无异常所见及巨结肠	肠腔狭窄或充盈缺损
结肠镜检查	无异常所见	肠腔肿物

(二)治疗原则

便秘的治疗以通腑为常法,在具体运用时应当根据证候的虚实，采用不同的方法。其治疗大法，实者或清热通下，或行气导滞；虚者或益气养血，或生津润燥，或温通开闭等以通腑开结，治疗便秘。

（三）分型论治

1. 实秘

（1）热秘

主症：大便干结，排出困难，间隔时间延长，或三五日，或七八日一行。身微热，口臭口苦，口舌生疮，面红目赤心烦易怒，腹胀纳呆，小便短赤。舌红，苔黄或黄燥，脉数或滑数。

治法：泄热通腑或清热润肠。

主方：调胃承气汤或麻子仁丸。

用药加减：热盛伤津加元参、石斛、生地、瓜蒌等生津润燥之品；肛裂出血加地榆、槐花等凉血止血；肝热移于胃肠用当归芦荟丸或更衣丸以清肝通便。

（2）气秘

主症：便干结或不干结，欲便不得，排出不畅，每于情志不畅时便秘加重。嗳气频作，胸胁痞满，腹中胀痛，喜太息或矢气后稍宽。舌红，苔薄白腻或薄黄腻，脉弦。

治法：顺气导滞。

主方：六磨汤。

用药加减：气郁日久化火，口苦咽干，加黄芩、山栀清肝泄火；因肺气闭阻可加杏仁、瓜蒌皮、葶苈子泄肺通便；因手术或外伤加桃仁、红花、三七等活血化瘀之品。

2. 虚秘

（1）气虚

主症：虽有便秘，临厕努挣不下，排便艰涩不畅，便质一般并不干结。年高体弱或久病之人，面黄肌瘦，神疲气怯，便后气短自汗。

舌淡嫩，苔薄白或白，脉细弱。

治法：益气润肠。

主方：黄芪汤加减。

用药加减：气虚明显加党参、白术以增强补气之力；气虚下陷、肛门胀坠可合用补中益气汤。

(2)血虚

主症：便质燥结如球，便次正常，但排便艰难。头晕心悸，少眠多梦，面色、唇甲不华。舌质淡，苔薄白，脉细软。

治法：养血润燥。

主方：尊生润肠丸加减。

用药加减：若阴虚内热可加元参、生首乌、知母以清热生津；若津液已复，便仍干燥，可用五仁丸润燥通便。

3. 冷秘

主症：排便艰涩，便质干或不干，腹中冷痛。面色皖白，四肢不温，腰膝酸冷，小便清长。舌淡胖，苔白润，脉沉迟。

治法：温阳通便。

主方：济川煎。

用药加减：加肉桂、乌药以温通气机；可减泽泻免利湿实便之弊；阴寒重加半硫丸。

五、转归预后

(1)由于热病或其他疾病而致便秘，经及时治疗一般预后良好。否则，迁延日久可发展成习惯性便秘。

(2)若素体禀赋不足，或久病耗伤正气，脾胃运化无力，则便秘迁延不愈。

(3)便秘日久，肠道气机阻塞，浊阴不降，可出现嗳气、呕吐、腹痛；便质干燥可引起肛裂、痔疮以致便血；排便过度用力努挣，可诱发疝气。

本章小结

脾胃同居中焦，互为表里，既密不可分，又功能各异。胃主受纳和腐熟水谷，脾主运化而输布营养精微；脾主升清，胃主降浊，一纳一化，一升一降，共同完成水谷的消化、吸收、输布及生化气血之功能。大小肠为腑，以通降为顺。小肠司受盛、化物和泌别清浊之职，大肠则有传导之能，二者又皆隶属于脾的运化升清和胃的降浊。实则阳明，虚则太阴。胃病多实，常有寒客热积，饮食停滞之患；脾病多虚，易现气虚、阳虚之疾。胃为阳土，喜润恶燥，因此胃病多热、多燥(津伤)；脾为阴土，喜燥恶湿，故脾病多寒、多湿。小肠之疾多表现为脾胃病变，大肠之病则为传导功能失常。若因饮食所伤，情志不遂，寒温不适，诸虫感染，药物损伤，痰饮、瘀血内停，劳逸失度，素禀脾胃虚弱和肝、胆、肾诸病干及，可致脾胃受纳运化失司，升降失调，大肠传导功能失常而罹患脾胃虚弱、脾阳虚衰、胃阴不足、寒邪客胃、脾胃湿热、胃肠积热、食滞胃肠、湿邪困脾、肝气犯胃、瘀血内停等诸多脾胃肠证候。

一、太阴湿土，得阳始运；阳明燥土，得阴自安。所以在治疗脾病时，应酌用健脾祛湿之剂，脾湿盛者，少用甘润滋腻之品；在治疗胃病时，宜酌用甘凉润降之剂，燥热伤阴者，慎用辛香燥热之药，以防伤阴。脾以升为健，胃以降为和。故在治疗脾病时，常用健脾、升提之品；在治疗胃病时，习用和中、降逆之药。脾病多虚、多寒；胃病多实、多热。故疗脾之虚常用健脾、益气、温中之品；疗胃之实多用消导、和胃、泻热之药。

二、胃以通为补，六腑以通为用、以降为顺。故治疗胃、大肠病证时，常施通降之法。有胃气则生，无胃气则死。治疗脾胃病时，尤应时时顾护胃气，尽量避免大苦大寒伤脾、大辛大热伤胃。

三、五脏之邪，皆通脾胃。脾胃肠病证也可由他脏病变所致，如肝克脾土、肾阳不温脾土等，所以在治疗本类病证时，应兼治相关脏腑，全面考虑，整体治疗。

四、防治脾胃肠病证时，应注意生活调摄，特别应注意饮食。宜进易消化的食物，必要时进食流质饮食，慎食油腻、鱼腥、辛辣，忌食生冷、粗硬、醇酒类饮食。营养要平衡，避免偏食。进食要有规律，也可遵医嘱少食多餐。要注意饮食卫生，忌食腐馊不洁之食物，可配合食疗加以调养。居处要寒温适宜，避免冷湿，防止外邪侵袭。注意劳逸结合，平时加强体育锻炼，病情较重时应适当休息，必要时须卧床休息。保持心情舒畅，避免精神刺激。服药时要冷热适宜，呕吐病人应少量频服。

本章典型习题与题解

一、选择

1. 与胃痛关系最为密切的脏腑是(B)

A. 肝、脾、胆　B. 肝、脾、胃　C. 肝、脾、肾　D. 肺、脾、胃　E. 肺、肝、胃

2. 下列哪项不是胃痛脾胃虚寒证的表现(D)

A. 胃痛隐隐，喜温喜按　B. 空腹痛甚，得食痛减　C. 手足不温　D. 遇寒痛增，或暴作　E. 泛吐清水

3. 呕吐、反胃、呃逆三者在病机上的共同点是(E)

A. 升降失司　B. 肺胃气逆　C. 肝胃气逆　D. 饮邪上逆　E. 胃气上逆

4. 泄泻发病的重要因素是(C)

A. 肝脾不和　B. 脾胃虚弱　C. 脾虚湿胜　D. 脾肾两虚　E. 脾失运化

5. 患者胃脘疼痛，痛有定处而拒按，痛如针刺，食后痛甚，舌

质紫暗，脉涩。其治法是(C)

A. 疏肝和胃　B. 理气活血　C. 活血化瘀　D. 化瘀宁血

E. 散寒通络

6. 噎膈之证总属于(D)

A. 脾胃俱伤 B. 肺胃两伤 C. 气血郁结　D. 本虚标实

E. 上盛下虚

7. 燥热便秘的治法为(D)

A. 顺气导滞　B. 益气润肠　C. 养血润燥　D. 清热润下

E. 温阳通便

8. 下列哪项不是湿热痢的主症(E)

A. 腹痛　B. 里急后重　C. 下痢赤白相杂　D. 肛门灼热

E. 神昏痉厥

9. 呃逆的发生除了缘于胃气上逆动膈以外，与哪一脏关系最为密切(D)

A. 心　B. 脑　C. 肝　D. 肺　E. 肾

10. 脐腹疼痛，时作时止，饥饿时发作者为(D)

A. 气痛　B. 虚痛　C. 寒痛　D. 虫痛　E. 热痛

二、简答

1. 胃痛的基本治疗原则。

答案：理气和胃止痛为胃痛的基本治则。邪实以祛邪为急，正虚以扶正为先，虚实夹杂应邪正兼顾。

2. 什么是噎膈？

答案：噎膈是食管狭窄、食道干涩而造成的吞咽食物梗噎不顺，甚则食物不能下咽到胃，食入即吐为主要表现的一类病证。

3. 呕吐与呃逆的鉴别。

答案：呕吐、呃逆都是胃气上逆而致，但呕吐是以有声有物为特征，呃逆是胃气上逆动膈，气逆上冲，以喉间呃呃连声、声短而频、不能自制为特征。

4.《医宗必读》提出的治泻九法。

答案：淡渗、升提、清凉、疏利、甘缓、酸收、燥脾、温肾、固涩。

5. 便秘的辨证要点。

答案：主要是辨虚实，实性便秘有热秘、气秘、冷秘；虚性便秘有气虚、血虚、阴虚、阳虚。

第五章

肝胆系病证

第一节　胁　痛

一、概述

(一)定义

凡以肝胆受损、气血不调所引起的一侧或两侧胁肋部位疼痛为主要表现的病证,称为胁痛。临床上多兼见有胃脘胀痛、胁下痞块、癥瘕。

(二)历史沿革列举

1. 本病证早在《素问・脏气法时论》、《灵枢・经脉》就有记载,并明确指出胁痛的发生主要是因于肝胆的病变。如《灵枢・邪气脏腑病形》:“有所大怒,气上而不下,积于胁下,则伤肝。”《素问・举痛论》:“寒气客于厥阴之脉,厥阴之脉者,络阴器,系于肝,寒气于脉中,则血涩脉急,故胁肋与少腹相引痛矣。”其后历代医家对胁痛病因的认识在《内经》的基础上，逐步有了发展。

2.《景岳全书》将胁痛的病因分为外感和内伤两大类，并提出以内伤为多见。另外对相关病证也有所论述。《景岳全书·胁痛》："但察其有形无形可知之矣。盖血积有形而不移或坚硬而拒按，气痛流行而无迹，或倏聚而倏散。"

3. 叶天士在《临证指南医案》中对胁痛属于久病入络者，倡导用辛香通络、甘缓补虚、辛泄祛瘀等法，立方遣药颇为实用，对后世医家影响较大。

4. 林佩琴《类证治裁》在叶氏的基础上将胁痛分为肝郁、肝瘀、痰饮、食积、肝虚诸类，对胁痛的分类与辨证论治做出了一定的贡献。

（三）范围

现代医学的肝胆疾病，如病毒性甲、乙型肝炎，肝硬化，胆道感染，胆囊炎，胆结石，干性或渗出性胸膜炎，肋间神经痛，肋软骨膜炎等，上述疾病如出现以胁痛为主要症状的，即可参考本病辨证论治。

二、病因病机

胁痛之病主要责之于肝胆。因为肝居于胁下，其经脉布于两胁，又因胆附于肝，与肝呈表里关系，其脉又循于肝。肝为刚脏，主疏泄，性喜条达；主藏血，体阴而用阳。所以肝疏泄不及，肝郁气滞，脾土壅滞，湿自内生；或气郁日久，气滞及血，瘀血停积；或肝肾亏损，血不荣络等，均可导致胁痛。

总之，胁痛主要责之于肝胆，且与脾、胃、肾相关。本病以气滞、血瘀、湿热所致"不通则痛"属实，以精血不足所致"不荣则痛"属虚。病机转化较为复杂，既可由实转虚，又可由虚转实，甚或虚中夹实；既可气滞及血，又可血瘀阻气，但不外乎病在气，或病在血，或气血同病。见图 5-1。

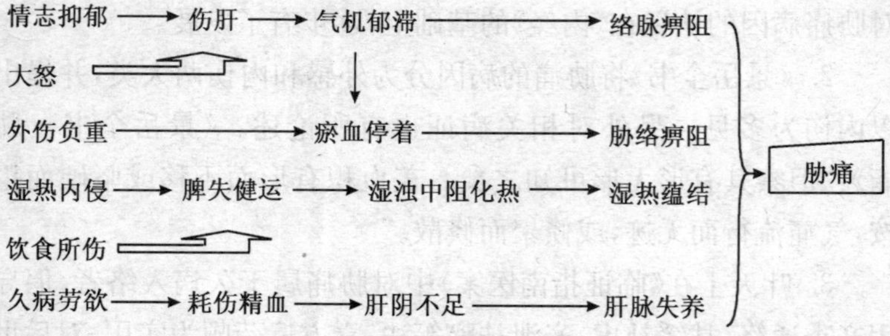

图 5-1　胁痛病因病机

三、诊断

(1)一侧或两侧胁肋疼痛为主要临床表现。

(2)疼痛性质可表现为刺痛、胀痛、隐痛、闷痛或窜痛。

(3)反复发作的病史。

(4)结合实验室检查:血常规、肝功能、胆囊造影、B超等有助于诊断。

四、辨证论治

(一)辨证要点

1. 辨表里

即内伤外感。外感胁痛起病较急,大多属湿热病邪侵犯肝胆,临床多有表证,症见发热恶寒,并伴有呕吐,黄疸等,脉浮数或弦数,舌红苔腻或黄或白;内伤胁痛,起病较缓,无寒热出现。胁痛一病,里证多而表证少。

2. 辨寒热

胁痛体虚形寒,口淡无味,舌淡苔白,喜着厚衣,痛处得热则减,天寒易加重,脉弦迟沉涩者,属寒证;体壮面红,口苦,舌红苔黄或黄腻,灼热喜凉爽,痛处得热则剧,喜着薄衣,或喜袒襟露怀,天热易加重，脉弦数洪促者，属热证。

3. 辨气血

新病多气，久病则入血。疼痛游走不定忽左忽右，倏聚倏散，痛无定处，胀痛为主属气滞。痛有定处，午后或夜间加重，唇舌有瘀斑为血瘀；痛多胀少或只痛不胀，刺痛不移或有外伤史也为血瘀。

4. 辨虚实

新病痛剧体壮，脉弦大有力，痛处拒按为实；久病体虚，绵绵隐痛，脉虚细沉弱无力，痛处喜按为虚。但临床上往往虚实互见，既有湿热又有血虚或兼有瘀血内停。因此须注意其标本先后，孰轻孰重，以决定相应治则或统筹兼顾。

（二）治疗原则

胁痛的治疗应着眼于肝胆，但在治疗原则上应根据“通则不痛，痛则不通”的理论，结合肝胆的生理特点，灵活运用。实证胁痛宜用理气活血；虚证胁痛宜用滋阴柔肝。按照《内经·脏气法时论》所说：“肝欲散，急食辛以散之”，“肝苦急，急食甘以缓之”，还有“肝欲酸”等特点。灵活应用疏肝、泻肝、柔肝之法以使肝气疏泄条达，肝络和畅无瘀，肝经湿热泻除，肝阴不亏，肝络得养，则胁痛自然会消除。

（三）分型论治

1. 肝气郁结

主症：两侧胁肋胀痛，走窜不定，疼痛每因情志波动而增减。伴有胸闷，纳呆，脘腹胀满，善太息。舌苔薄白，脉弦。

治法：疏肝理气。

主方：柴胡疏肝散。

用药加减：胁痛重酌加青皮、郁金、川楝子以增强理气止痛的作用；气郁化火者，去川芎，加丹皮、栀子、黄连、川楝子、元胡等以清肝理气，活血止痛；若气郁化火，进而伤阴者，可去川芎，加丹参、首乌、枸杞子、丹皮、山栀、菊花等滋阴清热。

2. 瘀血阻络

主症：胁肋刺痛，痛处固定而拒按，入夜更甚。面色晦暗，胁下有块。舌质紫暗，脉沉弦。

治法：活血化瘀，通络止痛。

主方：血府逐瘀汤。

用药加减：若瘀血严重，有明显外伤史者，应以逐瘀为主，方选复元活血汤；还可酌加三七粉另服，以助祛瘀生新之效。

3. 湿热蕴结

主症：胁肋胀痛，触痛明显而拒按，或牵及肩背。伴有胸脘闷，纳呆，恶心呕吐，或有黄疸或伴有寒热，小便涩滞不爽。舌苔黄腻，脉弦滑或数。

治法：清热化湿，理气通络。

主方：龙胆泻肝汤。

用药加减：胁痛重可加金铃子散；若发热黄疸者，加茵陈、黄柏；若疼痛加剧，呕吐蛔虫，先以乌梅丸安蛔，继则除蛔；若热盛伤津，大便秘结，腹部胀满，可加大黄、芒硝以泄热通便。

4. 肝阴不足

主症：胁肋隐痛，绵绵不已，遇劳加重。伴有口干咽燥，心中烦热，两目干涩，头晕目眩。舌红少苔，脉弦细数。

治法：滋阴柔肝，养血通络。

主方：一贯煎。

用药加减：若两目干涩、视物昏花可加草决明、女贞子；头晕目眩甚者可加黄精、钩藤、天麻、菊花；心中烦热、口苦甚者可加栀子、丹皮、夜交藤、远志。

五、转归预后

内伤胁痛各个证型之间可以相互转化。肝郁胁痛若久延误治，或治疗不当，日久气滞血瘀，可以转化为瘀血胁痛。久病致虚，或久郁成劳，又可出现肝血不足，虚实互见。外感胁痛多属湿热蕴于肝胆致病，病久不去，则可见肝胆疏泄失职，气滞血瘀；又可因邪毒久羁而耗动肝血肝阴，而为虚实错杂之证。无论外感或内伤胁痛，只要治疗将养得法，一般预后良好。但也有部分病人迁延不愈，成为慢性。若治疗不当，演变为癥瘕痞块、肝痈等证，则预后不佳。

第二节　黄　疸

一、概述

（一）定义

黄疸是以目黄、身黄、小便黄为主症的病证，其中目黄为确诊本病的重要依据。

（二）历史沿革列举

1.《内经》首创“黄疸”之病名，提出了本病的临床主症，指出目黄、身黄、小便黄为黄疸病的三大主要症状。在病因病机方面，《内经》提出了黄疸的病因为湿热外发所致，病变脏腑主要在脾，并确立了祛湿之治则。

2. 张仲景在《内经》理论基础上，结合临床经验，进一步深化了对黄疸病的认识，初步形成了理法方药，首创黄疸病辨证论治之先河。他将黄疸区分为“黄疸”、“谷疸”、“女劳疸”、“酒疸”、“黑疸”

等五种。

3. 元代罗天益著《卫生宝鉴》，进一步明确了湿从热化为阳黄，湿从寒化为阴黄，把阳黄和阴黄的辨证论治系统化。

4. 明代张景岳所著《景岳全书·黄疸篇》提出“胆黄”这一病名。

5. 清代沈金鳌所著《沈氏尊生书》认识到黄疸具有传染性。

(三)范围

本病所述黄疸与西医所述黄疸意义相同。病毒性肝炎、肝硬化、胆石症、胆囊炎、钩端螺旋体病、某些消化系统肿瘤以及出现黄疸的败血症等，若以黄疸为主要表现者，均可参照本节辨证论治。

二、病因病机

1. 感受时邪疫毒。

2. 饮食所伤。

3. 脾胃虚弱　总之，黄疸的基本病机是湿浊阻滞，胆汁不循常道外溢而发黄。中阳偏盛，湿从热化，湿热为患，则为阳黄；中阳不足，湿从寒化，寒湿为患，则为阴黄。见图 5-2。

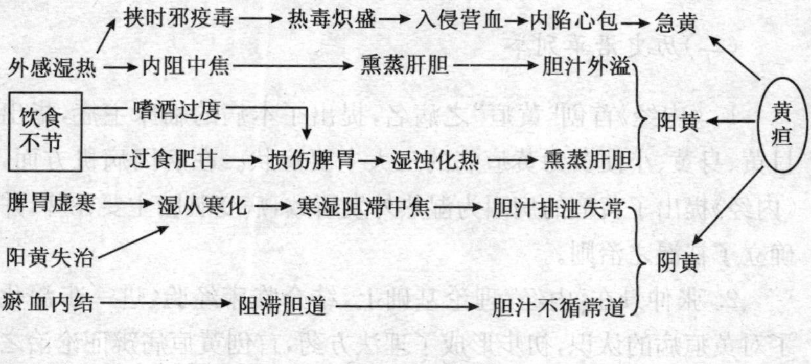

图 5-2　黄疸病因病机

三、诊断

(1)目黄、身黄、尿黄,以目睛发黄为主。因为目白睛发黄是出现最早、消退最晚而最易发现的指征之一。

(2)患病初期,常有类似胃肠感冒的症状,三五日以后,才逐渐出现目黄,随后出现溲黄与身黄。急黄,为黄疸急起,迅即加深,甚则内陷心包。

(3)有饮食不节或饮食不洁、肝炎患者接触或使用化学制品、药物等病史。

(4)实验室检查如血清总胆红素、尿胆红素、尿胆原、直接胆红素测定,血清谷丙转氨酶、谷草转氨酶以及B超、CT、胆囊造影等,有助于诊断与鉴别诊断。

四、辨证论治

(一)辨证要点

1. 辨阳黄、阴黄与急黄

(1)阳黄

病因:湿热。

病机:湿热中阻,胆汁外溢。

证候特征:黄色鲜明如橘色,伴口干,发热,小便短赤,大便秘结,舌苔黄腻,脉弦数。

(2)急黄

病因:热毒。

病机:热毒内迫,胆汁外溢。

证候特征:黄色如金,发病迅速,伴神昏,谵语,衄血,便血,肌肤瘀斑,舌质红绛,苔黄燥。

(3)阴黄

病因：寒湿。

病机：寒湿阻滞，胆汁不循常道。

证候特征：黄色晦暗如烟熏，伴脘闷腹胀，畏寒，神疲，口淡不渴，舌质淡，苔白腻，脉濡缓或沉迟。

2. 阳黄宜辨湿热轻重

(1)热重于湿：身目俱黄，黄色鲜明。发热口渴，恶心呕吐，溲赤，便秘。舌苔黄腻，脉弦滑。

(2)湿重于热：身目俱黄，其色不如热重者鲜明。身困重，胸脘痞闷，呕恶便溏。舌苔厚腻微黄，脉弦滑。

(二)治疗原则

根据本病湿浊阻滞、脾胃肝胆功能失调、胆液不循常道、随血外溢的病机，其治疗原则为祛湿利小便，健脾疏肝利胆。故《金匮要略》有“诸病黄家，但利其小便”之训。并应依据湿从热化、寒化的不同，分别施以清热利湿和温中化湿之法。急黄则在清热利湿基础上，合用解毒凉血开窍之法。黄疸久病应注意扶助正气，如滋补脾肾，健脾益气等。

(三)分型论治

1. 阳黄

(1)湿热兼表

主症：黄疸初起，目白睛微黄或不明显，小便黄，脘腹满闷，不思饮食，伴恶寒发热，头身重痛，乏力，舌苔薄腻，脉浮弦或弦数。

治法：清热化湿，佐以解表。

主方：麻黄连翘赤小豆汤。

用药加减：热重者加金银花、栀子。

处方举例：麻黄 6 克，薄荷 10 克(后下)，蔻仁 6 克，藿香 10 克，连翘 10 克，赤小豆 15 克，石菖蒲 10 克，黄芩 10 克，茵陈 30 克，生甘草6克，滑石10克(包)，炒栀子10克。

(2)热重于湿

主症：身目俱黄，黄色鲜明，发热口渴，小便短赤，腹胀便秘，心中懊侬，口干口苦，恶心欲吐，舌苔黄腻，脉象弦数。

治法：清热利湿，佐以泻下。

主方：茵陈蒿汤。

用药加减：可酌加清热解毒药如连翘、升麻、大青叶、虎杖；淡渗利湿药如车前子、猪苓、泽泻等。

处方举例：茵陈30克，栀子10克，生大黄6克，板蓝根15克，秦艽10克，猪苓15克，泽泻15克，生甘草6克，公英15克，陈皮10克，半夏10克，郁金10克。

(3)湿重于热

主症：身目俱黄，其色不如热重者鲜明，头身困重，脘腹痞满，纳呆，恶心呕吐，腹胀便溏，舌苔厚腻微黄，脉弦滑或濡缓。

治法：利湿化浊，佐以清热。

主方：茵陈五苓散。

用药加减：可加调气药如木香、枳壳、厚朴等；食欲不振者加炒麦芽、鸡内金。

处方举例：茵陈30克，猪苓15克，茯苓15克，白术10克，泽泻10克，半夏10克，陈皮10克，竹茹10克，白豆蔻6克，藿香10克，大腹皮10克。

(4)胆腑郁热

主症：身目发黄鲜明，右胁剧痛放射至肩背，壮热或寒热往来，呕逆，尿黄便秘，舌红苔黄而干，脉弦滑数。

治法：泄热化湿，利胆退黄。

主方：大柴胡汤。

用药加减：可加金钱草、川厚朴、茵陈、郁金等。

处方举例：柴胡10克，黄芩10克，清半夏10克，枳实10克，白芍10克，大黄6克(后下)，金钱草30克，川朴9克，茵陈30克，郁金10克。

2. 急黄

主症：发病迅速，身目俱黄，其色如金，高热烦渴，胁痛胀满，神昏谵语，衄血，便血，舌质红绛，苔黄燥，脉弦数或细数。

治法：清热解毒，凉血开窍。

主方：犀角散。

用药加减：可加入清热解毒药如野菊花、金银花、蒲公英、板蓝根、大青叶、连翘、土茯苓等；神昏谵语加安宫牛黄丸或至宝丹；衄血、便血加地榆炭、柏叶炭等；腹水加木通、车前草、大腹皮等。

处方举例：水牛角粉10克(冲)，黄连6克，山栀子10克，茵陈45克，大青叶15克，银花10克，连翘15克，生地10克，丹皮10克，元参15克。

3. 阴黄

(1)寒湿证

主症：身目俱黄，黄色晦暗，或如烟熏，腹胀大便不实，口淡不渴，神疲畏寒，舌质淡，苔白腻，脉濡缓或沉迟。

治法：健脾和胃，温化寒湿。

主方：茵陈术附汤。

用药加减：胁痛加元胡、郁金、赤芍等；便溏加茯苓、泽泻、车前子等。

处方举例：茵陈30克，白术10克，干姜10克，制附片6克(先煎)，半夏10克，陈皮10克，茯苓15克，川厚朴10克，木香10克，白豆蔻6克，苍术10克。

(2)脾虚证

主症：身目发黄，黄色较淡而不鲜明，食欲不振，肢体倦怠乏力，心悸，气短，食少腹胀，大便溏薄，舌淡苔薄，脉濡细。

治法：补养气血，健脾退黄。

主方：小建中汤。

用药加减：酌加淡渗利湿之品如茯苓、泽泻等；气虚甚加黄芪、党参；血虚甚加当归、地黄。

处方举例：桂枝 9 克，生姜 6 克，大枣 10 克，白芍 10 克，炙甘草 10 克，饴糖 10 克，茯苓 10 克，泽泻 10 克，黄芪 15 克，当归 10 克。

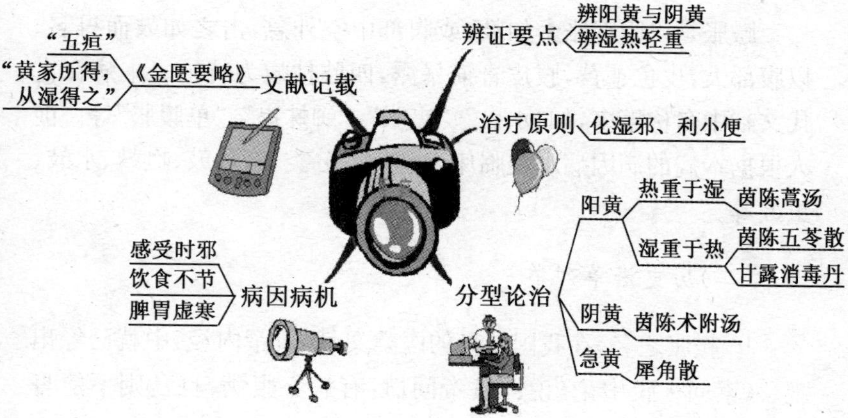

图 5-3 黄疸小结

五、转归预后

本病的转归与黄疸性质、体质强弱、治疗护理等因素有关。黄疸消退后，有时并不意味病情痊愈，仍需注意健脾疏肝等善后调理，以防余热不清，或肝脾气血损伤不复，迁延不愈，引起反复或转成"积聚"、"臌胀"。见图 5-3。

第三节 臌 胀

一、概述

(一)定义

臌胀是以腹部胀大如鼓,或腹部中空外急,击之如鼓而得名。以腹部大,皮色苍黄,腹皮青筋暴露,四肢枯瘦为特征。本病在古代文献中名称繁多,如“水蛊”、“蛊胀”、“蜘蛛蛊”、“单腹胀”等。前人根据本病的病因病理及临床表现加以分类,有气鼓、血鼓、水鼓、虫鼓等。

(二)历史沿革列举

1. 臌胀之名,在我国最早的医学文献《黄帝内经》中就已经出现。《素问·腹中论》说:“黄帝问曰:有病心腹满,旦食则不能暮食,此为何病? 岐伯对曰:名为臌胀。”

2.《金匮要略·水气病脉证并治》中,也把臌胀归于水气病,并加论述,指出:“肝水者,其腹大,不能自转侧,胁下腹痛,时时津液微生,小便续通”;“脾水者,其腹大,四肢苦重,津液不至但苦少气,小便难”;“肾水者,其腹大,脐肿腰痛,不能溺,阴下湿如牛鼻上汗,其足逆冷,面反瘦”。可见肝水、脾水、肾水三者皆可出现腹大的症状,说明了腹大与肝、脾、肾三脏的功能失调有着非常密切的关系。

3.《千金要方》则对臌胀发展过程中,有水无水时治疗的法则加以严格区别,指出:“有蛊胀,但胀满不肿,水胀,胀而四肢面目俱肿,大凡医者不善诊候,治蛊以水药,治水以蛊药。或但见胀满,皆以水药,如此者仲景所云愚医杀之。”

4.《丹溪心法》也认为臌胀是湿热为病,除与脾胃有关外,与心肺肝肾的关联是其新观点。在治疗上力戒通利之法，指出："此病之起，或三五年，或十余年，根深矣，势笃矣，欲求速效，自求祸耳，知王道者，能治此病也。或曰：胀病将终不可与利药耶？余曰：灼知其不因于虚，受病也浅，脾胃尚壮，积滞不痼，而又有有余之证，亦宜略与疏导；……。"确可谓经验之谈，对临床很有指导意义。

5.《证治要诀》说："蛊与鼓同，以言其急实如鼓非蛊毒之蛊也，欲谓之臌，又谓之蜘蛛病，所感不同，只是腹大而急、余处皮肉如常……。"

6.《医门法律》说："胀病亦不外水裹、气结、血凝……。"阐述了臌胀病理之偏实一面，说理很透彻，而且认识到积聚失治、误治是臌胀的病因。

（三）范围

本病主要见于现代医学的肝硬化腹水。另外，结核性腹膜炎、腹腔内肿瘤等疾病发生腹水而出现类似臌胀的证候时，亦可参考本篇进行辨证论治。

二、病因病机

（一）情志所伤

肝主疏泄，性喜条达。若因情志抑郁，肝气郁结，气机不利，则血液运行不畅，以致肝之脉络为瘀血所阻滞。再者，肝气郁结，脾土运化失职，水液运化发生障碍，以致水湿停留与瘀血蕴结日久不化，痞塞中焦而成臌胀。

（二）酒食不节

嗜酒过度，饮食不节，脾胃受伤，运化失职，酒湿浊气蕴结中焦，气机升降失常，波及肝肾，气滞不畅，血行受阻，开阖不利，致使气、血、水互结，而成臌胀。

(三)劳欲过度

肾藏精为先天之本，脾运化为后天之源，二者为生命之根本。劳欲过度伤及脾肾，水湿内生；肾损则气化不行，湿聚水生则成臌胀。

(四)脾虚食积

饮食积滞，胃纳失常，脾虚不运，气血不足，致使水湿、食积交杂不化，渐成臌胀。

(五)感染血吸虫

在血吸虫流行区，遭受血吸虫感染又未能及时进行治疗，内伤肝脾，脉络瘀阻，升降失常，清浊相混，逐渐而成臌胀。

(六)黄疸、积聚失治

黄疸本由湿热、寒湿所致，久则肝脾肾三脏俱病而气血凝滞，水饮内停渐成臌胀。积聚本由气郁与痰血凝聚而成，致使肝脾气血运行不畅，肾与膀胱气化失司，而成水湿停聚，气滞血瘀而成臌胀。见图 5-4。

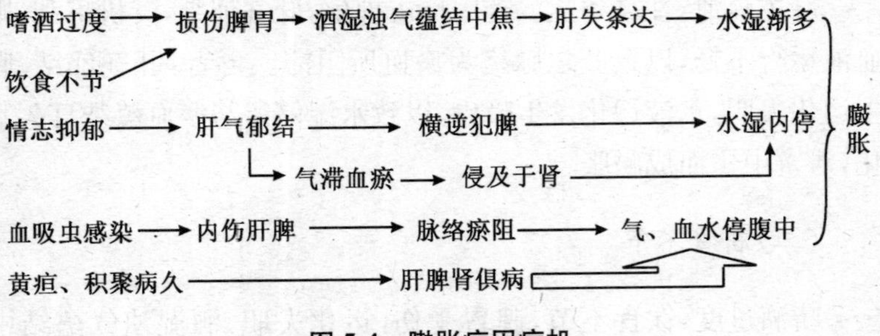

图 5-4　臌胀病因病机

总之，臌胀的病机重点为肝脾肾三脏功能失调，气滞、瘀血、水饮互结于腹中。其特点为本虚标实。

三、诊断

(1)初起脘腹作胀，腹膨大，食后尤甚，叩之成鼓音或移动性浊音。继则腹部胀满高于胸部，重者腹壁青筋暴露，脐孔突出。腹部臌隆，脐突皮光，嗳气或矢气则舒，腹部按之空空然，叩之如鼓，为“气鼓”；腹部胀大，胀如蛙腹，按之如囊裹水，为“水鼓”；胀病日久，腹部胀满，青筋暴露，内有癥积，按之胀满疼痛，而颈部可见赤丝血缕，为“血鼓”。常伴乏力、纳呆、尿少、出血倾向等。可见面色萎黄、黄疸、肝掌、蜘蛛痣。

(2)详审病史：本病证形成，常与酒食不节、情志内伤、虫毒感染有关，或从黄疸、胁痛转化而来。其腹部臌胀的形成，常在致病因素作用下，日积月累逐渐而成。

(3)腹部B超，X线食道钡餐造影，CT检查和腹水检查：血浆白蛋白降低，球蛋白增高，白球蛋白比值降低或倒置，丙种球蛋白升高，白细胞及血小板降低，凝血酶原时间可延长，均有助于诊断。

四、辨证论治

(一)辨证要点

表5-1　臌胀辨证

内容	辨证要点
辨新久缓急	臌胀虽然病程较长，但在缓慢发病当中又有缓急之分。若臌胀在半月至一月之间不断进展为缓中之急，多为阳证、实证；若臌胀迁延数月，则为缓中之缓，多属阴证、虚证

续表

内容	辨证要点
辨虚实	臌胀虽属虚中夹实,虚实错杂,但虚实在不同阶段各有侧重。一般初起为肝脾失调,肝郁脾虚;继则肝脾损伤,正虚邪实;终则肝脾肾三脏俱损。所以,实证多见气滞湿阻,湿邪困脾,热郁血瘀,以及虫积;虚证多见脾肾阳虚和肝肾阴虚
辨邪实	邪实中要辨气滞、瘀血、水饮的侧重。臌胀以气滞、瘀血、水饮互结最为突出。腹部膨隆,脐突皮光,叩之如鼓以气滞为主;腹大状如蛙腹,按之如囊裹水,以水饮为主;腹胀大,内有癥积疼痛,外有赤丝血缕,则以瘀血为主

(二)治疗原则

表 5-2　臌胀三期治则

分期	早期	中期	晚期
治则治法	祛邪为主:理气消胀,活血化瘀,利尿逐水	攻补兼施:以利水消胀为目的	攻补兼施:以防治严重兼症为重点

(三)分型论治

1. 气滞湿阻

主症:腹部胀大,按之不坚,胁下胀满或疼痛。纳呆食少,食后作胀,嗳气后稍减,或下肢微肿。舌苔白腻,脉弦细。

治法:疏肝理气,除湿散满。

主方:柴胡疏肝散合胃苓汤。

用药加减:若苔腻微黄,口干而苦,脉弦数,为气郁化火,可酌加丹皮、栀子；若胁下刺痛不移，面青舌紫，脉弦涩，为气滞血瘀，可加延胡索、丹参、莪术；若见头晕、失眠，舌质红、脉弦细数，为气郁化火伤阴，可加制首乌、枸杞子、女贞子等。

2. 寒湿困脾

主症：腹大胀满，按之如囊裹水。胸腹胀满，得热稍舒，周身困重，怯寒肢肿，小便短少，大便溏薄。舌苔白腻水滑，脉弦迟。

治法：温阳散寒，化湿醒脾。

主方：实脾饮。

用药加减：水肿甚者可加桂心、猪苓、泽泻；脘胁胀痛可加青皮、香附、延胡索；脘腹胀闷加郁金、枳壳、砂仁；气虚者可酌加黄芪、党参。

3. 湿热蕴结

主症：腹大坚满，脘腹绷急，外坚内胀，拒按。烦热口苦，渴不欲饮，小便赤涩，大便秘结或溏垢，或有面目肌肤发黄。舌尖边红，苔黄腻或灰黑而润，脉弦数。

治法：清热利湿，攻下逐水。

主方：中满分消丸合茵陈蒿汤、舟车丸。

用药加减：面目肌肤黄疸明显者去人参、干姜，加龙胆草、栀子；腹胀甚、大便秘结可加商陆、大黄。

4. 肝脾血瘀

主症：腹大坚满，按之下陷而硬，青筋怒张，胁腹刺痛拒按。面色晦暗，头颈胸臂等处可见红点赤缕，唇色紫褐，大便色黑，肌肤甲错，口干饮水不欲下咽。舌质紫暗或边瘀斑，脉细涩。

治法：活血化瘀，行气利水。

主方：调营饮。

用药加减：大便色黑，可加参三七、侧柏叶；癥块甚者加穿山甲、䗪虫、水蛭；痰瘀互结者加白芥子、半夏等；水胀满甚可用十枣汤以攻逐水饮。

5. 脾肾阳虚

主症：腹大胀满，形如蛙腹，撑胀不甚，朝宽暮急。面色苍黄，胸闷纳呆，便溏，畏寒肢冷，浮肿，小便不利。舌质色淡，舌体胖边有齿痕，苔厚腻水滑，脉沉弱。

治法：温补脾肾，行气利水。

主方：附子理中丸合五苓散、济生肾气丸。偏于脾阳虚可用附子理中丸合五苓散；偏于肾阳虚用济生肾气丸，或与附子理中丸交替使用。

用药加减：纳呆腹满，食后尤甚，可加黄芪、山药、薏苡仁、白扁豆；畏寒神疲，面色青灰，脉弱无力，酌加仙灵脾、巴戟天、仙茅；腹筋暴露者稍加桃仁、赤芍、三棱、莪术等。

6. 肝肾阴虚

主症：腹大坚满，甚则腹部青筋暴露，形体反见消瘦。面色晦滞，小便短少，口燥咽干，心烦少寐，齿鼻时或衄血。舌红绛少津，脉弦细数。

治法：滋养肝肾，凉血化瘀。

主方：六味地黄丸或一贯煎合膈下逐瘀汤。

用药加减：若津伤口干，重用石斛加花粉、芦根、知母；午后有热，酌加银柴胡、鳖甲、地骨皮、白薇、青蒿；鼻齿出血加栀子、芦根、藕节炭；肌肤发黄加茵陈、黄柏；若兼见面赤颧红可加龟板、鳖甲、牡蛎等。

7. 臌胀出血

主症：轻者齿鼻出血，重者病势突变，大量吐血或便血。症见腹部胀满，胃脘不适，吐血鲜红或大便油黑。舌红苔黄，脉弦数。

治法：清胃泻火，化瘀止血。

主方：泻心汤合十灰散。

用药加减：酌加三七化瘀止血；若气随血脱，汗出肢冷，可急用独参汤以扶正救脱。

8. 臌胀神昏

主症：神志昏迷为臌胀晚期恶候。症见高热烦躁，怒目狂叫，口臭便秘，溲赤尿少。舌红苔黄，脉弦数。

治法：清心开窍。

主方：安宫牛黄丸或紫雪丹或至宝丹或用醒脑静注射液静脉滴注。

用药加减：热陷心包，神昏谵语，选安宫牛黄丸；热闭昏厥选至宝丹；热陷神昏而为痉厥者用紫雪丹；可用醒脑静注射液 40～60 毫升兑入 5%～10%葡萄糖溶液中静脉滴注，每日 1～2 次，连续 1～2 周。若症见神情淡漠呆滞，朦胧嗜睡，口中秽气，舌淡苔浊腻，脉弦细，当治以化浊开窍，选用苏合香丸、玉枢丹等。若病情进一步恶化，症见昏睡不醒、汗出肢冷、双手撮空、不时抖动、脉微欲绝，此乃气阴耗竭、元气将绝的脱证，可应用生脉注射液静滴，并急煎参附牡蛎汤，敛阴固脱。

五、转归预后

本病在临床上往往虚实互见或实中夹虚，或虚中夹实。如攻伐太过，实胀可转为虚胀；如复感外邪，或过用滋补壅塞之剂，虚胀亦可出现实胀的症状。气滞湿阻证及时予疏肝理气、除湿消满之剂，可使病情得到控制；若失治、误治，水湿可从寒化或热化，或气滞日久，瘀血内积，病情进一步加重。寒湿困脾证用温阳散寒、化湿利水之剂，使寒去阳复，水湿得泄，可取得疗效；若水湿较重，迁延日久，伤及脾肾之阳，可转化为脾肾阳虚之证。湿郁日久，或过用温热之品，亦可化热，转变成湿热蕴结之证。湿热蕴结证用清热化湿利水之剂，如热清邪退胀消，气畅滞化水泄，可望获得好转；若久治不愈，邪深入络，可成肝脾血瘀之证。若湿热久羁，耗伤阴液，伤及肝肾，可转化为肝肾阴虚之证。

总之，气、水、血鼓与臌胀各证候间可以互相转化。本病初期，虽腹胀大，正气渐虚，合理治疗，尚可带病延年；若病至晚期，腹大如瓮，青筋暴露，脐心突起，便溏，四肢消瘦，或见脾肾阳虚证，或见肝肾阴虚证，则预后不良；若见出血、神昏、痉厥则为危象。

第四节 眩晕

一、概述

（一）定义

眩晕是由风、火、痰、虚、瘀致清窍失养而引起以头晕、眼花为主症的一类病证。眩即眼花，晕是头晕，两者常同时并见，故统称为"眩晕"。临床上轻重不一，轻者闭目即止，重者如坐舟车，旋转不定，不能站立，或伴有恶心、呕吐、汗出等症状，严重者可突然仆倒。

（二）历史沿革列举

1. 眩晕最早见于《内经》，称为"眩冒"、"眩"。

（1）外邪致病。《灵枢·大惑论》："故邪中于项，因逢其身之虚……入于脑则脑转。脑转则引目系急，目系急则目眩以转矣。"

（2）因虚致病。《灵枢·海论》："髓海不足，则脑转耳鸣，胫酸眩冒"；《灵枢·卫气》："上虚则眩。"

（3）与肝有关。《素问·至真要大论》："诸风掉眩，皆属于肝。"

（4）与运气有关。《素问·六元正纪大论》："木郁之发……甚则耳鸣眩转。"

2. 汉代张仲景有"眩"、"目眩"、"头眩"、"身为振振摇"、"振振欲擗地"等描述。

（1）论述病因：邪郁少阳，上干空窍；肠中燥屎，浊气上冲；阳虚水泛，上犯清阳；痰饮停积胃中，清阳不升。

(2)以相应的理法方药治疗：小柴胡汤治少阳眩晕；大承气汤治阳明腑实之眩晕；真武汤治少阴阳虚水泛之眩晕；苓桂术甘汤、小半夏加茯苓汤、泽泻汤等治疗痰饮眩晕。

3. 严用和于《重订严氏济生方·眩晕门》中指出“所谓眩晕者，眼花屋转，起则眩倒是也，由此观之，六淫外感，七情内伤，皆能导致”，第一次提出六淫、七情所伤致眩说。

4. 元代朱丹溪提倡痰火致眩学说，提出“无痰不作眩”及“头眩，痰挟气虚并火，治痰为主，挟补气药及降火药。无痰则不作眩，痰因火动”。

5. 明代张景岳特别强调因虚致眩，认为“无虚不能作眩”；“眩运一证，虚者居其八九，而兼痰者，不过十中一二耳”。同时在《内经》“上虚则眩”的理论基础上，对下虚致眩做了详尽论述，在《景岳全书·眩晕》中云：“头眩虽属上虚，然不能无涉于下。盖上虚者，阳中之阳虚也；下虚者，阴中之阳虚也。阳中之阳虚者，宜治其气，如四君子汤之类是也。然伐下者必枯其上，滋苗者必灌其根。所以凡治上虚者，犹当以兼补气血为最，如大补元煎、十全大补汤诸补阴补阳等剂，俱当酌宜用之。”

(三)范围

眩晕是常见临床症状之一，可见于西医的多种疾病。凡耳性眩晕，如美尼尔病、迷路炎、前庭神经元炎、位置性眩晕、晕动病等；脑性眩晕，如脑动脉硬化、高血压脑病、椎-基底动脉供血不足等颅内血管性疾病，某些颅内占位性疾病、感染性疾病；其他原因所致眩晕，如高血压、低血压、阵发性心动过速、贫血、头部外伤后眩晕、神经官能症等，以眩晕为主要表现者，均可参考本篇辨证论治。

二、病因病机

总之，眩晕一证，以内伤为主，尤以肝阳上亢、气血虚损及痰浊中阻为常见。眩晕发病，各种病因可相互影响、互相转化而形成虚实夹杂之证。眩晕多本虚标实，实指风、火、痰、瘀，虚则指气、血、阴、阳之虚；其病变脏腑以肝、脾、肾为重点，三者之中，又以肝为主。见图 5-5。

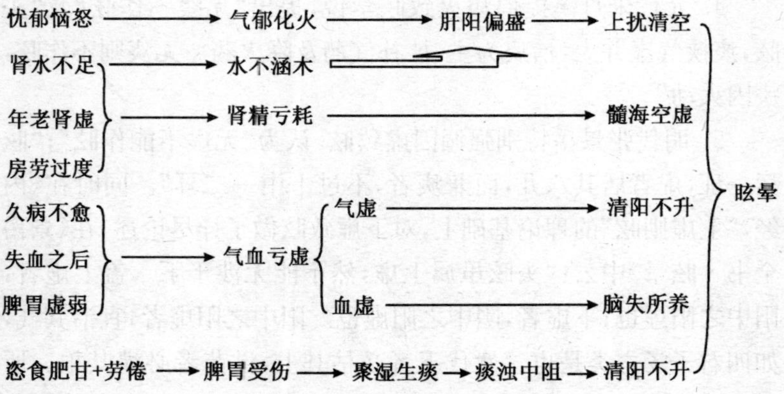

图 5-5　眩晕病因病机

三、诊断

(1)头晕目眩，视物旋转，轻者闭目即止，重者如坐车船，甚则仆倒。

(2)可伴有恶心呕吐，眼球震颤，耳鸣耳聋，汗出，面色苍白等。

(3)多慢性起病，逐渐加重，或时轻时重，反复发作。

(4)血红蛋白，红细胞计数，血压，心电图，电测听，颈椎 X 线摄片，经颅多普勒等检查，有助于明确诊断。有条件者可做 CT、MRI 检查。

(5)应排除颅内肿瘤、血液病等。

四、辨证论治

（一）辨证要点

1. 辨脏腑

眩晕病位在清窍，与肝、脾、肾三脏功能失常密切相关。

（1）肝阳上亢所致眩晕→兼见头胀痛，面潮红，烦躁易怒等。

（2）脾虚气血生化乏源之眩晕→兼见纳呆，乏力，面色㿠白等；脾失健运，痰湿中阻之眩晕→兼见纳呆，呕恶，头重，耳鸣等。

（3）肾精不足之眩晕→多兼腰酸腿软，耳鸣如蝉等。

2. 辨虚实

表 5-3　眩晕虚实辨证

	虚证	实证
病程	久病多虚	新病多实
体质	体弱者多虚	体壮者多实
兼症	多兼体倦乏力，耳鸣如蝉，腰膝酸软	兼呕恶，面赤，头胀痛
舌象	气血虚则舌淡嫩；肾精不足，偏阴虚，舌嫩红少苔；偏阳虚，舌胖嫩淡暗	痰湿重者，舌苔厚滑或浊腻；内有瘀血，舌质黯或舌有瘀斑、瘀点
脉象	气血虚，脉细弱；肾精不足，偏阴虚，脉弦细数；偏阳虚，脉沉细	痰湿重，脉滑；内有瘀血，脉涩

3. 辨标本

眩晕多属本虚标实之证。

肝肾阴亏、气血不足，为病之本。痰、瘀、风、火，为病之标。痰、瘀、风、火又各具特点，如风性主动，火性炎上，痰性黏滞，瘀性留着等，临床需加以辨识。

(二)治疗原则

1. 虚者补之,分别施以益气养血、补益肝肾、填精生髓等法;实者泻之,施以平肝潜阳、燥湿祛痰等法。

2. 本病多虚实夹杂,治疗当权衡主次,随证治之。

(三)分型论治

1. 肝阳上亢

主症:眩晕耳鸣,头痛而胀,每因烦劳恼怒而加剧。面部潮红,急躁易怒,失眠,多梦,口苦,便秘。舌质红苔黄,脉细数。

治法:平肝潜阳,滋补肝肾。

主方:天麻钩藤饮。

用药加减:肝火过盛加龙胆草、菊花、丹皮等;便秘者加大黄粉、芒硝;眩晕剧烈伴手足麻木、震颤,有阳动化风之势,可加珍珠母、龙骨、牡蛎。

2. 气血亏虚

主症:眩晕,动则加剧,劳累即发。面色晄白,唇甲不华,神疲乏力,心悸少寐。舌淡苔薄白,脉细弱。

治法:补益气血,健运脾胃。

主方:归脾汤。

用药加减:食少便溏加茯苓、薏苡仁、砂仁、焦三仙;血虚甚者加熟地、阿胶、紫河车粉;中气不足,清阳不升之眩晕,宜用补中益气汤。

3. 肾精不足

主症:眩晕,精神萎靡,两目干涩,少寐多梦,耳鸣,腰膝酸软。偏阴虚:五心烦热,颧红,咽干;偏阳虚:四肢不温,形寒肢冷。偏阴虚:舌质红,苔少,脉细数;偏阳虚:舌质淡,脉沉细无力。

治法:偏阴虚:补肾滋阴;偏阳虚:补肾助阳。

主方：偏阴虚：左归丸；偏阳虚：右归丸。

用药加减：偏阴虚：阴虚内热较甚，症见五心烦热等，加知母、黄柏、丹皮、菊花、地骨皮以滋阴清热；偏阳虚：方中附子、肉桂辛温而燥不宜久服，常服宜改用巴戟肉、仙灵脾等温润之品。

4. 痰浊内蕴

主症：眩晕而头重如蒙。胸闷恶心，食少多寐，倦怠，呕吐痰涎。苔白腻，脉濡滑。

治法：燥湿祛痰，健脾和胃。

主方：半夏白术天麻汤。

用药加减：呕吐频作加代赭石、竹茹、生姜；脘闷不食加白蔻仁、砂仁；肢体沉重苔腻加藿香、佩兰、菖蒲；痰浊中阻，郁而化火而兼见心烦口苦，渴不饮，宜温胆汤加黄连、黄芩。

5. 瘀血阻窍

主症：眩晕，头痛。健忘，失眠，心悸，精神不振，面唇紫暗。舌有瘀点或瘀斑，脉弦涩或细涩。

治法：祛瘀生新，通窍活络。

主方：通窍活血汤。

用药加减：兼寒凝，症见畏寒肢冷可加附子、肉桂；兼骨蒸劳热，肌肤甲错，加丹皮、黄柏、知母。

五、转归预后

(1)眩晕病程较长，又多为本虚标实，故常可见到虚实之间的相互转化，在转化过程中，又可出现虚实夹杂的证候。

(2)虚证与实证本身各型之间也可相互转化和兼夹。如气血亏虚，不能化生肾精，转化为肾精不足或气血亏虚兼肾精不足。

(3)眩晕的预后与病情轻重有关。病情轻者，若治疗护理得当，预后多属良好；病情重笃，经久不愈，发作时间长，发作频繁，则难以根治。

(4)中年以上,肝阳上亢者,阳化风动,血随气逆挟痰挟火,横窜经隧,蒙蔽清窍,即成中风危证,预后不良。

(5)少数内伤眩晕患者,可因肝血、肾精耗竭,耳目失其荣养,而发为失聪或失明之病证。

第五节　中　风

一、概述

(一)定义

中风病是由于脏腑功能失调,气血逆乱,产生风、火、痰、瘀,导致脑脉痹阻或血溢脑脉之外而引起的,临床以突然昏仆、半身不遂、口舌歪斜、言语謇涩、偏身麻木为主症的一种疾病。本病好发于中老年人。四季皆可发病,以冬春两季最为多见。

(二)历史沿革列举

中风一病,始见于《内经》。其病名有“大厥”、“薄厥”、“仆击”、“偏枯”、“痱风”等,描述了中风病不同阶段的主要临床表现。

1. 在病因病机方面,《内经》记载较多。

(1)提出“内虚邪中”的外因论。

(2)认识到中风的发生与个人的体质、饮食、精神刺激等因素有关。

(3)认识到病变部位在头部。

2. 历代医家对中风病因病机的认识,大体上可分为两个阶段。

(1)唐宋以前多以“内虚邪中”立论。

《金匮要略》认为中风之病因为络脉空虚,风邪入中,并创立了在络、在经、入腑、入脏的辨证方法。在治疗上主张驱散风邪，补益正气。

(2)唐宋以后，尤其是金元时代，多以“内风”立论。

①刘河间提出“心火暴甚”；

②李东垣认为“正气自虚”；

③朱丹溪强调“湿痰生热”；

④王履将中风病分为“真中”、“类中”。

(3)明代：张景岳倡“非风”说，提出内伤积损是中风的病因。

(4)清代及近代

①叶天士、沈金鳌、尤在泾、王清任等丰富了中风病的治法方药，形成了比较完整的证治理论。

②张伯龙、张山雷、张锡纯认识到中风的发生主要是阴阳失调，气血逆乱，直冲犯脑。

③近年来对中风病的预防、诊断、治疗、康复、护理等方面逐步形成了较为统一的标准与规范，治疗方法多样化，临床疗效有了较大的提高。

(三)范围

中风病大体上相当于西医的急性脑血管病，主要包括缺血性和出血性两大类型，均可参考本节辨证论治。

二、病因病机

病因为积损正衰，劳倦内伤，饮食不节，五志过极。本病的基本病机为气血逆乱，上犯于脑。多在脏腑功能失调，气血素虚的基础上，加之劳倦内伤、忧思恼怒、饮食不节、用力过度或气候骤变等诱因，而致痰浊、瘀血内生，或阳化风动，血随气逆，导致脑脉痹阻或血溢脑脉之外而发为中风病。见图 5-6。

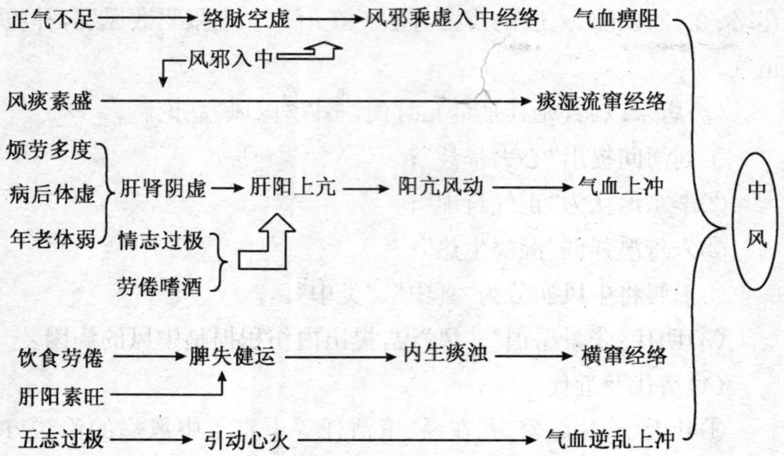

图 5-6 中风病因病机

三、诊断

(1)以神志恍惚、迷蒙,甚至昏迷或昏愦,半身不遂,口舌歪斜,言语謇涩或不语,偏身麻木为主症,多急性起病。病发多有诱因,病前常有头晕、头痛、肢体麻木、力弱等先兆症状。好发年龄以40岁以上为多见。脑脊液检查、眼底检查、颅脑CT、MRI等检查,有助于诊断。

(2)临床按有无神识昏蒙可分为中经络、中脏腑。

(3)中风病临床分期

急性期:发病后两周以内,中脏腑最长至1个月。

恢复期:发病2周或1个月至半年以内。

后遗症期:发病半年以上。

四、辨证论治

(一)辨证要点

1. 细访病史,多有征兆

中老年人，有中风先兆症状，急性起病，以半身不遂、口舌歪斜、言语謇涩为主症者，一般诊断不难。若突发神昏，需进一步了解既往病史，以防延误病情。

2. 明辨病性

应根据病人的症状、舌象、脉象，辨明虚实寒热。如半身不遂者，肢体强痉拘急多为实，松懈瘫软则为虚。舌红苔黄腻属痰热，舌红无苔则属邪热伤阴。面红目赤，为邪热炽盛；畏寒肢冷，为阳气虚衰。

3. 辨病势顺逆

应注意观察病人神志及瞳神的变化，根据“神”的变化判断病势的顺逆。见图 5-7。

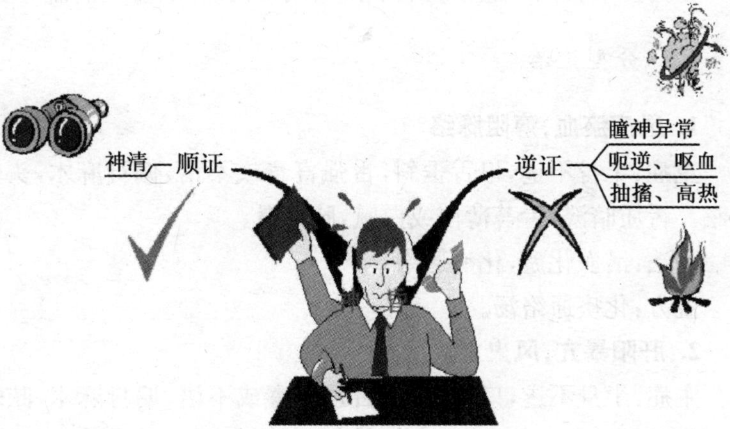

图 5-7　神昏辨证

4. 辨闭证、脱证

闭证：邪气内闭清窍，属实证，症见神昏、牙关紧闭、口噤不开、肢体强痉。阳闭：面赤身热，气粗口臭，躁扰不宁，舌苔黄腻，脉弦滑而数。阴闭：面白唇暗，静卧不烦，四肢不温，痰涎壅盛，舌苔白腻，脉沉滑或缓。

脱证：五脏阳气外脱，属危候，症见昏愦不知，目合口开，四肢松懈瘫软，肢冷汗多，二便自遗。

(二)治疗原则

1. 急性期

标实症状突出，急则治其标，当以祛邪为主。常用平肝熄风、清化痰热、化痰通腑、活血通络、醒神开窍等治疗方法。闭证当以祛邪开窍醒神法治疗；脱证则以扶正固脱为法；“内闭外脱”者，醒神开窍与扶正固脱可以兼用。

2. 恢复期与后遗症期

多为虚实夹杂，治宜扶正祛邪，常用育阴熄风、益气活血等法。

(三)分型论治

1. 风痰瘀血，痹阻脉络

主症：半身不遂，口舌歪斜，舌强言謇或不语，偏身麻木，头晕目眩。舌质暗淡，舌苔薄白或白腻，脉弦滑。

治法：活血化瘀，化痰通络。

主方：化痰通络汤。

2. 肝阳暴亢，风火上扰

主症：半身不遂，口舌歪斜，舌强言謇或不语，偏身麻木，眩晕头痛，面红目赤，口苦咽干，心烦易怒，尿赤便干。舌质红或红绛，舌苔黄，脉弦而有力。

治法：平肝泻火通络。

主方：天麻钩藤饮。

3. 痰热腑实，风痰上扰

主症：半身不遂，口舌歪斜，舌强言謇或不语，偏身麻木，腹胀便秘。舌质暗红，舌苔黄或黄腻，脉弦滑。

治法：化痰通腑。

主方：星蒌承气汤。

4. 气虚血瘀

主症：半身不遂，口舌歪斜，舌强言謇或不语，偏身麻木，面色㿠白，气短乏力，自汗心悸，手足肿胀。舌质暗淡，舌苔薄白或白腻，脉沉细、细缓或细弦。

治法：益气活血，扶正祛邪。

主方：补阳还五汤。

5. 阴虚风动

主症：半身不遂，口舌歪斜，舌强言謇或不语，偏身麻木，烦躁失眠，眩晕耳鸣，手足心热。舌质红绛或暗红，少苔或无苔，脉细弦或细弦数。

治法：滋养肝肾，潜阳熄风。

主方：镇肝熄风汤。

6. 痰热内闭清窍

主症：神昏或昏愦，半身不遂，鼻鼾痰鸣，项强身热，躁扰不宁。舌质红绛，舌苔黄腻或干腻，脉弦滑数。

治法：清热化痰，醒神开窍。

主方：羚羊角汤合安宫牛黄丸。

7. 痰湿蒙塞心神

主症：神昏，半身不遂，肢体松懈，瘫软不温，甚则四肢逆冷，痰涎壅盛。舌质暗淡，舌苔白腻，沉滑或沉缓。

治法：温阳化痰，醒神开窍。

主方：涤痰汤合苏合香丸。

8. 元气败脱，神明散乱

主症：神昏或昏愦，肢体瘫软，肢冷汗多，二便失禁。舌萎，舌质紫暗，苔白腻，脉沉缓、沉微。

治法：益气回阳固脱。

主方：参附汤。

五、转归预后

中风病的转归取决于患者体质的强弱、正气的盛衰、病情的轻重以及诊疗的正确及时与否等多种因素。

(1)起病时神清、属中经络者，病位浅，病情轻，若及时治疗，半身不遂等症可获得较好的恢复；若邪恋经脉，气血运行不利，日久耗伤正气，则半身不遂诸症难以恢复而留有后遗症。少数病人虽发病时神清，但因正虚邪盛，数日内病情恶化，出现神识昏蒙而转化为中脏腑，如治疗得当可获转机，若正不胜邪，邪盛正衰，则难以救治。

(2)病初即神昏、属中脏腑者，病位深，病情重，若正气不衰，治疗及时得当，可望清窍得开而转化为中经络；若邪盛正衰，阴阳离绝，则难以救治；若出现呕血、便血、呃逆、高热等变证，多属危候。一般缺血性中风，多病情轻，预后相对较好，少数病情危重者，相当于大面积脑梗死的病人，预后较差；出血性中风，多病情重，急性期常伴有意识障碍，出血量大者预后不良。见图 5-8。

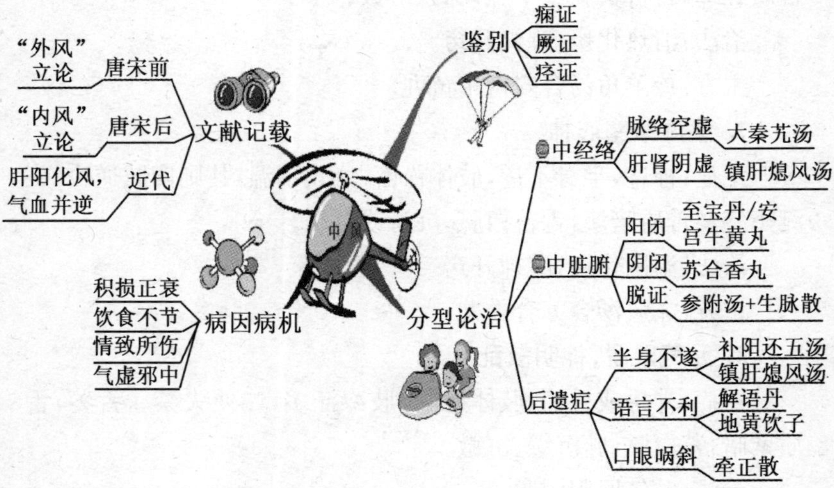

图 5-8　中风小结

第六节　疟　疾

一、概述

（一）定义

疟疾由感受疟邪，邪正交争所致，是以寒战壮热、头痛、汗出、休作有时为特征的传染性疾病，多发于夏秋季。

（二）历史沿革列举

早在《素问》就有《疟论》、《刺疟论》等专篇，对疟疾的病因、病机、症状、针灸治法等做了系统而详细的讨论。《神农本草经》明确记载常山有治疟的功效。《金匮要略·疟疾脉证并治篇》以蜀漆治疟，并在《内经》的基础上补充了疟母这一病症。其治疟的白虎加桂枝汤和治疟母的鳖甲煎丸，沿用至今。《肘后备急方·治寒热诸疟方》首先提出了“瘴疟”的名称，并最先采用青蒿治疟。《诸病源候论·间日疟候》明确提出“间日疟”的病证名称，在《劳疟候》里补充了“劳疟”这一证候。《千金要方》除制订以常山、蜀漆为主的截疟诸方外，还用马鞭草治疟。《三因极一病证方论·疟病不内外因证治》指明了“疫疟”的特点：“一岁之间，长幼相若，或染时行，变成寒热，名曰疫疟。”《脉因症治·疟》提出了“传染”的概念。《证治要诀》将疟疾与其他表现往来寒热的疾病做了鉴别。《证治准绳·疟》对疟疾的易感性、免疫力及南北地域的差异有所记载。《景岳全书·疟疾》进一步肯定疟疾因感受疟邪所致，并非痰、食引起。《症因脉治·疟疾总论》对“瘴疟”的症状及病机作了较全面的论述，并将间二日而发之疟疾称为“三日疟”。《疟疾论》将三日疟称为“三阴疟”，指出其特点是患病时间较长，病情相对较轻，“无骤死之理”。

（三）范围

疟疾是指由感受疟邪引起的，以恶寒壮热、发有定时，多发于夏秋季为特征的一种传染性疾病。中西医学对疟疾的认识基本相同，即西医学的疟疾属于本病范畴。

二、病因病机

引起疟疾的病因是感受疟邪，在《内经》亦称为“疟气”。疟邪具有的特点是：

1. 舍于营气，伏藏于半表半里。如《素问·疟论》说：疟气“藏于皮肤之内，肠胃之外，此营气之所舍也”。《医门法律·疟疾论》说：“外邪得以入而疟之，每伏藏于半表半里，入而与阴争则寒，出而与阳争则热。”

2. 随经络而内搏五脏，横连募原。

3. 盛虚更替。

4. 与卫气相集则引起发病，与卫气相离则病休。见图 5-9。

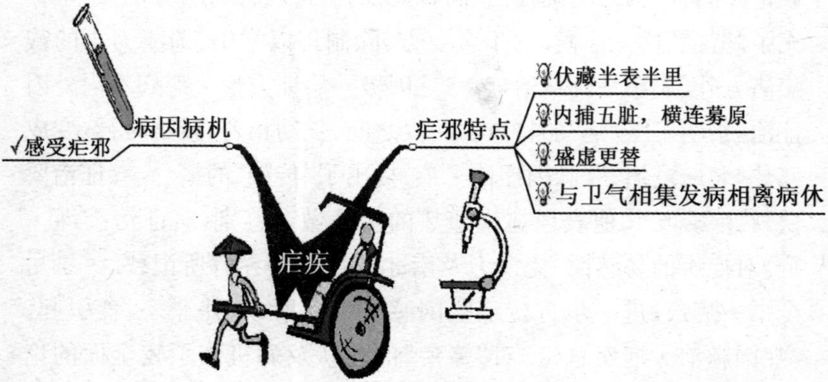

图 5-9　疟疾病因病机

三、诊断

1. 寒战、高热、汗出，周期性发作，间歇期症状消失，形同常人，为诊断的重要依据。

2. 居住或近期到过疟疾流行地区，在夏秋季节发病，可作为参考。

3. 实验室检查，必要时进行血涂片检查疟原虫，若查到疟原虫则为诊断疟疾的确切依据。

四、辨证论治

（一）辨证要点

1. 辨瘴疟与一般疟疾的不同

一般的疟疾症状比较典型，休止之时，可如常人；定时而作，周期明显；神识清楚；发病虽以南方多见，但全国各地均有分布。而瘴疟则症状多样，病情严重，未发之时也有症状存在；周期不如一般疟疾明显；多有神昏谵语；主要在南方地区发病。

2. 辨寒热之偏盛

《景岳全书·疟疾》说："治疟当辨寒热，寒胜者即为阴证，热胜者即为阳证。"对于一般疟疾，典型发作者属于正疟；和正疟相比较，阳热偏盛，寒少热多者，则为温疟；阳虚寒盛，寒多热少者，则为寒疟。在瘴疟之中，热甚寒微，甚至壮热不寒者，则为热瘴；寒甚热微，甚至但寒不热者，则为冷瘴。

3. 辨正气之盛衰

疟疾每发，必耗伤人体气血，病程愈久，则气血耗伤日甚。正气亏虚，易于形成劳疟而反复发作。

（二）治疗原则

祛邪截疟是治疗疟疾的基本原则。在诊断为疟疾后，即可截疟。在此基础上，根据疟疾证候的不同，分别结合和解表里、清热保津、温阳达邪、清心开窍、化浊开窍、补益气血等治法进行治疗。

（三）分型论治

1. 正疟

主症：先有呵欠乏力，继则寒栗鼓颔，寒罢则内外皆热，头痛面赤，口渴引饮，终则遍身汗出，热退身凉，舌红，苔薄白或黄腻，脉弦。间隔一日，又有相同的症状发作。故其症状特点为：寒战壮热，休作有时。

治法：祛邪截疟，和解表里。

方药：柴胡截疟饮。

用药加减：口渴甚者，可加葛根、石斛生津止渴；胸脘痞闷、苔腻者，去滞气碍湿之人参、大枣，加苍术、厚朴、青皮理气化湿；烦渴、苔黄、脉弦数，为热盛于里，去辛温补中之人参、生姜、大枣，加石膏、花粉清热生津。

2. 温疟

主症：寒少热多，汗出不畅，头痛，骨节酸疼，口渴引饮，尿赤便秘，舌红，苔黄，脉弦数。

治法：清热解表，和解祛邪。

方药：白虎加桂枝汤。

用药加减：津伤较甚，口渴引饮者，酌加生地、麦冬、石斛养阴生津。

3. 寒疟

主症：寒多热少，口不渴，胸脘痞闷，神疲体倦，舌苔白腻，脉弦。

治法：和解表里，温阳达邪。

方药：柴胡桂枝干姜汤。

用药加减：脘腹痞闷，舌苔白腻者，为寒湿内盛，加草果、厚朴、陈皮理气化湿，温运脾胃。

4. 热瘴

主症：寒微热甚，或壮热不寒，头痛，肢体烦疼，面红目赤，胸闷呕吐，烦渴饮冷，大便秘结，小便热赤，甚至神昏谵语。舌质红绛，苔黄腻或垢黑，脉洪数或弦数。

治法：解毒除瘴，清热保津。

方药：青蒿素合清瘴汤。

用药加减：若壮热不寒，加生石膏清热泻火；口渴心烦，舌红少津为热甚津伤，加生地、玄参、石斛、玉竹清热养阴生津；神昏谵语，为热毒蒙蔽心神，急加安宫牛黄丸或紫雪丹清心开窍。

5. 冷瘴

主症：寒甚热微，或但寒不热，或呕吐腹泻，甚则神昏不语，苔白厚腻，脉弦。

治法：解毒除瘴，芳化湿浊。

方药：青蒿素合不换金正气散。

用药加减：神昏谵语合用苏合香丸芳香开窍；但寒不热，四肢厥冷，脉弱无力，为阳虚气脱，加人参、附子、干姜益气温阳固脱。

6. 劳疟

主症：倦怠乏力，短气懒言，食少，面色萎黄，形体消瘦，遇劳则复发疟疾，寒热时作，舌质淡，脉细无力。

治法：益气养血，扶正祛邪。

方药：何人饮。

用药加减：在疟发之时，寒热交作者，应加青蒿或常山祛邪截疟；食少面黄，消瘦乏力者，可加黄芪、白术、枸杞增强益气健脾养血之功。

7. 疟母

主症：久疟不愈，胁下结块，触之有形，按之压痛，或胁肋胀痛，舌质紫暗，有瘀斑，脉细涩。

治法：软坚散结，祛瘀化痰。

方药：鳖甲煎丸。

用药加减：有气血亏虚证候者，应配合八珍汤或十全大补丸等补益气血之剂，以虚实兼顾，扶正祛邪。

五、转归预后

除瘴疟外，疟疾的预后一般良好，经过及时治疗，大多较快痊愈。但疟病日久，正虚邪恋，形成劳疟者，则易反复发作，使病情缠绵。胁下结块形成疟母者，则需要一定的治疗时间，以期消退。瘴疟则预后较差，因阴阳极度偏盛，心神蒙蔽，易导致死亡，需及时进行急救治疗。

本章小结

肝位于右胁，主疏泄，性刚强，喜条达而恶抑郁；又主藏血，具贮藏和调节血液的功能；开窍于目。肝病常见的证候有肝气郁结、肝火上炎、肝阴不足、肝血亏虚、瘀血阻络等。胆为六腑之一，内寄相火，因其内藏精汁，又称奇恒之腑，其气以通降为顺，有助胃腐熟水谷之功。胆病常见的证候有胆腑郁热、胆腑气滞、胆内结石等。胆附于肝，与肝相表里，胆管起源于肝，胆液为肝之余气，足厥阴肝经与足少阳胆经相通，所以胆的病变与肝密切相关，胆病可及肝，肝病可及胆，可致肝胆同病，发为肝胆气郁、肝胆湿热等证。肝胆证候以实证多见。肝木疏土，肝随脾升，胆随胃降，肝木生于肾水，长于脾土，故肝胆病与脾、胃、肾等脏腑关系密切，临床证候如肝脾不调、肝肾阴虚、胆胃郁热等即属之。现将肝胆主要证候分述如下。

一、肝病多实，多气滞，多郁火，多血瘀，所以治疗肝病宜疏肝理气，清肝泻火，活血化瘀，着重祛邪，祛邪即可保肝。应注意疏肝理气不可过用香燥，以防伤阴；清肝泄火不可过用苦寒，以防损伤脾胃；活血化瘀宜兼用疏肝理气，以增活血之力。胆病多实，多气郁，多胆郁，多结石，所以治疗胆病宜理气，利胆，排石。胆从肝治，治胆应合用疏肝之法。胆腑宜通，胆随胃降，其利胆排石可合用和降通腑之法。肝病之虚，一般分为阴虚和血虚。血虚宜补养气血，阴虚宜滋阴或兼降火。

二、肝胆同病多湿热，治宜清热利湿，疏肝利胆；若为疫毒挟湿热内侵，肝胆同病，治宜清热解毒，清热利湿，应适当配伍疏肝利胆、通腑化瘀之品。

三、肝胆与脾胃肾关系密切，在治疗肝胆病的同时，应兼顾相关脏腑。如肝郁脾虚，治宜疏肝理脾；肝肾阴虚，治宜滋养肝肾；肝胃不和，治宜疏肝和胃降逆。

四、防治肝胆病证，应避免强烈的精神刺激，增强战胜疾病的信心，解除不必要的顾虑，安心静养；避免过食肥甘，尤其要避免饮酒过度，黄疸、臌胀患者更应禁酒；食盐有凝涩之弊，臌胀病人应限制食盐的摄入，给予低盐饮食，尿量减少时，则给予无盐饮食。

本章典型习题与题解

一、选择

1. 下列哪项概括了眩晕发生的病机(B)

A. 痰、热、风、湿　B. 风、火、痰、虚　C. 火、气、血、虚

D. 风、痰、气、血　E. 风、火、血、虚

2. 患者突然昏仆，不省人事，牙关紧闭，两手握固，大小便闭，肢体强痉，伴有静卧不烦，四肢不温，痰涎壅盛，舌苔白腻，脉沉滑

缓。其诊断是(B)

A. 中风阳闭证 B. 中风阴闭证 C. 中风脱证 D. 中风中经络 E. 中风后遗症

3. 治疗胁痛肝阴不足证,应首选(E)

A. 沙参麦冬汤 B. 麦门冬汤 C. 益胃汤 D. 玉女煎 E. 一贯煎

4. 黄疸的辨证,当以何者为纲(E)

A. 肝胆 B. 气血 C. 虚实 D. 表里 E. 阴阳

5. 治疗寒湿困脾臌胀的主方是(C)

A. 胃苓汤 B. 舟车丸 C. 实脾饮 D. 附子理中丸 E. 六味地黄丸

6. 疟疾的临床特征(C)

A. 寒热往来 B. 恶寒发热 C. 寒战壮热,休作有时 D. 寒战壮热,发无休止 E. 乍寒乍热

二、简答

1. 黄疸的常见病因与病机。

答案:病因:感受时邪;饮食不节;脾胃虚寒。病机:肝胆脾胃功能失调,胆汁不循常道外溢。

2. 臌胀的概念和病机要点。

答案:臌胀是以腹部膨胀如鼓而得名。以腹胀大如鼓、皮色苍黄、脉络暴露为主要临床表现。肝脾肾三脏功能失调,气滞、瘀血、水饮互结腹中,本虚标实、虚实错杂为本病病机要点。

3. 中风的概念与常见病因。

答案:中风病是气血逆乱,产生风、火、痰、瘀,导致脑脉痹阻或血溢脑脉之外之证。临床以突然昏仆、半身不遂、口舌歪斜、言语謇涩或不语、偏身麻木为主症。常见病因:积损正衰,饮食不节,情志所伤,气虚邪中。

第六章

肾系病证

第一节 水肿

一、概述

(一)定义

水肿是指因感受外邪、饮食失调或劳倦过度,使肺失通调,脾失健运,肾失开阖,膀胱、三焦气化不利,导致体内水液潴留,泛滥肌肤,表现以头面、眼睑、四肢、腹背、以致全身浮肿,甚或兼有胸水、腹水为特征的一类病证。

(二)历史沿革列举

1.《黄帝内经》

《内经》有“水病”记载,并提出“肾风”、“风水”、“石水”、“涌水”等病名,指出水肿与肺脾肾等脏有关,治疗可发汗、利小便或攻逐水饮。如《素问·阴阳别论》云:“三阴结谓之水”,“三阴”即是手足太阴经络所属肺、脾二脏。

2.《金匮要略》

《金匮要略》一书中，有“水气病”专篇，医圣张仲景不仅根据病因和脉证把水肿分为“风水”、“皮水”、“正水”、“石水”、“黄汗”五类，而且还根据五脏延续，提出“心水”、“肺水”、“肝水”、“脾水”、“肾水”之名。创立了越婢汤、越婢加术汤、防己黄芪汤、防己茯苓汤等方剂，至今仍为临床应用。治法方面更明确指出：“腰以上肿，当发其汗；腰以下肿，当利其小便”，“病水腹大，小便不利，其脉沉绝者，有水，可下之”。

3.《千金》、《外台》

《千金要方》、《千金翼方》、《外台秘要》等方书收载了大量治疗水肿的方剂，并对水肿病治疗及饮食禁忌，多有所论。

4.《济生方》、《丹溪心法》

宋元医家已开始把水肿分为阴水、阳水。如严用和《济生方》云：“肿满当辨其阴阳，阴水为病，脉来沉迟，色多青白，不烦不渴，小便涩少而清，大腑多泄，此阴水也，则宜用温暖之剂；……阳水为病，脉来沉数，色多黄赤，或烦或渴，小便赤涩，大腑多闭，此阳水也，则宜用清平之药……。”朱丹溪《丹溪心法》也指出：“若遍身肿，烦渴，小便赤涩，大便闭，此属阳水”；“若遍身肿，不烦渴，大便溏，小便少，不赤涩，此属阴水”。

5.《景岳全书》

明清时代医家则更重视肺、脾、肾脏腑功能失调在水肿发生中的地位，治法更强调宣肺、健脾、补肾，重视温补。但也有医家如薛生白提出烂喉痧继发水肿，忌用温补者。而张景岳《景岳全书》指出：“凡水肿等证，乃肺脾肾三脏相干之病，盖水为至阴，故其本在肾；水化于气，故其标在肺；水唯畏土，故其制在脾。今肺虚则气不化精而化水，脾虚则土不制水而反克，肾虚则水无所主而妄行。”

6.《血证论》

唐容川继承《内经》、《金匮要略》论，认为血瘀也致水肿，当代医家则更重视活血化瘀治法。山西中医研究所提出益肾汤治疗肾炎，活血化瘀、清热解毒治法受到中西医学者普遍重视。扶正治法也渐从重视温补，向重视养阴、益气养阴方面转化。

（三）范围

现代医学的急、慢性肾炎、肾病综合征、充血性心力衰竭、内分泌失调以及营养不良性水肿等，均可参照本篇进行辨证论治。

二、病因病机

（一）病因

风邪外袭、疮毒内陷、水湿浸渍、饮食劳倦、房劳产伤。

（二）病机

肺失宣降，不能通调水道；脾失健运，不能转输水液；肾失开阖，不能化气行水；膀胱气化不行，三焦水道不利；瘀血阻滞。见图6-1。

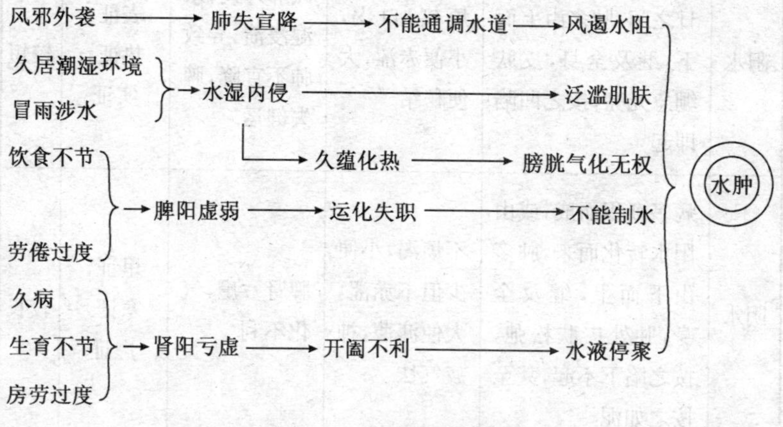

图6-1　水肿病因病机

三、诊断

(1)水肿可从眼睑或下肢开始,延及全身,轻者可仅见眼睑或足胫浮肿,重则全身皆肿,伴有胸腹水。更严重者,可见关格危候。

(2)可有乳蛾、疮毒、紫癜、心悸以及久病体虚病史。

(3)血、尿常规、24 小时尿蛋白定量、血沉、血浆白蛋白、血肌酐、尿素氮、免疫球蛋白以及心电图、心功能测定、肾 B 超检查等有助明确诊断。

四、辨证论治

(一)辨证要点

1. 辨阴水、阳水

2. 辨外感内伤

表 6-1　水肿阴水阳水辨证

	症状特点	兼证	病机特点	病性	病程
阳水	发病较急,可成于数日之间,肿多由上而下,继及全身,皮肤绷急光亮,按之凹陷即起	烦热,口渴,小便赤涩,大便秘结	风邪外袭,水湿浸渍,导致肺不宣降,脾失健运	表证,热证,实证	较短
阴水	病多渐积而成,或由阳水转化而来,肿多由下而上,继及全身,肿处皮肤松弛,按之陷下不起,甚至按之如泥	不烦渴,小便少但不赤涩,大便溏薄,神疲气怯	脾肾亏虚,气化不利	里证,寒证,虚证	较长

表 6-2　水肿外感内伤辨证

	临床表现	病机	发病特点	病性
外感	水肿常由上而下，继及全身，有恶寒发热、头痛、身痛、脉浮等表证	感受外邪，肺失宣降，或累及脾肾	起病急，病程短	邪实为主
内伤	水肿常伴有气虚、阳虚或有阴伤见症	内脏亏虚，正气不足，或反复受邪，失治误治，正气损伤	起病缓，病程长	虚中夹实，本虚为主

（二）治疗原则

1. 上下分治

上半身肿甚——发汗为主。

下半身肿甚——利小便为主。

2. 阴阳分治

阳水——表证，热证，实证——发汗、利小便、攻逐水饮，以祛邪为主。

阴水——里证，寒证，虚证——健脾、温肾，以扶正为主。

祛邪解毒治法当贯穿肾风水肿病程始终。活血化瘀治法是水肿病治疗基本治法之一。

（三）分型论治

1. 风水泛滥

主症：眼睑颜面浮肿，继则四肢及全身皆肿，来势迅速，多有恶寒发热，肢节酸楚，小便不利等症。偏于风寒者恶寒重，咳喘，痰白；偏于风热者，咽喉红肿疼痛或有身热。偏风寒者，舌苔薄白，脉浮紧甚或脉沉；偏风热者，舌质红，脉浮滑数甚或脉沉。

治法：疏风清热，宣肺行水。

主方：越婢加术汤。

用药加减：风热偏盛，可加银花、连翘、板蓝根、桔梗，或用银翘散加减；尿血症状突出者，加大小蓟、白茅根、丹参凉血活止血；风寒偏盛者去石膏，加苏叶、防风、浮萍；汗出恶风，卫阳虚者，给予防己黄芪汤。

处方举例：麻黄 9 克，生石膏 25 克，白术 9 克，茯苓 15 克，泽泻 15 克，泽兰 15 克，坤草 10 克，车前草 10 克，石韦 25 克，桑白皮 25 克，白茅根 25 克，甘草 5 克。

2. 湿毒浸淫

主症：眼睑颜面浮肿，延及全身，小便不利，身发疮痍。恶风发热。舌质红，苔薄黄，脉浮数或滑数。

治法：宣肺行水，利湿解毒。

主方：麻黄连翘赤小豆汤合五味消毒饮。

用药加减：热毒盛，加银花、连翘、板蓝根；湿毒盛，加苦参、地肤子、土茯苓；尿血加大小蓟、白茅根、生地榆。

处方举例：麻黄 9 克，连翘 15 克，蒲公英 15 克，紫花地丁 15 克，野菊花 15 克，石韦 25 克，土茯苓 30 克，坤草 15 克，泽兰 15 克，桑白皮 25 克，赤小豆 30 克。

3. 水湿浸渍

主症：全身水肿，按之没指，小便短少，起病缓慢。身体困重，胸闷纳呆，泛恶。舌苔白腻，脉沉缓。

治法：健脾化湿，通阳利水。

主方：五皮饮合胃苓汤。

用药加减：肿甚而喘者，加麻黄、杏仁、葶苈子；恶心呕吐者，加半夏、生姜；脾虚甚者，也可加黄芪、党参，或用防己茯苓汤。

处方举例：苍白术 12 克(各)，茯苓 25 克，泽泻 25 克，陈皮 9

克，川朴 9 克，桑白皮 25 克，大腹皮 15 克，生黄芪 18 克，石韦 25 克，猪苓 25 克，甘草 6 克。

4. 湿热壅盛

主症：遍体浮肿，皮肤绷急光亮。胸脘痞闷，烦热口渴，尿赤便干。舌红苔黄腻，脉沉数。

治法：分利湿热。

主方：疏凿饮子。

用药加减：腹满、大便不通者，可用己椒苈黄丸；肿势严重，兼见气粗喘满、倚息不得卧、脉弦有力者，转用葶苈大枣泻肺汤合五苓散加杏仁、防己、木通；体质壮实、全身高度水肿、气喘心悸、腹水、小便不利、脉实有力者，可用十枣汤攻逐水饮。

处方举例：羌活 9 克，秦艽 9 克，茯苓 25 克，泽泻 25 克，椒目 9 克，赤小豆 25 克，大腹皮 15 克，商陆 12 克，槟榔 10 克，桑白皮 25 克，石韦 25 克，土茯苓 25 克。

5. 脾阳虚衰

主症：身肿，腰以下为甚，按之凹陷不易恢复，小便短少。脘腹胀闷，纳减便溏，神倦肢冷。舌淡苔白腻或水滑，脉沉缓。

治法：温运脾阳，以利水湿。

主方：实脾饮。

用药加减：气虚甚者，加人参、黄芪；小便不利症状突出加桂枝、泽泻、泽兰、坤草、石韦、土茯苓。

处方举例：干姜 6 克，附子 6 克，白术 12 克，茯苓 25 克，泽泻 25 克，大腹皮 15 克，木香 6 克，川朴 6 克，槟榔 12 克，黄芪 15 克，桂枝 6 克，甘草 6 克。

6. 肾阳衰微

主症：颜面及肢体水肿，以腰以下为甚，按之陷下不起，尿量减少。面色㿠白，或灰滞，心悸气促，畏寒神疲，腰部酸重。舌质淡胖苔白，脉沉细无力。

治法：温肾助阳，化气行水。

主方：济生肾气丸、真武汤。

用药加减：心悸，唇舌紫暗，脉虚或结，或代，为水遏心阳、瘀血内阻，重用附子加炙甘草、丹参、泽兰等；水邪凌肺，肾不纳气，症见喘促，汗出，脉虚浮而数者，重用人参，加麦冬、五味子、山萸肉、龙骨、牡蛎等。

处方举例：人参 9 克(另煎)，炮附子 9 克，桂枝 9 克，麦冬 12 克，五味子 9 克，丹参 15 克，山萸肉 15 克，泽泻 15 克，泽兰 15 克，猪苓 25 克，茯苓 25 克，生龙牡 25 克(各)。

7. 脾气不足

主症：轻度浮肿，晨起头面为甚，动久下肢肿胀。面色萎黄，倦怠乏力，纳呆或能食，大便溏或如常，小便不利或小便反多。舌淡苔薄腻，脉细弱无力。

治法：健脾益气，行气除湿。

主方：参苓白术散。

用药加减：长期饮食失调，营养不良所致者，可用黄豆、花生佐餐；尿多者，加芡实、金樱子、水陆二仙丹；阳虚者加桂枝、黄芪；气血两亏者加当归、枸杞子、鸡血藤等。

处方举例：生黄芪 18 克，党参 12 克，白术 12 克，茯苓 12 克，莲子 15 克，山药 12 克，薏苡仁 25 克，当归 12 克，石韦 25 克，芡实 12 克，金樱子 15 克，甘草 6 克。

8. 肾阴亏虚

主症：病情迁延，双下肢轻度浮肿或晨起眼睑浮肿。腰膝酸软，五心烦热，咽干口燥，心烦失眠，或有遗精。舌红苔薄，脉细数。

治法：滋阴补肾，清热利湿。

主方：左归丸加泽泻、茯苓。

用药加减：水肿病症较为突出、小便不利者，可用猪苓汤加减；面色潮红、头晕头痛、步履无力、肢体微颤、阴虚阳亢者，可加珍珠母、鳖甲、龙牡。

处方举例：生地25克，山萸肉12克，山药12克，云苓9克，泽泻9克，女贞子12克，旱莲草15克，猪苓25克，石韦25克，丹参15克，坤草15克，土茯苓30克。

9. 气阴两虚

主症：病程迁延，双下肢浮肿，活动后加重，或晨起眼睑浮肿。神疲乏力，自汗易感，气短懒言，咽干口燥，五心烦热，腰膝酸软。舌淡红或红，苔薄，脉细数无力。

治法：益气养阴，补肾利水。

主方：参芪地黄汤或清心莲子饮。

用药加减：有尿血症状者，加旱莲草10克，女贞子10克，白茅根12克；水肿症状突出者加坤草15克，石韦25克，猪苓25克；心悸、气短、胸闷者加太子参15克，麦冬12克，五味子9克，丹参10克等。

处方举例：黄芪15克，沙参12克，生地15克，山萸肉12克，山药12克，泽泻9克，茯苓9克，猪苓15克，石韦25克，坤草12克，丹参12克，白茅根30克。

10. 阴阳两虚

主症：病程迁延，双下肢浮肿，活动后加重，或晨起眼睑浮，夜尿频多。神疲乏力，畏寒肢冷，腰膝酸冷，咽干心烦，手足心热而手足背寒，或有阳痿，妇女月经不调。舌体胖嫩有齿痕，苔白或黄而水滑，脉沉细无力。

治法：滋阴温阳，化气利水。

主方：右归丸加车前子、石韦。

用药加减：水肿、小便不利者加五苓散；虚阳浮越，头晕目眩，颜面红赤如妆，肢体微颤，则重用山萸肉，加磁石、珍珠母、龙骨、牡蛎。

处方举例：肉桂6克，附子3克，车前子15克(包)，牛膝15克，生地25克，山萸肉15克，山药15克，茯苓9克，泽泻9克，枸杞子15克，当归15克，黄芪18克，石韦25克，坤草15克。

五、转归预后

凡水肿病程较短，或由营养障碍引起的浮肿，只要及时治疗，合理调养，预后一般较好。若病程较长，反复发作，正虚邪恋，则缠绵难愈。若肿势较甚，症见唇黑，缺盆平，脐突，足下平，背平，或见心悸，唇绀，气急喘促不能平卧，甚至尿闭，下血，均属病情危重。如久病正气衰竭，浊邪上泛，出现口气秽浊、恶心呕吐、或肝风内动，出现头痛、抽搐等症，预后多不良，每易出现脱证，应密切观察病情变化，及时处理。

第二节　淋　证

一、概述

（一）定义

淋证是因肾、膀胱气化失司，水道不利而致的以小便频急、淋沥不尽、滴沥刺痛、欲出未尽、小腹拘急、痛引腰腹为主要临床表现的一类病证，主要指热淋、血淋、石淋、膏淋、气淋、劳淋六种淋证。

（二）历史沿革列举

1. 淋证的概念和症状

概念首见于《内经》。《素问·六元正纪大论》云："阳明司天之政……初之气……小便黄赤，甚则淋。"症状的详细描述见于张仲景《金匮要略·消渴小便利淋病脉证》："淋之为病，小便如粟状，小腹弦急，痛引脐中。"

2. 淋证的病因病机

(1)与热有关。《金匮要略·五脏风寒积聚病脉证并治》云:"热在下焦者,则尿血,亦令淋秘不通。"说明热邪是淋证发生的原因。

(2)与全身性疾病有关。华佗《中藏经·论诸淋及小便不利》:"诸淋者,冒热饮酒,过醉入房,渴散精神,劳伤血气。"还提出"思虑未宁"亦是其病因。

(3)肾虚膀胱热。巢元方在《诸病源候论·淋病诸候》一节中指出肾虚膀胱热是淋证的病因病机,"诸淋者,由肾虚而膀胱热故也"。并指出肾虚膀胱热所致的症状表现:"肾虚则小便数,膀胱热则水下涩,数而且涩则淋沥不宣,故谓之淋。"

3. 转归

本病有反复发作的特点。《诸病源候论·淋病诸候》中指出:"宿病淋,今得热而发者。"

淋证之间可以相互转化。尤怡《金匮翼·诸淋》中指出诸淋之分并非绝对,它们之间可能相互转化:"初则热淋血淋,久则煎熬水液,稠浊如膏如沙如石也。"

4. 治疗

因淋证的病因认为与热有关,故诸多医家多从热治淋。但随着经验的积累,逐渐认识到对不同的淋证应采用不同的方法。尤怡《金匮翼·诸淋》认为:"散热利小便,只能治热淋、血淋而已。其膏、石、沙淋,必须开郁行气,破血滋阴可也。"

(三)范围

西医学中许多有类似淋证临床表现的疾病,均可参照淋证辨证论治,如泌尿系统感染、急性肾盂肾炎、膀胱炎、尿道炎、膀胱结核、肾结核、乳糜尿、泌尿系结石、膀胱肿瘤、男性生殖系统疾患、前列腺增生、前列腺炎。

二、病因病机

（一）膀胱湿热

多食辛热肥甘之品，或嗜酒太过，酿成湿热，下注膀胱；或下阴不洁，秽浊之邪侵入膀胱，酿成湿热，发而为淋。若小便灼热刺痛者为热淋；若湿热蕴积，尿液受其煎熬，日积月累，尿中杂质结为砂石，则为石淋；若湿热蕴结于下，以致气化不利，无以分清泌浊，脂液随小便而去，小便如脂如膏，则为膏淋；若热盛伤络，迫血妄行，小便涩痛有血，则为血淋。

（二）脾肾亏虚

久淋不愈，湿热耗伤正气，或年老，久病体弱，以及劳累过度，房室不节，均可导致脾肾亏虚。脾虚则中气下陷，肾虚则下元不固，因而小便淋沥不已。如遇劳即发，则为劳淋；中气不足，气虚下陷者，则为气淋；肾气亏虚，下元不固，不能制约脂液，脂液下泄，尿液浑浊，则为膏淋；肾阴亏虚，虚火扰络，尿中夹血，则为血淋。

（三）肝郁气滞

恼怒伤肝，气滞不宣，气郁化火，或气火郁于下焦，影响膀胱的气化，则少腹作胀，小便艰涩而痛，余沥不尽，而发为气淋，此属气淋之实证；中气下陷所致气淋，是气淋的虚证。

综上所述，可见淋证病在膀胱和肾，且与肝脾有关。其病机主要是湿热蕴结下焦，导致膀胱气化不利。《金匮要略·五脏风寒积聚病脉证并治》认为是“热在下焦”，《丹溪心法·淋》说：“淋有五，皆属乎热”，其所论皆偏于热证、实证一面，而忽视了虚的一面。《景岳全书·淋浊》则在叙述“淋之初病，则无不由乎热剧”的同时，提出“淋久不止”有“中气下陷”及“命门不固”的转变。说明淋证初起多属湿热蕴结膀胱，若病延日久，热郁伤阴，湿遏阳气，或阴伤及气，则可导致脾肾两虚，膀胱气化无权，因而病证可由实转虚，虚实夹杂。见图 6-2。

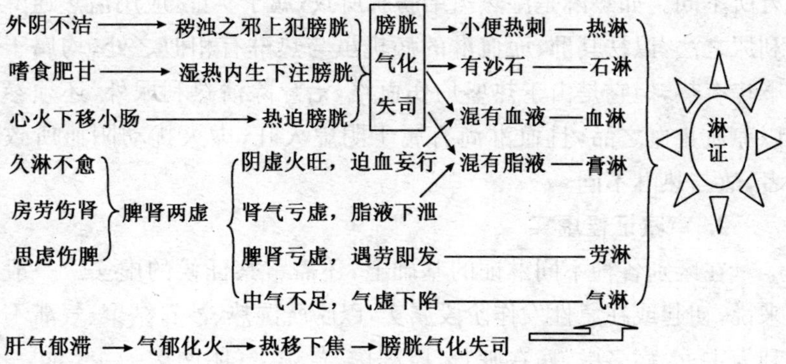

图 6-2　淋证病因病机

三、诊断

(1)小便频急、淋沥涩痛、小腹拘急、腰部酸痛为各种淋证的主症，是诊断淋证的主要依据。根据各种淋证的不同临床特征，确定不同的淋证。

(2)病久或反复发作后，常伴有低热、腰痛、小腹坠胀、疲劳等症。

(3)多见于已婚女性，每因疲劳、情志变化、感受外邪而诱发。

(4)结合有关检查，如尿常规、尿细菌培养、X 线腹部摄片、肾盂造影、B 超、膀胱镜等，可明确诊断。

四、辨证论治

(一)辨证要点

1. 辨明淋证类别

由于每种淋证都有不同的病机、临床表现以及相应的发展变化规律，所以辨别不同的淋证，就抓住了辨证的要领，有利于指导辨证，采取不同的治疗措施。而辨别不同的淋证，必须牢记淋证的证候特点。不同的淋证，有时虽有相似的病因病机，但在治疗上却有所不同。如热淋是湿热蕴结膀胱所致，属于实证，应用清热通淋利尿之法，以祛其邪；而血淋的病机虽与热淋有相似之处，均属于下焦有热，但它是由于热盛灼伤血络，治疗除清热利尿外，还须参以凉血止血之品，且血淋尚有属于阴虚火旺、虚火扰动阴血所致者，故与热淋不同。

2. 审察证候虚实

在区别各种不同淋证的基础上，还需审察证候的虚实。一般来说，初起或在急性发作阶段属实，以膀胱湿热、沙石结聚、气滞不利为主；久病多虚，病在脾肾，以脾虚、肾虚、气阴两虚为主。同一淋证，由于受各种因素的影响，病机并非单纯划一，如同一气淋，既有实证，又有虚证，实证由于气滞不利，虚证由于气虚下陷，一虚一实，迥然有别。又如同一血淋，由于湿热下注、热盛伤络者属实；由于阴虚火旺、扰动阴血者属虚；热淋经治疗，有时湿热尚未去尽，又出现肾阴不足或气阴两伤等虚实并见的证候。石淋日久亦可伤及正气，阴血亏耗，而表现为气血俱虚的证候。

3. 注意标本缓急

各种淋证之间可以相互转化，也可以同时并存，故一般按照正气为本、邪气为标，病因为本、证候为标，旧病为本、新病为标等标本关系，进行分析判断。如从劳淋转为热淋者：从邪与正的关系看，劳淋正虚是本，热淋邪实是标；从病因与证候关系看，热淋的湿热蕴结膀胱为本，而热淋的证候为标；根据急则治标、缓则治本的原则，当以治热淋为急务，从而确立清热通淋利尿的治法，选用相应的方药，待湿热渐清，转以扶正为主。同样，在石淋并发热淋时，如尿道无阻塞等紧急病情，仍应先治热淋，再治石淋；此外，若石淋不愈，则热淋仍有再发之可能，故治疗热淋以后，必须根治石淋。

（二）治疗原则

实则清利、虚则补益是治疗淋证的基本原则。实证有膀胱湿热者，治宜清热利湿；有热邪灼伤血络者，治宜凉血止血；有砂石结聚者，治宜通淋排石；有气滞不利者，治宜利气疏导。虚证以脾虚为主者，治宜健脾益气；以肾虚为主者，治宜补虚益肾。

（三）分型论治

1. 热淋

主症：小便频数，灼热刺痛，小便黄赤，少腹拘急拒按。或有寒热，口苦，呕恶，或有腰痛拒按，或有大便秘结，苔黄腻，脉濡数。

治法：清热利湿通淋。

主方：八正散。

用药加减：若大便秘结，腹胀，可重用生大黄，加枳实以通腑泻热；伴见寒热，口苦，呕恶，合用小柴胡汤和解少阳；湿热伤阴者，去大黄，加生地、知母、白茅根以养阴清热；热毒弥漫三焦，用黄连解毒汤合五味清毒饮清热泻火解毒以治其标；尿细菌培养阳性，加土茯苓、败酱草、连翘、马齿苋。

2. 石淋

主症：尿中时夹沙石，小便艰涩，或排尿时突然中断，尿道窘迫疼痛，腰腹绞痛。尿中带血，苔薄黄，脉弦或带数。虚实夹杂证：气血亏虚者伴见面色少华，精神萎顿，少气乏力，舌淡边有齿痕，脉细而弱；肾阴亏虚者见腰腹隐痛，手足心热，舌红少苔，脉细带数。

治法：清热利湿，通淋排石。

主方：石韦散加金钱草、海金沙、鸡内金等。

用药加减：腰腹绞痛，加芍药、甘草以缓急止痛；尿中带血，加小蓟、生地、藕节以凉血止血；兼发热，加蒲公英、黄柏、大黄以清热泻火；气血亏虚，宜二神汤合八珍汤；阴液耗伤，宜六味地黄丸合石韦散。

3. 气淋

主症：实证则小便涩滞，淋沥不宣，少腹满痛，苔薄白，脉多沉弦；虚证则尿有余沥，少腹坠胀，面色皖白，舌质淡，脉虚细无力。

治法：实证则疏肝理气，利尿通淋；虚证则补中益气。

主方：实证则沉香散；虚证则补中益气汤。

用药加减：胸闷胁胀者，加青皮、芍药、小茴香以疏肝理气；日久气滞血瘀者，加红花、赤芍、川牛膝以活血化瘀；血虚肾亏者，用八珍汤合茯苓加杜仲、枸杞子、怀牛膝以益气养血、脾肾双补。

4. 血淋

主症：实证则小便热涩刺痛，尿色深红或夹有血块，疼痛满急加剧，心烦；虚证则尿色淡红，尿痛涩滞不显著，腰膝酸软，神疲乏力。实证则苔黄，脉滑数；虚证则舌淡红，脉细数。

治法：实证则清热通淋，凉血止血；虚证则滋阴清热，补虚止血。

主方：实证用小蓟饮子；虚证用知柏地黄丸。

用药加减：血多痛甚，另吞三七、琥珀粉，以化瘀通淋止血。肾阴虚可加旱莲草、阿胶、小蓟以补虚止血。

5. 膏淋

主症：实证则小便混浊如米泔水，置之沉淀如絮状，上有浮油如脂，或夹有凝块，或混有血液，尿道热涩疼痛。虚证则病久不已，反复发作，淋出如脂，涩痛反见减轻，但形体日渐消瘦，头昏乏力，腰酸膝软。实证则舌红，苔黄腻，脉濡数。虚证则舌淡，苔腻，脉细弱无力。

治法：实证则清热利湿，分清泄浊；虚证则补虚固涩。

主方：实证用程氏萆薢分清饮；虚证用膏淋汤。

用药加减：少腹胀，尿涩不畅者，加乌药、青皮；小便夹血者，加小蓟、藕节、白茅根；脾肾两虚，中气下陷，肾失固涩者，以补中益气汤合七味都气丸益气升陷、滋肾固脱。

6. 劳淋

主症：小便不甚赤涩，淋沥不已，遇劳即发，腰膝酸软，神疲乏力，舌质淡，脉虚弱。

治法：健脾益肾。

主方：无比山药丸。

用药加减：肾阴亏虚，面色潮红，五心烦热，舌质红，脉细数，合知柏地黄丸以滋阴降火；肾阳虚衰者，配合右归丸以温补肾阳，或用鹿角粉 3 克，分二次吞服亦佳。

五、转归预后

(一)转归

1. 虚实之间的转化

热、气、血、石、膏淋之实证 $\underset{\text{复感外邪}}{\overset{\text{失治、误治、迁延不愈}}{\rightleftharpoons}}$ 劳淋、气、血、石、膏淋之虚证

2. 虚实夹杂

湿热未尽，正气已伤，处于实证向虚证移行阶段，则表现为虚实夹杂的证候。

(二)预后

淋证的预后，与其类型及病情轻重有关。一般淋证初起，多较易治愈，但少数热淋、血淋，有时亦可因湿热弥漫三焦，热毒传入营血，而出现高热、神昏、谵语等重症。淋证日久不愈，或反复发作，可以转为劳淋，导致脾肾两虚，甚则脾胃衰败，肾亏肝旺，肝风上扰，而见头晕倦怠、恶心呕吐、不思纳食、烦躁不安，甚则昏迷抽搐等证候。血淋日久，尿血缠绵不止，患者面色憔悴，形体瘦削，或见少腹有肿块扪及，此乃气滞血瘀，进而导致癥积形成。

第三节 癃 闭

一、概述

(一)定义

癃闭是以小便量少、点滴而出、甚则闭塞不通为主症的一种疾患。癃:小便不利,点滴而短少,病势较缓;闭:小便闭塞,点滴不通,病势较急。癃和闭虽有区别,但都是指排尿困难,只有程度上的不同,因此多合称为癃闭。

(二)历史沿革列举

1.《黄帝内经》首先提出了本病的病名和病位。

《素问·宣明五气篇》:"膀胱不利为癃,不约为遗溺。"《素问·标本病传论》:"膀胱病,小便闭。"

2. 朱丹溪始将病因分为气虚、血虚、痰、风闭、实热等,有了进一步的认识,并运用探吐法来治疗。

3. 自明代起,才将淋与癃、闭分开,而各成为独立的疾病。

《证治要诀·闭癃》:"不通为癃;不约为遗;小便滴沥痛者,谓之淋;小便急满不通者,谓之闭。"《医宗必读·闭癃》:"闭与癃,两证也。"

4. 通过明清医家的总结归纳,对本病的病因病机认识有了进一步深化。

《景岳全书·癃闭》:"凡癃闭之证,其因有四。""有因火邪结聚小肠膀胱者……有因热居肝肾者……有因真阳下竭……气虚不化而闭者;有因肝强气逆,移碍膀胱,气实而闭者。"并认为在癃闭的病机中膀胱气化功能失调最为重要。《辨证录·小便闭》:"命门火旺，而膀胱之水通；命门火衰，而膀胱之水闭矣。”《证治汇补·癃闭》：“有热结下焦，壅塞胞内，而气道涩滞者；有肺中伏热，不能生水，而气化不施者；……有久病多汗，津液枯耗者；有肝经忿怒，气闭不通者；有脾虚气弱，通调失宜者。”

（三）范围

癃闭包括西医各种原因所引起的尿潴留及无尿症，如神经性尿闭、膀胱括约肌痉挛、尿路结石、尿路肿瘤、尿路损伤、尿道狭窄、老年人的前列腺增生、脊髓炎和尿毒症等出现的尿潴留和无尿症。对这些疾病，都可参考本篇进行辨证论治。

二、病因病机

（一）湿热蕴结

过食辛辣肥甘厚腻，酿湿生热，湿热不解，下注膀胱；或湿热素盛，肾热下移膀胱；或下阴不洁，湿热侵袭，膀胱湿热阻滞，气化不利，小便不通，或尿量极少，而为癃闭。

（二）肺热气壅

热邪袭肺，肺热气壅，肺气不能肃降，津液输布失常，水道通调不利，不能下输膀胱；又因热气过盛，下移膀胱，以致上下焦均为热气闭阻，气化不利，而成癃闭。

（三）脾气不升

劳倦伤脾，饮食不节，或久病体弱，致脾虚清气不能上升，则浊气难以下降，小便因而不通，而成癃闭。

(四)肾元亏虚

年老体弱或久病体虚,肾阳不足,命门火衰,气不化水,“无阳则阴无以化”,故尿不得出;或因下焦炽热,日久不愈,耗损津液,以致肾阴亏虚,水府枯竭,而成癃闭。

(五)肝郁气滞

七情所伤,引起肝气郁结,疏泄不及,从而影响三焦水液的运行和气化功能,致使水道通调受阻,形成癃闭。且肝经绕阴器,抵少腹,这也是肝经有病,可导致癃闭的原因。

(六)尿路阻塞

瘀血败精,或肿块结石,阻塞尿道,小便难以排出,因而形成癃闭。见图 6-3。

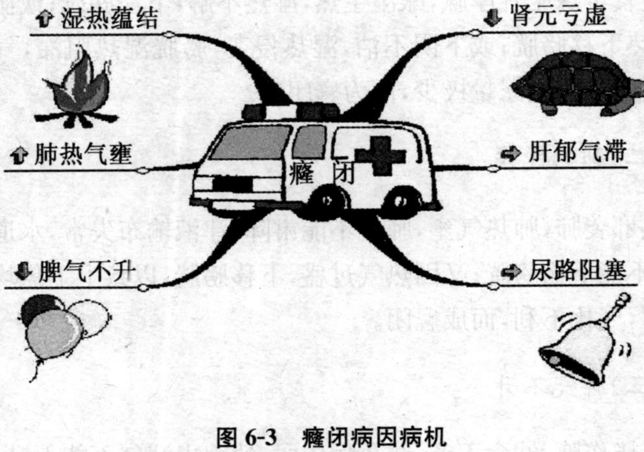

图 6-3 癃闭病因病机

三、诊断

(1)小便不利,点滴不畅,或小便闭塞不通,尿道无涩痛,小腹胀满。

(2)多见于老年男性,或产后妇女及手术后患者。

(3)凡小腹胀满,小便欲解不出,触叩小腹膀胱区明显胀满者,为尿潴留;若小便量少或不通,无排尿感觉和小腹胀满,触叩小腹膀胱区也无明显充盈征象,多属肾功能衰竭引起的少尿或无尿。

(4)详细询问病史,了解发病经过,及伴随症状,再结合体检和相关检查,如肛门指诊、B超、腹部X线检查、膀胱镜、肾功能检查等,以确定是肾、膀胱、尿道还是前列腺等疾病引起的癃闭。

四、辨证论治

(一)辨证要点

1. 细审主因

本病有外感与内伤的不同。感受外邪者,多为热、湿、风邪所致;属于内伤者,有虚、瘀、滞的不同。

感受外邪
- 偏于热:尿热赤而短涩,烦渴咽干。
- 偏于湿:身重尿赤,小便难。
- 偏于风:发热恶风,小便难。

因于内伤
- 因虚:乏力神疲,腰酸膝软,或手足心热,欲小便而不得出。
- 因瘀:尿细如线,腰腹绞痛,舌质紫暗。
- 因气滞:情志抑郁,腹胀胁痛而小便闭。

2. 辨虚实

癃闭有虚实的不同。实证多因湿热蕴结、瘀浊阻塞、肝郁气滞、肺热气壅;虚证多由脾气不升、肾阳亏虚、命门火衰、气化不及所致。

(二)治疗原则

癃闭的治疗应根据"腑以通为用"的原则,着重于通,但通之之法，又有虚实的不同。实证治宜清湿热、散瘀结、利气机而通水道；虚证治宜补脾肾、助气化，而达到气机得行则小便自通的目的。

（三）分型论治

1. 膀胱湿热

主症：小便点滴不通而短赤灼热，小腹胀满。口苦口黏，或口渴不欲饮，或大便不畅。舌质红，苔根黄腻，脉数。

治法：清热利湿。

主方：八正散。

用药加减：心经有热，兼心烦、口舌生疮者，合用导赤散；若热结三焦，尿闭不通出现尿毒内攻，恶心欲呕，口中尿臭，烦躁不安，用黄连温胆汤加车前子、猪苓、泽泻、大黄。

2. 肺热壅盛

主症：小便点滴不通或不爽，呼吸短促或咳嗽。咽干，烦渴欲饮，或有咳痰黄黏，或有身热不解。苔薄黄，脉数。

治法：清肺热，利水道。

主方：清肺饮。

用药加减：若心火上炎，舌尖红、心烦者，加黄连、竹叶、莲子心；若大便不通，加杏仁、大黄；若兼有表邪，症见鼻塞流涕，头痛脉浮者，加薄荷、桔梗、牛蒡子。

3. 肝郁气滞

主症：小便不通或通而不畅，两胁、少腹胀满。情志抑郁，或心烦善怒，或易激动，头晕头痛。舌红，脉弦。

治法：疏肝理气，通利小便。

主方：沉香散。

用药加减：若气郁化火，加丹皮、栀子、龙胆草；若肝火伤阴，加地黄、女贞子、旱莲草；若肝阳上亢，头晕目眩，加枸杞子、菊花、地黄。

4. 尿路阻塞

主症：小便点滴而下，尿细如线，甚则小便阻塞不通，小腹胀满疼痛，腰部绞痛。舌质紫暗，或有瘀点，脉涩。

治法：化瘀散结，通利水道。

主方：代抵当丸。

用药加减：若瘀阻明显，尿有血块，加水蛭；若尿中有沙石，可加金钱草、海金沙、萹蓄、瞿麦；如兼见尿血，可吞服或在汤药中冲服三七粉、琥珀粉。

5. 中气不足

主症：小便不利，欲小便而不得出，小腹坠胀，气短声低。精神疲乏，食欲不振，或有肾下垂，子宫脱垂，膀胱脱垂等。舌质淡，苔薄，脉细弱。

治法：升清降浊，化气行水。

主方：补中益气汤合春泽汤。

用药加减：兼有脾阳不足可加干姜；如有脾肾阳虚可加附子、肉桂。

6. 肾阳衰惫

主症：小便不通，或点滴不畅，排出无力，畏寒肢冷。面色㿠白，神疲气弱，腰膝酸软无力。舌质淡，苔白，脉沉细而尺弱。

治法：温阳益气，补肾利尿。

主方：济生肾气丸。

用药加减：如精血俱亏，病及督脉，多见于老年人，形神萎顿，腰膝酸痛，可用香茸丸；如肾阳衰微，导致三焦气化无权，症见小便量少，甚至无尿、呕吐、烦躁、神昏者，用千金温脾汤合吴茱萸汤。

五、转归预后

癃闭若能得到及时而有效的治疗，由闭转癃，尿量逐渐增加，是病情好转的标志，通过治疗可获痊愈。癃闭失治或治疗不当，由癃转闭，为病势由轻转重的标志，最后可转为关格，若不及时抢救，可以导致死亡。

第四节 遗 精

一、概述

（一）定义

遗精是指因脾肾亏虚，精关不固，或火旺湿热，扰动精室所致的以不因性生活而精液频繁遗泄为临床特征的病证。本病发病因素比较复杂，主要有房室不节，先天不足，用心过度，思欲不遂，饮食不节，湿热侵袭等。有梦而遗精者，称为梦遗；无梦而遗精，甚至清醒时精液自出者，称为滑精。

（二）历史沿革列举

本病的记载，始见于《内经》。《灵枢·本神篇》说："怵惕思虑则伤神，神伤则恐惧，流淫而不止。……恐惧而不解则伤精，精伤则骨酸痿厥，精时自下。"叙述了遗精的病因。遗精一证，在汉·《金匮要略·血痹虚劳病脉证并治》中称"失精"和"梦失精"，并提出了治疗的方药。《诸病源候论·虚劳病诸候》指出本病的病机有肾气虚弱和见闻感触等："肾气虚弱，故精溢也。见闻感触，则动肾气，肾藏精，今虚弱不能制于精，故因见闻而精溢出也。"宋·《普济本事方·膀胱疝气小肠精漏》载有治遗精方四首，该书正式提出了"遗精"和"梦遗"的名称。元·《丹溪心法·遗精》认为遗精的病因在肾虚之外，还有湿热："精滑专主湿热，黄柏、知母降火，牡蛎粉、蛤粉燥湿。"至明代，对遗精的认识渐趋完善。如《医宗必读·遗精》指出五脏之病皆可引起遗精："苟一脏不得其正，甚则必害心肾之主精者焉。”《景岳全书·遗精》比较全面的归纳出遗精之证有九种，并分别提出了治法方药。

（三）范围

西医学的神经衰弱、前列腺炎等引起的遗精，可参考本节辨证论治。

二、病因病机

（一）君相火旺

劳心过度，心阴暗耗，心火偏亢，心火不能下交于肾，肾水不能上济于心，心肾不交，水亏火旺，扰动精室，发为遗精。

（二）湿热痰火下注

饮食不节，醇酒厚味，损伤脾胃，酿湿生热；或蕴痰化火，湿热痰火流注于下；或湿热之邪侵袭下焦，湿热痰火扰动精室，发为遗精。

（三）劳伤心脾

素禀心脾亏虚，或劳心太过，或体劳太过，以致心脾亏虚，气不摄精，发为遗精。

（四）肾虚不固

先天不足，禀赋素亏；或青年早婚，房室过度；或少年无知，频犯手淫，导致肾精亏虚。若致肾气虚或肾阳虚，则下元虚惫，精关不固，而致滑精。

本病的发病多由于房室不节、先天不足、用心过度、思欲不遂、饮食不节、湿热侵袭等所致。《素问·六节藏象论篇》说：“肾者主蛰，封藏之本，精之处也。”《景岳全书·遗精》指出：“精之藏制虽在肾，而精之主宰则在心，故精之蓄泄无非听命于心。”故遗精的病位主要在肾和心，并与脾、肝密切相关。病机主要是君相火旺，扰动精室；湿热痰火下注，扰动精室；劳伤心脾，气不摄精；肾精亏虚，精关不固。见图6-4。

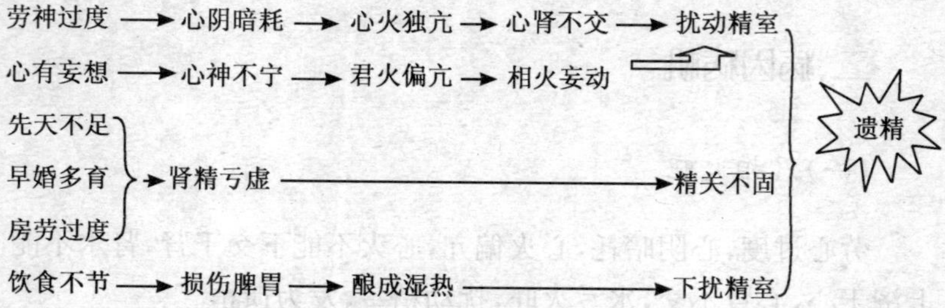

图6-4　遗精病因病机

三、诊断

(1)已婚男子不因性生活而精液自出，或在睡眠中发生，或在清醒时发生遗精，每周超过1次以上；或未婚男子频繁发生精液遗泄，每周超过2次以上，伴有耳鸣、头昏、健忘、失眠、神倦乏力、腰酸膝软等症，并持续1个月以上者，即可诊断为遗精。

(2)直肠指诊、前列腺B超及精液常规等检查，有助于病因诊断。

四、辨证论治

(一)辨证要点

1. 审察脏腑

“有梦为心病，无梦为肾病”，故一般认为用心过度，或杂念妄想，君相火旺，因梦而引起的遗精多为心病；禀赋不足，房劳太过，无梦而遗的多为肾病。症见失眠多梦,心悸心烦者,多为心病;症见腰酸膝软,眩晕耳鸣者,多为肾病。但各有例外,临床还必须结合患者的健康情况,发病的新久,以及脉症的表现等,才能正确辨证。

2. 分清虚实

初起以实证为多,日久以虚证为多。实证以君相火旺,湿热痰火下注,扰动精室者为主;虚证则以肾虚不固,劳伤心脾者为主。

(二)治疗原则

本病应结合脏腑,分虚实而治。实证以清泄为主,心病者兼用安神;虚证以补涩为主,属肾虚不固者,补肾固精;劳伤心脾者,益气摄精;肾阳虚者,温补肾阳;肾阴虚者,滋养肾阴,其中重症患者,宜酌配血肉有情之品以补肾填精。阴虚火旺者,治以滋阴降火。

(三)分型论治

1. 君相火旺

主症:少寐多梦,梦中遗精,伴有心中烦热,头晕目眩,精神不振,倦怠乏力,心悸不宁,善恐健忘,口干,小便短赤,舌质红,脉细数。

治法:清心安神,滋阴清热。

主方:黄连清心饮合三才封髓丹。

用药加减:本证可加山栀仁、竹叶以助原方清心之力;可加少量肉桂以引火归原,有交泰丸之意,使心肾能得交泰,则遗精自止;若久遗伤肾,阴虚火旺明显,可用知柏地黄丸或大补阴丸以滋阴泻火。

2. 湿热下注

主症:遗精频作,或有梦或无梦,或尿时有少量精液外流,小便热赤浑浊,或尿涩不爽,口苦或渴,心烦少寐,口舌生疮,大便溏臭,或见脘腹痞闷，恶心，苔黄腻，脉濡数。

治法：清热利湿。

主方：程氏萆薢分清饮。

用药加减：若饮食不节，醇酒厚味损伤脾胃，酿痰化热，宜清热化痰，可用苍白二陈汤加黄柏；若湿热流注肝之经脉者，宜苦泄厥阴，用龙胆泻肝汤清热利湿；精中带血，又称血精，可加白茅根、炒蒲黄等清热凉血止血；若患者尿时不爽，少腹及阴部作胀不适，为病久夹有瘀热之征，可加虎杖、败酱草、赤芍、川牛膝等以化瘀清热。

3. 劳伤心脾

主症：劳累则遗精，心悸不宁，失眠健忘，面色萎黄，四肢困倦，食少便溏，舌淡，苔薄白，脉细弱。

治法：调补心脾，益气摄精。

主方：妙香散。

用药加减：若中气不升，可加升麻、柴胡，或改用补中益气汤以升提中气。

4. 肾虚不固

主症：梦遗频作，甚至滑精，腰酸膝软，咽干，心烦，眩晕耳鸣，健忘失眠，低热颧赤，形瘦盗汗，发落齿摇，舌红少苔，脉细数。遗久滑精者，可兼见形寒肢冷，阳痿早泄，精冷，夜尿多或尿少浮肿，尿色清，或余沥不尽，面色㿠白或枯槁无华，舌淡嫩有齿痕，苔白滑，脉沉细。

治法：补肾益精，固涩止遗。

主方：左归饮合金锁固精丸、水陆二仙丹。

用药加减：若由心肾不交发展而来，在补益肾精时，还应佐以宁心安神之法，可选用斑龙丸、桑螵蛸散加减；若由湿热下注发展而来，仍应泄热分利，并补益肾精，不宜过早施以固涩，以免留邪为患。

五、转归预后

遗精初起，一般以实证多见，日久不愈，可逐渐转变为虚证。在病理演变过程中，还可出现虚实并见之证。阴虚者可兼火旺，肾虚者可兼有湿热痰火。精属阴液，故开始多以伤及肾阴为主，因精与气互生，阴与阳互根，所以病久往往表现为肾气虚弱，甚则导致肾阳衰惫。因此，遗精日久，可兼见早泄，或导致阳痿。遗精预后较佳，但若调摄不当，或失治，也可致使久延不愈，甚至发展成虚劳。

本章小结

肾为先天之本，藏真阴而寓真阳，主藏精，为人体生长、发育、生殖之源，具充脑、荣发、坚骨固齿之功，有生发、温煦、滋养五脏六腑之功，只宜固藏，不宜泄露，所以肾病的证候特征以虚证为主，故有“肾无实证”之说。肾病常见的证候有肾气不固、肾阳虚衰、肾阴亏虚，以及在虚的基础上形成的本虚标实证，如阳虚水泛、阴虚火旺等。肾与膀胱相表里，又与膀胱相通，膀胱的气化赖肾气之蒸腾，所以肾的病变常常影响膀胱，而导致膀胱气化失司，引起尿量、排尿次数、排尿时间的改变。膀胱的病变有虚有实，以实为主，实证常见膀胱湿热，以及尿路结石、血瘀、气滞等证候；虚证常由肾虚引起。

一、肾虚之证，大要分为阴虚、阳虚两类。阳虚之变，为寒证；阴虚之变，为热证。治疗肾阴虚忌用辛燥，忌过于苦寒，宜施甘润益肾之剂，使虚火降而阴自复，所谓“壮水之主，以制阳光”；治疗肾阳虚忌用凉润和表散，宜施甘温助阳之品，使沉寒散而阳能旺，所谓“益火之源，以消阴翳”。若阴阳俱虚，精气两伤，则当两补阴阳。肾为阴阳之根而藏精，“精气夺则虚”，肾阴肾阳亏虚，其病往往深重，治此纯虚之证，宜酌情佐以血肉有情之品以填精益髓，资其生化之源。

二、膀胱与肾互为表里，膀胱虚寒证候，多由肾阳不足，气化失司引起，其治当以温肾化气为法；肾气不固，宜固摄肾气；肾阳虚衰，宜温补肾阳；阳虚水泛，宜温阳化气行水。膀胱湿热证候，治当清热利湿。六腑以通为用，膀胱实证常施利尿、排石、活血、行气等通利之剂。

三、肾与其他脏腑在病理上的关系非常密切，治疗肾病应从整体出发，在治疗肾脏的同时，兼治相关脏腑。如肾阴亏虚，可导致水不涵木，肝阳上亢，治当育阴潜阳；肾阳虚衰，火不暖土，治当温补脾肾；水不上济，心火偏旺，心肾不交，治当清心滋肾；或肺虚及肾，肾不纳气，治当补肺温肾纳气等，皆属从整体出发的治疗。

四、肾膀胱病证的调摄也很重要。应慎起居，以预防外感；节制房室，注意休息，避免过劳，以免重伤肾气而加重病情；病情较轻时，也可在医生指导下适当运动，以激发正气，增强抗病能力；注意精神情志的调节，息妄想，戒忿怒，保持精神愉快，可使气血调和，促进疾病的痊愈；饮食上应根据"咸伤肾"、"淡渗湿"的原则，宜淡不宜咸；多食蛋白质有利于某些虚证水肿的消退，但在关格阶段又可能要限制蛋白质饮食的摄入等等，其中有宜有不宜，均应遵医嘱而行。

本章典型习题与题解

一、选择

1. 下列哪项不是水肿发病的常见原因(E)

A. 风邪外袭　B. 湿毒浸淫　C. 饮食劳倦　D. 房劳过度　E. 情志内伤

2. 患者小便热涩疼痛，尿色深红，或夹有血块。应首先考虑的是(D)

A. 热淋　B. 石淋　C. 气淋　D. 血淋　E. 劳淋

3. 患者情志抑郁，小便通而不畅，胁腹胀满，舌红苔薄黄，脉弦。治疗应首选(E)

A. 补中益气汤　B. 代抵当丸　C. 八正散　D. 清肺饮　E. 沉香散

二、简答

淋证与癃闭的鉴别。

答案：癃闭以排尿困难、小便量少甚至点滴全无为特征，其小便量少，排尿困难与淋证相似。但淋证尿频而疼痛，且每日排尿总量多为正常；癃闭无尿痛，每日排出尿量低于正常，严重时小便闭塞，无尿排出。

第七章

气血津液病证

第一节　郁　证

一、概述

(一)定义

郁，本意为滞而不通，涩而不畅，塞而不流，不得发越。郁病是由于七情内伤导致了气机不畅，郁滞不通，临床上是以心情抑郁、情绪不宁、胸胁脘腹胀闷疼痛，或易怒善哭、或咽中如有异物梗阻为主要表现的一种病证。

(二)历史沿革列举

1.《黄帝内经》首先提出了“五郁”的概念和治则。《素问·举痛论》：“思则气结。”《素问·本神篇》：“忧愁者，气闭塞而不行。”《素问·六元正纪大论》：“木郁达之，火郁发之，土郁夺之，金郁泄之，水郁折之。”

2.《金匮要略》论述了郁滞的证候特点及治法方药。《金匮要略》："妇人咽中如有炙脔，半夏厚朴汤主之。"《金匮要略》："妇人脏躁，喜悲伤欲哭，象如神灵所作，数欠伸，甘麦大枣汤主之。"

3.《丹溪心法》提出了"气、血、痰、火、湿、食"六郁学说。《丹溪心法》："气血冲和，万病不生，一有怫郁，诸病生焉。故人身诸病，多生于郁。"朱丹溪认为，情志波动，失其常度，则气机郁滞，气郁日久，由气及血，变生多端。六郁之中，以气郁为先，然后痰、湿、食、热、血诸郁逐渐形成。朱丹溪的六郁学说，是从病理的角度探讨了郁病的演变规律，治疗上创立了名方越鞠丸。从此，开拓了郁病理、法、方、药的专题研究。

（三）范围

郁病主要见于现代医学的神经官能症。常见于神经衰弱、癔病、更年期综合征，以及部分精神分裂症患者。

二、病因病机

郁病发病，主要由情志内伤所致。由七情内伤导致了五脏气机不和，主要病变在肝、脾、心三脏，病理关键是气血失调，病性可虚可实。郁病发病与体质因素有关，郁怒、忧思、悲哀是发病的直接原因。见图 7-1。

三、诊断

（1）有情志内伤的病史，或因情志波动而加重。

（2）心情抑郁，情绪不宁，喜悲伤欲哭，烦躁易怒。

（3）胸、胁、脘、腹胀闷疼痛，嗳气、善太息，矢气则舒。

（4）咽中如有异物梗阻，吐之不出，咽之不下，胸中窒闷。

（5）多见于女性患者。

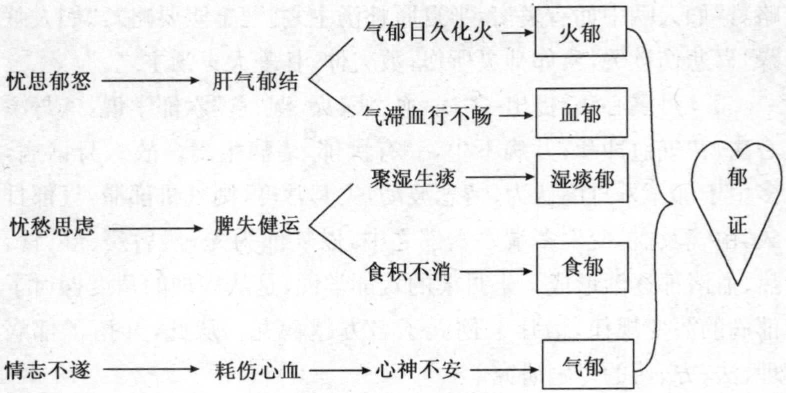

图 7-1　郁证病因病机

四、辨证论治

(一)辨证要点

1. 辨发病特点

郁病的起因多由七情内伤,精神刺激,有病因可循,郁怒、忧思、悲恐均可致病。症候学特征以三组表现为主:一是情绪波动症状:心情抑郁,情绪不宁,喜悲伤欲哭,急躁易怒;二是气机郁滞表现:见胸胁脘腹胀闷疼痛;三是梅核气表现:咽中如有异物梗阻,吐之不出,咽之不下,胸中窒闷。

2. 辨气血虚实

郁病早期肝气郁结,或气滞挟痰湿、食积,或兼郁症,多由气及血,气滞血瘀,以实证为主。日久可由实转虚,或虚实并见。后期可表现为心脾两虚,忧郁伤神和阴虚火旺等不同症候群。

(二)治疗原则

郁病总的治疗原则是疏肝解郁,调达气机。即《内经》提出的"木郁达之"。早期的疏通气机,对于既病防变具有重要意义。属实证者，以疏肝理气为主，酌情配用行血、化痰、利湿、清热、消导之品。属虚证者，治以益气健脾、滋阴降火等扶正之法。

(三)分型论治

1. 肝气郁结

主症：胸胁脘腹胀闷疼痛，痛无定处，每因情绪波动而加重。精神抑郁，情绪不宁，善太息，嗳气，纳少腹胀，恶心呕吐，月经不调。舌质淡红，苔白，脉弦或弦滑。

治法：疏肝解郁，理气止痛。

主方：柴胡疏肝散。

用药加减：若胁痛甚，加郁金、丝瓜络、川楝子；胃脘痛甚，加元胡、苏梗、香橼皮。

2. 气郁化火

主症：胸胁胀闷疼痛，心烦，急躁易怒。头晕，头痛，面红目赤，口苦口干。嘈杂泛酸，大便秘结。舌质红，苔黄，脉弦数。

治法：清肝泻火，解郁和胃。

主方：丹栀逍遥散。

用药加减：肝火内盛，加龙胆草，夏枯草；肝火犯胃，合左金丸；腑气不通、便秘者，加生大黄。

3. 痰气互结

主症：咽中如有异物梗阻感，咯之不出，咽之不下。胸中窒闷，或胸胁胀闷疼痛，纳少恶心。舌苔白腻，脉弦滑。

治法：理气解郁，化痰散结。

主方：半夏厚朴汤。

用药加减：胸膈满闷，嗳气频繁，加瓜蒌皮、旋复花、代赭石；胁痛，加郁金、制香附。

4. 忧郁伤神

主症：悲忧善哭，精神恍惚。心神不宁，时时欠伸。舌淡苔薄白，脉弦细。

治法：养心安神。

主方：甘麦大枣汤。

用药加减：失眠、心悸甚者，加茯神、夜交藤、珍珠母、远志。

5. 心脾两虚

主症：多思善虑，心悸胆怯。头晕神疲，面色少华，少寐健忘，气短乏力，纳少。舌质淡，脉弦细。

治法：益气健脾，养血安神。

主方：归脾汤。

用药加减：食欲不振者，加砂仁、焦三仙；心悸甚者，加天王补心丹。

6. 阴虚火旺

主症：眩晕耳鸣，心烦易怒，心悸少寐。五心烦热，腰膝酸软，盗汗遗精。舌质红，少苔，脉弦细数。

治法：滋阴清热，镇心安神。

主方：滋水清肝饮。

用药加减：如心悸甚，加磁石、生龙齿；若盗汗不止，合当归六黄汤。

五、转归预后

（一）郁极则发

此类转归多呈化火或上逆诸症。如气郁化火，上刑肺金，则可见肝火犯肺之咳嗽、喘证；灼伤血络则见衄血、咳血；痰气郁结，或郁久化火，上蒙清窍而为癫狂；湿郁中焦，升降失司，则可见呕吐等症。

（二）因郁成实郁

郁病日久，气血津液涩滞不畅，稽留一隅，积久成形，导致积聚、癥瘕痞块、瘿瘤瘰疬、痈疽疖肿等。见图 7-2。

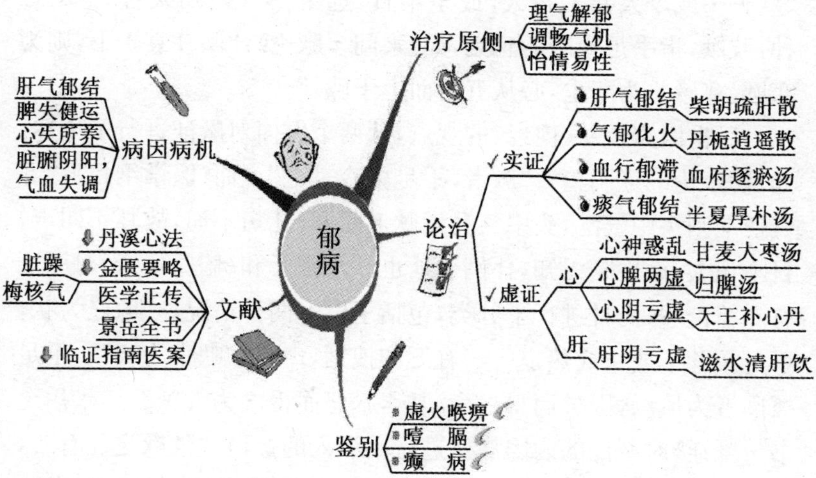

图 7-2 郁病小结

第二节 厥 证

一、概述

（一）定义

厥证是以突然昏倒、不省人事、四肢厥冷为主要表现的一种病证。可以反复发作，一般在短时间内即可恢复，醒后如常人，无任何后遗症状。如果病情严重，昏厥时间较长，且有可能一厥不复。

(二)历史沿革列举

厥证的有关记载,最早见于《内经》。在《内经》中"厥"有两种概念:第一种:昏厥,指突然昏倒,不省人事,如《素问·厥论》:"厥……或令人暴不知人,或至半日,远至一日乃知人者"。第二种:肢厥,指手足逆冷的感觉,如《素问·厥论》:"阳气衰于下,则为寒厥,寒厥之为寒也,必从五指而上于膝。"

后世医家遵从《内经》的观点,从两个方面对厥证进行了论述。如《伤寒论·厥阴篇》:"厥者,手足厥冷是也"。而《医学纲目》:"邪气逆上则头中气乱,头中气乱责脉道闭塞,孔窍不通,故耳不闻声,目不识人,而昏眩无知,仆倒于地也。"至张子和《儒门事亲》对厥证有专篇论述,而且进行了分类,包括了以上两种情况。"厥之为状,手足及膝下或寒或热也……有涎如拽锯,声在喉咽中为痰厥,手足搐搦者为风厥,因醉而得之为酒厥,暴怒而得之为气厥"。《景岳全书·厥逆》对厥证的病因病机进行了深入的探讨,"气厥之证有二,以气虚气实皆能厥也。气虚卒倒者,必其形气索然,色清白,身微冷,脉微弱,此气脱证也。……气实而厥者,其形气愤然勃然,脉沉弦而滑,胸膈喘满,此气逆证也";"血厥之证有二,以血脱血逆皆能厥也。血脱者如大崩大吐或产血尽脱,则气亦随之而脱,故至卒仆暴死。……血逆者,即经所云,血之与气并走于上之谓"。目前对于厥证病因病机的认识——气的虚实、血的虚实等观点,基本遵从张景岳之说。

(三)范围

"厥证"主要以昏厥为主,相当于西医学"晕厥"的范畴。晕厥的产生,根本原因在于脑组织的一时性广泛性供血不足。

1. 血管舒缩障碍

血管抑制性晕厥;直立性低血压;排尿性晕厥;咳嗽性晕厥等。

2. 心源性晕厥

阵发性心动过速；阵发性心房纤颤；病态窦房结综合征；高度房室传导阻滞；原发性心肌病；心绞痛与急性心肌梗死等。

3. 脑源性晕厥

脑动脉粥样硬化；短暂脑缺血发作；偏头痛；多发性大动脉炎等。

4. 血液成分异常

低血糖；重症贫血；高原晕厥。

二、病因病机

厥证的基本病机是气机逆乱、气血运行失常，这是厥证发生的最根本的病理机制。所有可以导致厥证发生的因素作用在机体，产生厥证，都是由于影响了气血的正常运行。气机的逆乱，可以表现为升降失常，如脾主升清、胃主降浊，病则清阳不升、浊阴不降；也可以表现为疏泄不利，如气滞、气逆。血运的失常，可以表现为血虚，不能上荣清窍，也可以为瘀血内停，还可以是血随气逆。见图 7-3。

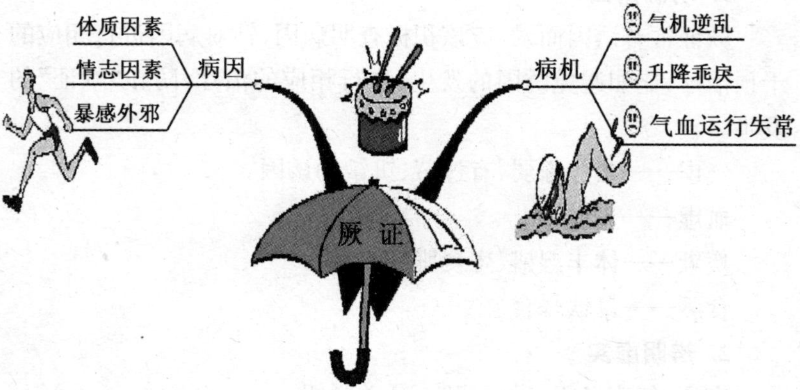

图 7-3 厥证病因病机

三、诊断

(1)患者在发病之前,常有先兆症状,如头晕、视力模糊、面色苍白、出汗等,而后突然发生昏仆,不省人事。发作呈一时性,“移时苏醒”,发病前常伴有恶心、汗出,或伴有四肢逆冷,醒后感头晕、疲乏、口干,但无失语、瘫痪等后遗症,醒后如常人。

(2)应了解既往有无类似病证发生,发病前是否有明显的情志变动、精神刺激的因素,或有大失血病史,或有暴饮暴食史,或有素体痰盛宿疾。注意询问发作时的体位、持续时间以及厥之前后的表现。

(3)脑电图、脑电诱发电位、心电图、颅脑 CT、MRI 等检查有助于诊断。

四、辨证论治

(一)辨证要点

1. 明确病因

厥证常有诱因而发,应该积极查明病因,针对病因进行相应的干预治疗,比如避免诱因的发生、进行相应的治疗,防止“厥证”的发生。

气虚——素体虚弱,有过劳、饥饿的诱因。

血虚——失血。

痰厥——体丰湿盛、恣食肥甘。

食厥——暴饮暴食。

2. 辨明虚实

实证:气壅息粗,喉间痰鸣,牙关紧闭。

虚证:气息微弱,张口自汗,肢冷,脉沉细。

（二）治疗原则

1. 实证

开窍、化痰、辟秽而醒神。应用辛香走窜的药物为主，用以通关开窍。通过开泄痰浊闭阻、温通辟秽化浊、宣窍通利气机而达到苏醒神志的目的。所用药物的剂型应选择丸、散、气雾、含化以及注射类的药物，宜吞服、鼻饲、注射等。

2. 虚证

益气、回阳、救逆而醒神。适用于元气亏虚、气随血脱、精竭气脱之证。主要是通过补益元气、回阳救逆而提高气的统摄能力。注意因虚致厥者，不可妄用辛香开窍之品。

（三）分型论治

气厥

1. 实证

主症：由情志异常、精神刺激而发作，突然昏倒，不省人事，或四肢厥冷，呼吸气粗，苔薄白，脉伏或沉弦。

治法：顺气、解郁、开窍。

主方：五磨饮子加减。

用药加减：肝阳偏亢、头晕头胀者，加钩藤、石决明、磁石等以平肝潜阳；痰热重者，症见喉中痰鸣、痰涌气塞者，可加胆南星、贝母、竹沥等；如有明显情志因素为诱因者，平素可与柴胡疏肝散、逍遥散之类加减化裁。

2. 虚证

主症：发作时眩晕昏仆，面色苍白，呼吸微弱，汗出肢冷，舌质淡，脉沉微。

治法：补气回阳。

主方：四味回阳饮加减。

用药加减:发作时急用生脉注射液、参附青注射液静脉滴注;汗出多者,加黄芪、白术、煅龙牡,益气固涩止汗;心气虚而心悸不宁者,加远志、柏子仁、酸枣仁等养心安神;脾气虚而见食欲不振者,加白术、茯苓健脾和胃;本证患者平素可服用归脾丸、香砂六君子丸等药物益气养血。

血厥

1. 实证

主症:多因急躁恼怒而发,突然昏倒,不省人事,牙关紧闭,面赤唇紫,舌红,脉多沉弦。

治法:活血顺气、降逆开窍。

主方:通瘀煎。

用药加减:发作时先用清开灵注射液静脉滴注,然后使用通瘀煎;可加用石决明、钩藤、牛膝以平肝潜阳;肝火盛,急躁易怒者,加菊花、丹皮。

2. 虚证

主症:突然昏厥,面色苍白,口唇无华,四肢蠕动,自汗肤冷,呼吸微弱,舌质淡,脉细数无力。

治法:补养气血。

主方:急用独参汤灌服,继用人参养荣汤。

用药加减:兼见阳虚,自汗肤冷者,加附子、干姜温阳;津亏而见口干少津者,加麦冬、玉竹、沙参;心悸少寐者,加龙眼肉、酸枣仁养心安神。

痰厥

主症:突然昏厥,喉有痰声,或呕吐涎沫,呼吸气粗,苔白腻,脉沉滑。

治法:行气豁痰。

主方:导痰汤为主。

用药加减:痰湿化热,口干便秘,舌苔黄腻,加黄芩、栀子、瓜蒌仁清热降火。

食厥

主症：暴饮暴食之后，突然昏厥，气息窒塞，脘腹胀满，苔厚腻，脉滑实。

治法：和中消导。

主方：昏厥时如在食后不久，应先用盐汤探吐以祛实邪，再以神术散合保合丸加减。

用药加减：若腹胀且大便不通者，可配小承气汤导滞下行。

暑厥

主症：发于暑热季节，面红身热，突然昏仆，甚至谵妄，眩晕头痛，舌红干，脉洪数。

治法：清暑益气，开窍醒神。

主方：清开灵注射液、牛黄清心丸或紫血丹、白虎加人参汤。

用药加减：用清开灵注射液静脉滴注，灌服牛黄清心丸或紫血丹以开窍醒神。继而服用白虎加人参汤或清暑益气汤。用人参益气保津，白虎汤清热解暑。

五、转归预后

（1）厥证如病情重、治疗不及时，阴阳气血相失，进而阴阳离绝，发展为一厥不复的死证。

（2）阴阳气血失常，或为气血上逆，或为中气下陷，或气血痰瘀等邪气内闭，气机内乱而阴阳尚未离决，此类厥证的生死，取决于正气来复与治疗措施是否及时、得当。若正气来复，治疗得当，则正气复返。反之，则病情加重，发展为中风病以至昏迷等病证。

（3）厥证各种证候之间可相互转化，如气厥和血厥之实证可转化为气滞血瘀之证，血厥虚证可能转化为脱证等。

（4）厥证发作，具有"醒后如常人"的特点，注意查明发作的病因，进行针对性治疗，则有可能减少发作频度以至控制发作。

第三节 积 聚

一、概述

(一)定义

积聚是由于正气亏虚,脏腑失和,气滞、血瘀、痰浊蕴结腹内而致,以腹内结块,或胀或痛为主要临床表现的病证。

(二)历史沿革列举

1.《黄帝内经》对本病的病名、成因及治疗等加以论述。《灵枢·五变》:"黄帝曰:人之善病肠中积聚者,何以候之?少俞答曰:皮肤薄而不泽,肉不坚而淖泽。如此,则肠胃恶,恶则邪气留止,积聚乃伤,脾胃之间,寒温不次,邪气稍至,蓄积留止,大聚乃起。"《灵枢·百病始生》:"卒然外中于寒,若内伤于忧怒,则气上逆,气上逆则六输不通,温气不行,凝血蕴裹而不散,津液涩渗,著而不去,而积聚成矣";"察其所痛,以知其应,有余不足,当补则补,当泻则泻,毋逆天时,是谓至治"。

2.《金匮要略》将疟疾引起的癥瘕称为"疟母",以鳖甲煎丸治之。

3.《河间六书》以癥瘕代积聚,对癥瘕的概念进行了概述。《河间六书》:"癥,腹中坚硬,按之应手,谓之癥也。圣惠方谓:癥犹征也……瘕,腹中虽硬,而忽聚忽散,无有常准。故圣惠方云:瘕犹假也,以其病瘕未成癥也。"

4.《丹溪心法》针对积聚的病理变化,阐述证治见解。《丹溪心法》:"痞块在中为痰饮,在右为食积,在左为血块。气不能作块成聚,块乃有形之物也。痰与食积死血而成也。用醋煮海石,醋煮三棱、蓬术、桃仁、红花、五灵脂、香附之类为丸，石鹼兼白术汤吞下。治块当降大消食积，食积即痰也。行死血块，块去须大补。凡积病不可用下药，徒损真气，病亦不去，当用消积药使之融化，则根除矣。”

5.《证治准绳》在治疗上提出看法。《证治准绳·积聚》:“治疗是病必分初、中、末三法。”

6.《景岳全书》对攻补法的应用做了概括。《景岳全书·积聚》:“治积之要，在知攻补之宜，而攻补之宜，当于孰缓孰急中辨之。”

（三）范围

依据积聚的临床表现，西医的腹部肿瘤、肝脾肿大、增生型肠结核、胃肠功能紊乱、不完全性肠梗阻等疾病出现类似积聚证候时，可参阅本节辨治。

二、病因病机

（一）情志不遂，气滞血瘀

忧思恼怒→肝伤气滞→气血凝滞→积聚

情志不遂→脾伤失运→滋生痰浊→血脉受阻→痰瘀互结→积聚

（二）饮食不节，滋生痰浊

饮酒太过
嗜食肥厚、煎煿辛辣之物
饮食无制、饥饱不调 } 脾伤失运→滋生痰湿→气、血、失和→气、血、痰互结→积聚

（三）邪气所客，留着不去

寒邪、湿热外犯→客于腹中→聚成积聚

(四)他病转归,日久成积

黄疸不退
久疟不愈 }阻滞气血→腹内结块
感染血吸虫

概言之,积聚是在正虚感邪、正邪斗争而正不胜邪的情况下,邪气踞之,逐渐发展而成。积聚的发生主要关系到肝、脾两脏,气滞、血瘀、痰结是形成积聚的主要病理变化。其中聚证以气滞为主;积证则气滞、血瘀、痰结三者均有,而以血瘀为主。见图 7-4。

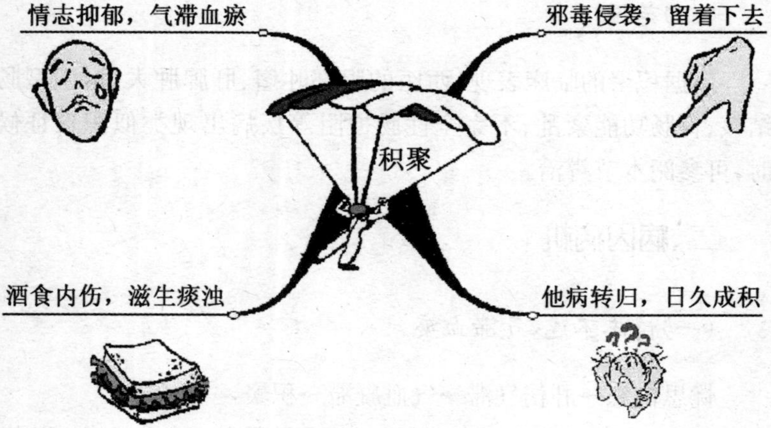

图 7-4 积聚病因病机

三、诊断

(一)积证

1. 以腹部可触及包块、伴有胀痛或刺痛为特征。

2. 起病缓慢,多有逐渐加重过程。

3. 初期积块出现相应部位常伴疼痛,或兼恶心、呕吐、腹胀、以及倦怠乏力、纳呆、逐渐消瘦等症状,后期正虚症状较为明显。

(二)聚证

1. 以腹中气聚、攻窜胀痛、时作时止为特征。

2. 发作时,病变部位可有气聚胀满表现,但触不到包块,缓解时则气聚胀满消失。

3. 反复发作,发作时多以实证表现为主,日久伴倦怠乏力、纳呆、便溏等脾胃虚弱证候。

四、辨证论治

(一)辨证要点

1. 辨积与聚

2. 辨初、中、晚三期

表 7-1　积聚辨证

	病程	病情	属性	切诊	治疗
积	较长	重	属血分	按之积块明显,固定不移,痛有定处	难
聚	较短	轻	属气分	无积块,腹中气时聚时散,发有休止,痛无定处	易

表 7-2　积聚分期

	病理	症状
初	气滞、血瘀、湿阻停积	积块较小、质地软、伴胀痛、病情尚轻
中	气、血、痰凝结成块	积块增大、质地较硬、疼痛持续时间较长,伴饮食减少、倦怠乏力、形体渐瘦
晚	气、血、痰凝结,正气虚	积块较大、质地坚硬、疼痛剧烈,伴饮食大减、神疲乏力,面色萎黄或黧黑、消瘦

（二）治疗原则

1. 本病初起常以气滞、血瘀、湿阻为患，治当行气、活血、化湿为主；中期常以气结、血瘀、痰凝为患，治当行气、化瘀、消痰为主；晚期常见邪盛正衰，治当以扶正祛邪、攻补兼施为法。

2. 聚轻而积重，聚证病在气分，治重调气；积证病在血分，治重活血。聚证之时当抓紧治疗，尚易取效，由聚成积，终属难治。

3. 积聚日久，损伤气血，在治疗上要注意保护正气，攻伐之药，用之不宜太过，以免伤正。

（三）分型论治

1. 聚证

（1）肝气郁滞

主症：腹中气聚，攻窜胀痛，随情绪而波动。脘胁之间时或不适。苔薄脉弦。

治法：疏肝解郁，行气消聚。

主方：木香顺气丸。

用药加减：寒甚腹痛剧、得温痛减、肢冷者加高良姜、肉桂；兼有热象，口苦、舌质红者，去乌药、苍术，加吴茱萸、黄连泄肝清热；老年体虚，或兼神疲、乏力、便溏，加党参、白术。

（2）食浊阻滞

主症：腹胀或痛，时有条索状物聚在腹部，重按则痛甚。便秘，纳呆。苔腻，脉弦滑。

治法：理气化浊，导滞通腑。

主方：六磨汤。

用药加减：可加山楂、莱菔子以加强健胃消食之作用；痰浊中阻，呕恶苔腻者，加半夏、陈皮、生姜化痰降逆；因蛔虫结聚，阻于肠道者，加服驱蛔方药，或配用乌梅丸。

2. 积证

(1)气滞血瘀

主症:积证初起积块软而不坚,固定不移。胀痛并见。苔薄白,脉弦。

治法:理气活血,通络消积。

主方:荆蓬煎丸。

用药加减:可加用失笑散或金铃子散以增强活血化瘀、散结止痛作用。

(2)气结血瘀

主症:腹部积块渐大,按之较硬,痛处不移。饮食减少,体倦乏力,面暗消瘦,时有寒热,女子或见经闭不行。舌质紫、青或有瘀点、瘀斑,脉弦滑或细涩。

治法:祛瘀软坚,补益脾胃。

主方:膈下逐瘀汤,六君子汤。

用药加减:可酌加丹参、莪术、三棱、鳖甲以增强活血消积作用;或配用鳖甲煎丸化癥、回生丹化积。

(3)正虚瘀结

主症:积块坚硬,疼痛逐渐加剧。饮食大减,面色萎黄或黧黑,消瘦脱形。舌质色淡或紫,苔灰糙或舌光无苔,脉弦细或细数。

治法:补益气血,化瘀消积。

主方:八珍汤合化积丸。

用药加减:气虚甚者,加黄芪、山药、薏苡仁益气健脾;舌光红无苔、脉细数者,加生地、玄参、麦冬、玉竹等养阴生津;可加丹参、鳖甲活血软坚散结。

五、转归预后

(一)聚证

聚证一般预后较好。一般情况下,若治疗得当,解除了病因,可达治愈。亦有部分反复发作,或因气聚日久则血瘀成积者。

(二)积证

积证预后一般较差。若积极治疗,可使患者症状有所减轻,生存时间延长,部分患者甚至可望治愈。积证后期,水液内聚而成为臌胀,火热灼伤脉络,或气虚不能摄血,或脉络瘀阻,血液外溢,而致吐血、便血、衄血等,均为危象,预后不良,当积极救治。见图7-5。

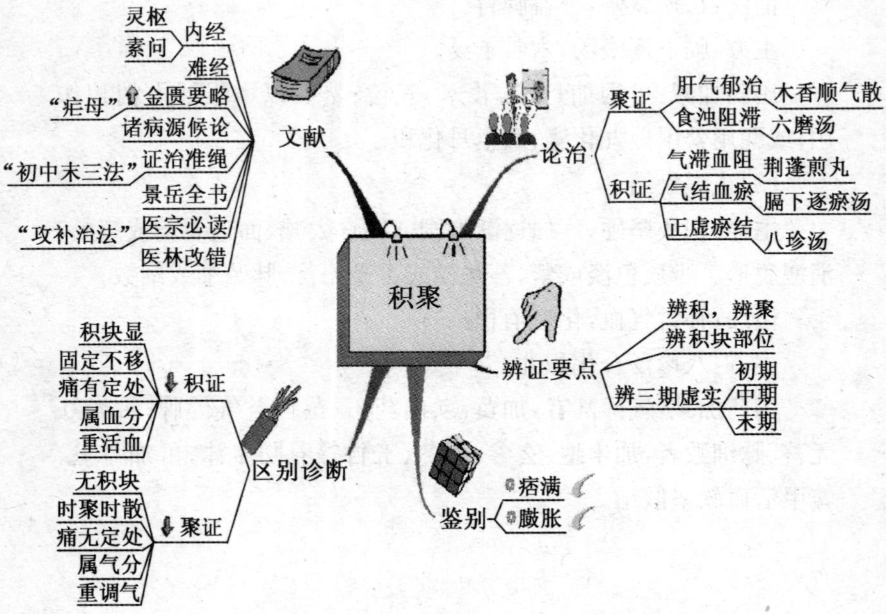

图7-5　积聚小结

第四节　血　证

一、概述

(一)定义

凡由多种原因引起火热熏灼或气虚不摄，致使血液不循常道，或上溢于口鼻诸窍，或下泄于前后二阴，或渗出于肌肤所形成的疾患，统称为血证。即非生理性的出血性疾患，称为血证。在古代医籍中，亦称为血病或失血。

(二)历史沿革列举

1. 最早在《内经》即对血的生理及病理有较深入的认识。有关篇章对血溢、血泄、衄血、咳血、呕血、溺血、溲血、便血等病证作了记载，并对引起出血的原因及部分血证的预后有所论述。

2. 《诸病源候论·血病诸候》将血证称为“血病”。《医学正传·血证》率先将各种出血病证归纳在一起，并以“血证”之名概之。

3. 《济生方·失血论治》认为失血可由多种原因导致，“所致之由，因大虚损，或饮酒过度，或强食过饱，或饮啖辛热，或忧思恚怒”，而对血证的病机，则强调因于热者多。《素问·玄机原病式·热类》亦认为失血主要由热盛所致。《景岳全书·血证》将引起出血的病机提纲挈领地概括为“火盛”及“气伤”两个方面。

4. 《先醒斋医学广笔记·吐血》提出了著名的治吐血三要法，强调了行血、补肝、降气在治疗吐血中的重要作用。《血证论》是论述血证的专书，提出止血、消瘀、宁血、补血的治血四法。

5. 《金匮要略·惊悸吐衄下血胸满瘀血病脉证治》最早记载

了泻心汤、柏叶汤、黄土汤等治疗吐血、便血的方剂，沿用至今。《备急千金要方》收载了一些较好的治疗血证的方剂，至今仍广泛应用的犀角地黄汤即首载于该书。

（三）范围

血证的范围相当广泛，凡以出血为主要临床表现的病症均属本证的范围。本节讨论内科常见的鼻衄、齿衄、咳血、吐血、便血、尿血、紫斑等血证。西医学中多种急、慢性疾病所引起的出血，包括某些系统的疾病（如呼吸、消化、泌尿系统疾病）有出血症状者，以及造血系统病变所引起的出血性疾病，均可参考本节辨证论治。

二、病因病机

1. 感受外邪

2. 情志过极

3. 嗜食醇酒厚味

4. 劳倦过度

心主神明，神劳伤心；脾主肌肉，体劳伤脾；肾主藏精，房劳伤肾。劳倦过度会导致心、脾、肾气阴的损伤。

5. 久病或热病之后

上述各种原因之所以导致出血，其共同的病机可以归结为火热熏灼、迫血妄行及气虚不摄、血溢脉外两类。在火热之中，又有实火及虚火之分。外感风热燥火、湿热内蕴、肝郁化火等，均属实火；而阴虚火旺之火，则属虚火。气虚之中，又有仅见气虚和气损及阳、阳气亦虚之别。此外，出血之后，已离经脉而未排出体外的血液，留积体内，蓄结而为瘀血，瘀血又能妨碍新血的生长及气血的正常运行。见图 7-6。

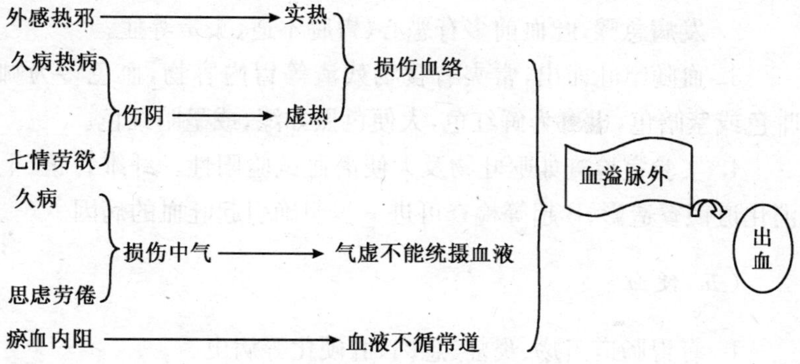

图 7-6 血证病因病机

三、诊断

(一)鼻衄

凡血自鼻道外溢而非因外伤、倒经所致者,均可诊断为鼻衄。

(二)齿衄

血自齿龈或齿缝外溢,且排除外伤所致者,即可诊断为齿衄。

(三)咳血

1. 多有慢性咳嗽、痰喘、肺痨等肺系病证。

2. 血由肺、气道而来,经咳嗽而出,或觉喉痒、胸闷一咯即出,血色鲜红,或夹泡沫,或痰血相兼、痰中带血。

3. 实验室检查如白细胞分类、血沉、痰培养、痰检查抗酸杆菌及脱落细胞,以及胸部 X 线检查、支气管镜检或造影、胸部 CT 等,有助于进一步明确咳血的病因。

(四)吐血

1. 有胃痛、胁痛、黄疸、癥积等宿疾。

2. 发病急骤，吐血前多有恶心、胃脘不适、头晕等症。

3. 血随呕吐而出，常夹有食物残渣等胃内容物，血色多为咖啡色或紫暗色，也可为鲜红色，大便色黑如漆，或呈暗红色。

4. 实验室检查如呕吐物及大便潜血试验阳性。纤维胃镜、上消化道钡餐造影、B超等检查可进一步明确引起吐血的病因。

（五）便血

1. 有胃肠道溃疡、炎症、息肉、肝硬化等病史。

2. 大便色鲜红、暗红或紫暗，甚至黑如柏油样，次数增多。

3. 实验室检查如大便潜血试验阳性。

（六）尿血

1. 小便中混有血液或夹有血丝，排尿时无疼痛。

2. 实验室检查，尿液在显微镜下可见红细胞。

（七）紫斑

1. 肌肤出现青紫斑点，小如针尖，大者融合成片，压之不褪色。

2. 紫斑好发于四肢，尤以下肢为甚，常反复发作。

3. 重者可伴有鼻衄、齿衄、尿血、便血及崩漏。

4. 小儿及成人皆可患此病，但以女性为多见。

5. 辅助检查。血、尿常规，大便潜血试验，血小板计数，出凝血时间，血管收缩时间，凝血酶原时间，毛细血管脆性试验及骨髓穿刺，有助于明确出血的病因，帮助诊断。

四、辨证论治

(一)辨证要点

1. 辨病证的不同

由于引起出血的原因以及出血部位的不同,应注意辨清不同的病证。例如:从口中吐出的血液,有吐血与咳血之分;小便出血有尿血与血淋之别;大便下血则有便血、痔疮、痢疾之异。

2. 辨脏腑病变之异同

血证,可以由不同的脏腑病变而引起,应注意辨明。例如:同属鼻衄,但病变脏腑有在肺、在胃、在肝的不同;吐血有病在胃及病在肝之别;齿衄有病在胃及病在肾之分;尿血则有病在膀胱、肾或脾的不同。

3. 辨证候之寒热虚实

(1)血证由火热熏灼,热迫血行引起者为多。但火热之中,有实火及虚火的区别。

(2)血证有实证及虚证的不同,一般初病多实,久病多虚;由实火所致者属实,由阴虚火旺、气虚不摄,甚至阳气虚衰所致者属虚。

(二)治疗原则

对血证的治疗可归纳为治火、治气、治血三个原则。

1. 治火

实火当清热泻火,虚火当滋阴降火,并应结合受病脏腑的不同,分别选用适当的方药。

2. 治气

对实证当清气降气,虚证当补气益气。

3. 治血

《血证论·吐血》说:“存得一分血,便保得一分命。”要达到治血的目的,最主要的是根据各种证候的病因病机进行辨证论治,其中包括适当地选用凉血止血、收敛止血或活血止血的方药。

(三)分型论治

1. 鼻衄

(1)热邪犯肺

主症:鼻燥衄血,口舌咽燥,或兼有身热、咳嗽痰少等症,舌质红,苔薄,脉数。

治法:清泄肺热,凉血止血。

主方:桑菊饮。

(2)胃热炽盛

主症:鼻衄,或兼齿衄,血色鲜红,口渴欲饮,鼻干,口干臭秽,烦躁,便秘,舌红,苔黄,脉数。

治法:清胃泻火,凉血止血。

主方:玉女煎。

(3)肝火上炎

主症:鼻衄,头痛,目眩,耳鸣,烦躁易怒,两目红赤,口苦,舌红,脉弦数。

治法:清肝泻火,凉血止血。

主方:龙胆泻肝汤。

(4)气血亏虚

主症:鼻衄,或兼齿衄、肌衄,神疲乏力,面色㿠白,头晕,耳鸣,心悸,夜寐不宁,舌质淡,脉细无力。

治法:补气摄血。

主方:归脾汤。

2. 齿衄

(1)胃火炽盛

主症:齿衄血色鲜红,齿龈红肿疼痛,头痛,口臭,舌红,苔黄,脉洪数。

治法：清胃泻火，凉血止血。

主方：加味清胃散合泻心汤。

(2)阴虚火旺

主症：齿衄，血色淡红，起病较缓，常因受热及烦劳而诱发，齿摇不坚，舌质红，苔少，脉细数。

治法：滋阴降火，凉血止血。

主方：六味地黄丸合茜根散。

3. 咳血

(1)燥热伤肺

主症：喉痒咳嗽，痰中带血，口干鼻燥，或有身热，舌质红，少津，苔薄黄，脉数。

治法：清热润肺，宁络止血。

主方：桑杏汤。

用药加减：出血较多者，可再加用云南白药或三七粉冲服；兼见发热、头痛、咳嗽、咽痛等症，为风热犯肺，加银花、连翘、牛蒡子以辛凉解表，清热利咽；津伤较甚，而见干咳无痰、或痰黏不易咯出、苔少舌红乏津者，可加麦冬、玄参、天冬、天花粉等养阴润燥；痰热壅肺，肺络受损，症见发热、面红、咳嗽、咳血、咯痰黄稠、舌红、苔黄、脉数者，可改用清金化痰汤去桔梗，加大蓟、小蓟、茜草等，以清肺化痰，凉血止血；热势较甚、咳血较多者，加金银花、连翘、黄芩、芦根，并冲服三七粉。

(2)肝火犯肺

主症：咳嗽阵作，痰中带血或纯血鲜红，胸胁胀痛，烦躁易怒，口苦，舌质红苔薄黄，脉弦数。

治法：清肝泻肺，凉血止血。

主方：泻白散合黛蛤散。

用药加减：可酌加生地、旱莲草、白茅根、大小蓟等凉血止血；

肝火较甚，头晕目赤、心烦易怒者，加丹皮、栀子、黄芩清肝泻火；若咳血量较多，纯血鲜红，可用犀角地黄汤加三七粉冲服，以清热泻火，凉血止血。

(3)阴虚肺热

主症：咳嗽痰少，痰中带血或反复咳血，血色鲜红，口干咽燥，颧红，潮热盗汗，舌质红，脉细数。

治法：滋阴润肺，宁络止血。

主方：百合固金汤。

用药加减：可加白及、藕节、白茅根、茜草等止血，或合十灰散凉血止血。反复咳血及咳血量多者，加阿胶、三七养血止血；潮热、颧红者，加青蒿、鳖甲、地骨皮、白薇等清退虚热；盗汗加糯稻根、浮小麦、五味子、牡蛎等收敛固涩。

4. 吐血

(1)肝火犯胃

主症：吐血色红或紫暗，口苦胁痛，心烦易怒，寐少梦多，舌质红绛，脉弦数。

治法：泻肝清胃，凉血止血。

主方：龙胆泻肝汤。

用药加减：胁痛甚者，加郁金、香附理气定络止痛。

(2)气虚血溢

主症：吐血缠绵不止，时轻时重，血色暗淡，神疲乏力，心悸气短，面色苍白，舌质淡，脉细弱。

治法：健脾养心，益气摄血。

主方：归脾汤。

用药加减：可酌加仙鹤草、白及、乌贼骨、炮姜炭等以温经固涩止血；若气损及阳，脾胃虚寒，症见肤冷、畏寒、便溏者，治宜温经摄血，可改用柏叶汤。

5. 便血

(1)肠道湿热

主症:便血色红,大便不畅或稀溏,或有腹痛,口苦,舌质红,苔黄腻,脉濡数。

治法:清化湿热,凉血止血。

主方:地榆散或槐角丸。

用药加减:若便血日久,湿热未尽而营阴已亏,应清热除湿与补益阴血双管齐下,以虚实兼顾,扶正祛邪,可选用清脏汤或脏连丸。

(2)气虚不摄

主症:便血色红或紫暗,食少,体倦,面色萎黄,心悸,少寐,舌质淡,脉细。

治法:益气摄血。

主方:归脾汤。

用药加减:可酌加槐花、地榆、白及、仙鹤草,以增强止血作用。

(3)脾胃虚寒

主症:便血紫暗,甚则黑色,腹部隐痛,喜热饮,面色不华,神倦懒言,便溏,舌质淡,脉细。

治法:健脾温中,养血止血。

主方:黄土汤。

用药加减:可加白及、乌贼骨收敛止血,三七、花蕊石活血止血。阳虚较甚,畏寒肢冷者,可加鹿角霜、炮姜、艾叶等温阳止血。

6. 尿血

(1)下焦热盛

主症:小便黄赤灼热,尿血鲜红,心烦口渴,面赤口疮,夜寐不安,舌质红,脉数。

治法:清热泻火,凉血止血。

主方:小蓟饮子。

用药加减:热盛而心烦口渴者,加黄芩、天花粉清热生津;尿血较甚者，加槐花、白茅根凉血止血；尿中夹有血块者，加桃仁、红花、牛膝活血化瘀。

(2)肾虚火旺

主症：小便短赤带血，头晕耳鸣，神疲，颧红潮热，腰膝酸软，舌质红，脉细数。

治法：滋阴降火，凉血止血。

主方：知柏地黄丸。

用药加减：可酌加旱莲草、大蓟、小蓟、藕节、蒲黄等凉血止血；颧红潮热者，加地骨皮、白薇清退虚热。

(3)脾不统血

主症：久病尿血，甚或兼见齿衄、肌衄，食少，体倦乏力，气短声低，面色不华，舌质淡，脉细弱。

治法：补脾摄血。

主方：归脾汤。

用药加减：可加熟地、阿胶、仙鹤草、槐花等养血止血；气虚下陷而见少腹坠胀者，可加升麻、柴胡，配合原方中的党参、黄芪、白术，以起到益气升阳的作用。

(4)肾气不固

主症：久病尿血，血色淡红，头晕耳鸣，精神困惫，腰脊酸痛，舌质淡，脉沉弱。

治法：补益肾气，固摄止血。

主方：无比山药丸。

用药加减：可加仙鹤草、蒲黄、槐花、紫珠草等止血；必要时再酌加牡蛎、金樱子、补骨脂等固涩止血；腰脊酸痛、畏寒神怯者，加鹿角片、狗脊温补督脉。

7. 紫斑

(1)血热妄行

主症：皮肤出现青紫斑点或斑块，或伴有鼻衄、齿衄、便血、尿血，或有发热，口渴，便秘，舌红，苔黄，脉弦数。

治法：清热解毒，凉血止血。

主方：十灰散。

用药加减：热毒炽盛、发热、出血广泛者，加生石膏、龙胆草、紫草，冲服紫雪丹；热壅胃肠，气血郁滞，症见腹痛、便血者，加白芍、甘草、地榆、槐花，缓急止痛，凉血止血；邪热阻滞经络，兼见关节肿痛者，酌加秦艽、木瓜、桑枝等舒筋通络。

(2)阴虚火旺

主症：皮肤出现青紫斑点或斑块，时发时止，常伴鼻衄、齿衄或月经过多，颧红，心烦，口渴，手足心热，或有潮热，盗汗，舌质红，苔少，脉细数。

治法：滋阴降火，宁络止血。

主方：茜根散。

用药加减：阴虚较甚者，可加玄参、龟板、女贞子、旱莲草养阴清热止血。潮热可加地骨皮、白薇、秦艽清退虚热；若表现肾阴亏虚而火热不甚，症见腰膝酸软、头晕乏力、手足心热、舌红少苔、脉细数者，可改用六味地黄丸滋阴补肾，酌加茜草根、大蓟、槐花、紫草等凉血止血、化瘀消斑。

(3)气不摄血

主症：反复发生肌衄，久病不愈。

治法：补气摄血。

主方：归脾汤。

用药加减：可酌情选加仙鹤草、棕榈炭、地榆、蒲黄、茜草根、紫草等，以增强止血及化斑消瘀的作用；若兼肾气不足而见腰膝酸软者，可加山萸肉、菟丝子、续断补益肾气。

五、转归预后

血证的预后，主要与下述三个因素有关：

(1)引起血证的原因。一般来说,外感易治,内伤难治;新病易治,久病难治。

(2)与出血量的多少密切相关。出血量少者病轻,出血量多者病重,甚至形成气随血脱的危急重病。

(3)与兼见症状有关。出血而伴有发热、咳喘、脉数等症者,一般病情较重。

第五节 汗 证

一、概述

(一)定义

汗证是指由于阴阳失调、腠理不固而致汗液外泄失常的病证。其中,不因外界环境因素的影响,而白昼时时汗出,动辄益甚者,称为自汗;寐中汗出,醒来自止者,称为盗汗,亦称为寝汗。

(二)历史沿革列举

1.《黄帝内经》指出汗液为人体津液的一种,并与血液有密切关系,所谓血汗同源,并明确指出生理性的汗出与气温高低及衣着厚薄有密切关系。《灵枢·决气》:"腠理发泄,汗出溱溱,是谓津。"《灵枢·营卫生会》:"夺血者无汗,夺汗者无血。"《灵枢·五癃津液别》:"天暑衣厚则腠理开,故汗出……天寒则腠理闭,气湿不行,水下留于膀胱,则为溺与气。"

2.《金匮要略》首先记载了盗汗的名称,并认为虚劳所致者较多。《金匮要略·血痹虚劳病脉证并治》:"男子平人,脉虚弱细微者,喜盗汗也。"

3.《三因极一病证方论·自汗论治》对自汗与盗汗做了鉴别,

并指出其他疾病中表现的自汗,应针对病因治疗。《三因极一病证方论·自汗论治》:“无问昏醒,浸浸自出者,名曰自汗;或睡著汗出,即名盗汗,或云寝汗。若其饮食劳役,负重涉远,登顿疾走,因动汗出,非自汗也。”“历节、肠痈、脚气、产褥等病,皆有自汗,治之当推其所因为病源,无使混滥。”

4. 朱丹溪概括了自汗、盗汗的病理属性,认为自汗属气虚、血虚、湿、阳虚、痰;盗汗属血虚、阴虚。

5. 对汗证的治法,各代医家阐述很多。《临证指南医案·汗》:“阳虚自汗,治宜补气以卫外;阴虚盗汗,治当补阴以营内。”《医林改错·血府逐瘀汤所治之症目》:“竟有用补气、固表、滋阴、降火,服之不效,而反加重者,不知血瘀亦令人自汗、盗汗,用血府逐瘀汤。”

(三)范围

自汗、盗汗可单独出现,也可伴见于其他疾病中,西医学中的甲状腺机能亢进、自主神经功能紊乱、风湿热、结核病等所致的自汗、盗汗亦可按本节辨证论治。

二、病因病机

在感受表邪时,出汗是驱邪的一个途径,外感病邪在表,需要发汗以解表。汗为心之液,由精气所化,不可过泄。除了伴见于其他疾病过程中的出汗过多外,引起自汗、盗汗的病因病机主要有以下五个方面。

(一)肺气不足

素体薄弱,病后体虚,或久患咳喘,耗伤肺气,肺与皮毛相表里,肺气不足之人,肌表疏松,表虚不固,腠理开泄而致自汗。

(二)营卫不和

由于体内阴阳的偏盛偏衰,或表虚之人微受风邪,导致营卫不和,卫外失司,而致汗出。

(三)心血不足

思虑太过,损伤心脾,或血证之后,血虚失养,均可导致心血不足。因汗为心之液,血不养心,汗液外泄太过,引起自汗或盗汗。

(四)阴虚火旺

烦劳过度,亡血失精,或邪热耗阴,以致阴精亏虚,虚火内生,阴津被扰,不能自藏而外泄,导致盗汗或自汗。

(五)邪热郁蒸

由于情志不舒,肝气郁结,肝火偏旺,或嗜食辛辣厚味,或素体湿热偏盛,以致肝火或湿热内盛,邪热郁蒸,津液外泄而致汗出增多。见图 7-7。

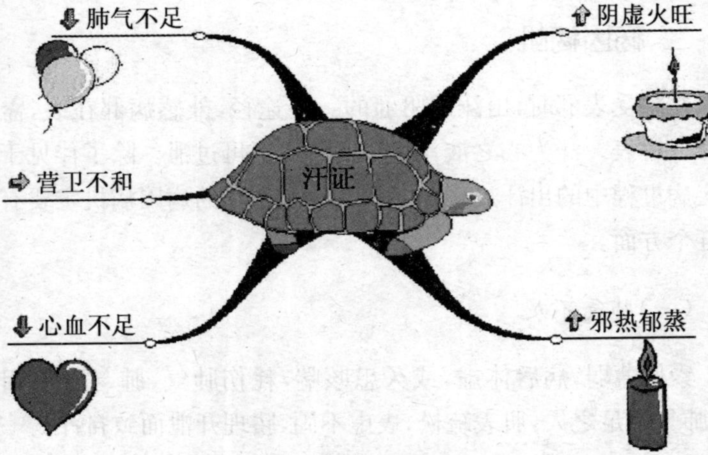

图 7-7　汗证病因病机

三、诊断

(1)不因外界环境影响,在头面、颈胸,或四肢、全身出汗者。昼日汗出溱溱,动则益甚为自汗;睡眠中汗出津津,醒后汗止为盗汗。

(2)除外其他疾病引起的自汗、盗汗。

(3)查血沉、T_3、T_4、基础代谢、胸部X线摄片、痰涂片、做抗链"O"等检查以排除甲状腺机能亢进、肺痨、风湿热等。

四、辨证论治

(一)辨证要点

1. 着重辨阴阳虚实。

2. 一般汗证属虚多。自汗多因气虚不固;盗汗多阴虚内热。也可为肝火、湿热导致的实证。

3. 病程日久,可出现阴阳虚实错杂。

(二)治疗原则

1. 虚证者根据证候不同予益气、养阴、补血、调和营卫;实证予清肝泄热,化湿和营;虚实夹杂者,则根据虚实的主次而适当兼顾。

2. 治疗时均可酌加麻黄根、浮小麦、糯稻根、五味子、煅牡蛎固涩止汗。

(三)分型论治

1. 肺卫不固

主症:汗出恶风,稍劳尤甚。易于感冒,体倦乏力,面色少华。脉细弱,苔薄白。

治法:益气固表。

主方:玉屏风散。

用药加减:汗出多者,加浮小麦、糯稻根、煅牡蛎;气虚甚,加党参、黄精;兼见阴虚,舌红脉细数,加麦冬、五味子。

处方举例:生黄芪20克,炒白术12克,防风6克,麻黄根10克,糯稻根10克,党参10克,煅牡蛎30克(先下)、煅龙骨30克(先下),炙甘草6克。

2. 营卫不和

主症:汗出恶风,或半身或局部汗出。周身酸楚,时寒时热。苔薄白,脉缓。

治法:调和营卫。

主方:桂枝汤。

用药加减:汗出多,加龙骨、牡蛎;兼气虚,加黄芪;半身或局部汗出,可加甘麦大枣汤;兼见倦怠乏力,汗出多,少气懒言,舌淡脉弱,可改为黄芪建中汤;兼见心胸不适,舌质紫暗或有瘀点,脉弦或涩,可改用血府逐瘀汤。

处方举例:桂枝10克,白芍10克,生姜3片,大枣7枚,炙甘草6克,防风6克,清豆卷10克,白术10克,龙骨30克(先下),牡蛎30克(先下)。

3. 心血不足

主症:自汗或盗汗。心悸少寐,神疲气短,面色不华。舌质淡,脉细。

治法:补血养心。

主方:归脾汤。

用药加减:汗出多者,加牡蛎、五味子、浮小麦;血虚甚,加制首乌、枸杞子、熟地。

处方举例:党参20克,黄芪20克,白术10克,茯苓10克,当归10克,龙眼肉30克,酸枣仁30克,远志10克,木香6克,大枣

5 枚，浮小麦 10 克，五味子 10 克。

4. 阴虚火旺

主症：盗汗或有自汗。五心烦热，午后潮热，颧红口渴。舌红少苔，脉细数。

治法：滋阴降火。

主方：当归六黄汤。

用药加减：汗出多，加牡蛎、浮小麦；潮热甚，加秦艽、银柴胡、白薇；若以阴虚为主，潮热、脉数不显著，改为麦味地黄丸。

处方举例：生熟地(各) 20 克，当归 10 克，黄连 6 克，黄芩 10 克，黄柏 10 克，黄芪 15 克，牡蛎 30 克(先下)，浮小麦 10 克。

5. 邪热郁蒸

主症：蒸蒸汗出，汗液易使衣服黄染。面赤烘热，烦躁，口苦，小便色黄。舌苔薄黄，脉弦数。

治法：清肝泄热，化湿和营。

主方：龙胆泻肝汤。

用药加减：小便短赤，加茵陈；湿热内蕴而热势不盛、面赤烘热、口苦不显著者，可改为四妙丸。

处方举例：龙胆草 15 克，黄芩 10 克，柴胡 10 克，栀子 15 克，泽泻 20 克，木通 6 克，车前子 12 克(包)，当归 10 克，生地 20 克，甘草 6 克。

五、转归预后

(1)单纯出现的自汗、盗汗，预后好，短期内可好转。

(2)伴见于其他疾病中的自汗，尤其是盗汗，则病情较重。需待原有疾病好转后，汗出方能消失。见图 7-8。

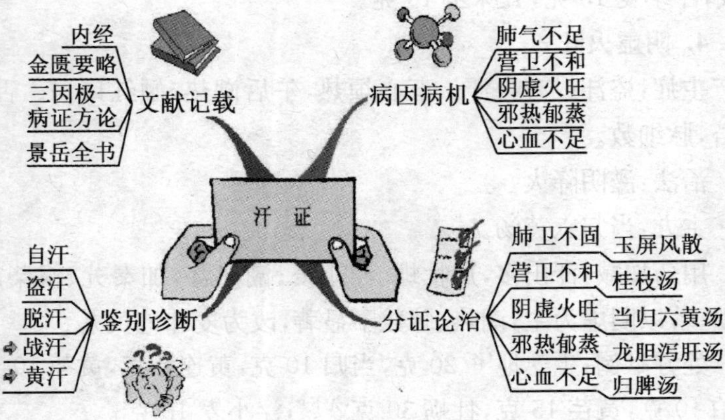

图 7-8　汗证小结

第六节　消　渴

一、概述

(一)定义

消渴病是多种原因所致的,以多饮、多食、多尿、或尿有甜味、疲乏少力、或消瘦为典型临床表现的病证。古代文献中有“消证”、“渴证”、“渴利”、“消瘅”等称谓。消,含义有三:①善消水谷,多食易饥;②消烁,燥热伤阴;③消耗,消耗气血,致人虚损。渴,口渴多饮。渴利,口渴多饮,小便频多。消瘅,消渴类也;瘅,热也。燥热伤阴而成。

(二)历史沿革列举

1.《黄帝内经》

对消渴病临床表现、病因病机、并发症、治疗、禁忌均有论述。

临床表现提到“消谷善饮”;病因论及禀赋不足、外感、多怒、肥甘厚味、过用芳草石药;病机重视胃(脾),强调“阳气有余,阴气不足”,“胃中热”;并发症提到“中风”、“仆击”、“气逆”、“发满”、“萎厥”、“息贲”、“女子不月”等,奠定了中医认识消渴病的理论基础。

2.《金匮要略》

东汉·张仲景《金匮要略》设消渴病专篇,在重视消渴病“胃热”病机的同时,更论及厥阴消渴、肾虚消渴,提出消渴病可继发“便难”、“肺痿”、“水气病”、“小便不利”,创立了白虎加人参汤、肾气丸、瓜蒌瞿麦丸等消渴病名方,至今仍为临床习用,开消渴病辨证选方之先河。

3.《千金要方》、《外台秘要》

唐代·孙思邈《千金要方》、《千金翼方》和王焘《外台秘要》记载了大量治疗消渴病的方剂,而且在病因病机认识和调护措施(饮食禁忌、运动疗法等)方面也有发展。特别是《外台》引隋代·甄立言《古今录验》“消渴,病有三”的论述,明确提出消渴病尿有甜味,使消渴病的诊断与鉴别诊断变得一目了然。这在遥远的古代,确属难能可贵。

4.《太平圣惠方》

宋代《太平圣惠方》始有“三消”之名,为三消辨证之原始。

5.《三消论》、《儒门事亲》

金元名医刘完素著《三消论》,将消渴病定性为燥热,认为:“消渴之病者,本湿寒之阴气极衰,燥热之阳气太甚”,治疗当“补肾水阴寒之虚,而泻心火阳热之实,除肠胃燥热之甚,济身中津液之衰,使道路散而不结,津液生而不枯,气血利而不涩,则病日已矣。”奠定了消渴病三消辨证之基础。其后,张子和《儒门事亲》转载《三消论》全文,使三消辨证渐为更多的医家接受,影响明清以至今日。

6.《证治准绳》

清代·王肯堂在前人论述基础上,对三消的临床分类又进一步进行了规范，提出所谓“渴而多饮为上消，消谷善饥为中消，渴而便数有膏为下消”，影响深远。

7.《医学衷中参西录》、《施今墨临床经验集》

近代医家张锡纯继承张洁古、李东垣、喻昌、李用粹益气健脾治疗消渴病之论，认为三消实为脾虚，气阴不足，创玉液汤名方，名重一时。施今墨也提出滋阴清热应与益气健脾相结合。其后，三消辨证即渐为临床医家不取。

（三）范围

消渴病与西医的糖尿病基本一致。西医学的尿崩症因有多尿、烦渴等类似症状，也可参考本节进行辨证论治。

二、病因病机

（一）病因

体质因素、饮食失节、情志失调、劳欲过度、外感邪毒、药石所伤。

（二）病机

阴虚为本，燥热为标；燥热耗伤气阴，日久阴损及阳；燥热耗伤正气，正虚易受邪毒；久病络脉瘀结，血瘀变生百症。见图 7-9。

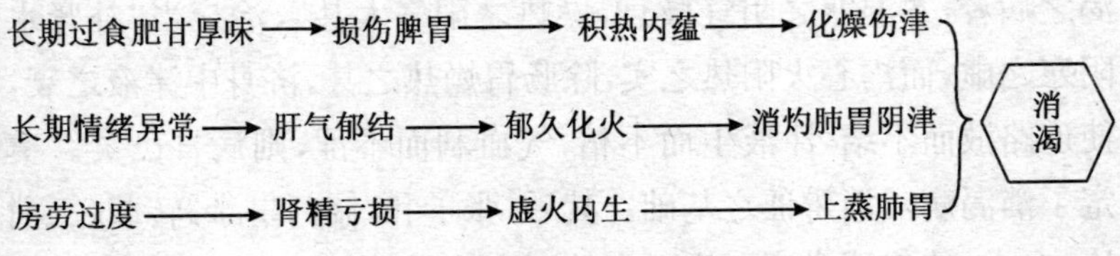

图 7-9　消渴病因病机

三、诊断

(1)凡具备多饮、多食、多尿,或尿有甜味、疲乏少力,或消瘦典型临床表现者,可诊断为消渴病。

(2)多饮、多食、多尿、消瘦“三多一少”症状不典型,症见眩晕、中风、胸痹心痛、水肿、内障眼病、肢体痿痹,或有肺痨、疮痈、外阴瘙痒者,应考虑到消渴病。

(3)消渴病发生与素体阴虚、饮食失节等因素有关。凡中年以后,嗜食醇酒厚味,有多饮、多食、多尿、疲乏少力或消瘦倾向者,即应考虑到消渴病。有消渴病家族史者,更应重视。至于青少年罹患本病者,一般症状典型,病情较重,诊断不难。

(4)检查空腹及餐后血糖、尿糖,必要时做糖耐量试验,有助诊断。

四、辨证论治

(一)辨证要点

1. 辨上中下三消

表 7-3　消渴辨证

	主症特点	病机重点
上消	多饮口渴症状突出	肺燥
中消	多食易饥症状突出	胃热
下消	多尿症状突出	肾虚

2. 辨本病与并发症

表 7-4　消渴并发症

	临床表现	发生先后
本病	多饮、多食、多尿、疲乏少力、消瘦	本病一般先见，但有时本病可不典型
并发症	眩晕、头痛、中风、痿痹、胸痹心痛、水肿、眼病，或有肺痨、疮痈、外阴瘙痒	并发症一般继发于本病，但有时也可是本病首发症状

3. 辨标本

表 7-5　消渴标本辨证

本虚证	标实证
阴虚证 气阴两虚证 阴阳两虚证	肺胃燥热、胃肠结热、肝胆郁热、脾胃湿热 气机郁滞、血脉瘀滞、痰湿阻滞、热毒壅滞

(二)治疗原则

治疗大法：清热润燥，养阴生津。

临床应用：气阴两虚者，益气养阴；阴阳两虚者，滋阴温阳；血脉瘀滞者，活血化瘀。

(三)分型论治

1. 三消辨证典型证候论治

(1)上消

主症：烦渴多饮，口干舌燥，尿频量多。舌边尖红，苔薄黄，脉洪数。

治法：清热润肺，生津止渴。

主方:消渴方。

(2)中消

主症:多食易饥,口渴尿多,形体消瘦,大便干燥。舌苔黄,脉滑实有力。

治法:清胃泻火,养阴增液。

主方:玉女煎。

(3)下消

①肾阴亏虚

主症:小便频多,浑浊如膏或尿甜,乏力,腰膝酸软,头晕耳鸣,咽干。舌红,苔少,脉细数。

治法:滋阴补肾,润燥止渴。

主方:六味地黄丸。

②阴阳两虚

主症:小便频多,浑浊如膏,甚至饮一溲一,腰膝酸冷,四肢畏寒,精神萎靡,耳轮干枯,男子阳痿,女子月经不调。舌淡,苔白而干,脉沉细无力。

治法:温阳滋阴,补肾固摄。

主方:金匮肾气丸。

2. 上中下三消辨证论治

(1)上消,肺热津伤辨证论治

①气阴两伤,肺热津亏,气虚病机突出。

主症:烦渴多饮,小便频数,疲乏少力,舌红,脉数无力。

治法:益气养阴,清肺生津。

主方:玉泉丸。

②肺热津亏,气阴两伤,肺热病机突出。

主症:烦热口渴,多饮喜凉,小便频数,疲乏,舌红,苔黄干,脉数无力。

治法:清肺泻热,益气养阴。

主方:二冬汤。

③肺胃热盛,气津两伤。

主症:烦渴多饮,多食易饥,烦热喜凉,小便频多,口舌干燥,舌红苔黄,少津,脉滑数或洪大。

治法:清泄肺胃,益气生津。

主方:白虎加人参汤。

(2)中消,胃热炽盛辨证论治

①胃肠结热,阴虚病机突出。

主症:大便干燥,数日一行,口干多饮,多食易饥,舌红苔黄干,脉滑实。

治法:清泄结热,养阴增液。

主方:增液承气汤。

②肝胆郁热病机突出。

主症:口苦,咽干,头晕目眩,抑郁多怒,多食,舌红,苔薄黄,脉弦。

治法:清解郁热,养阴生津。

主方:小柴胡去半夏加花粉汤。

③脾胃湿热病机突出。

主症:头晕头沉,胸脘满闷,体胖酸困,舌红,苔黄腻,脉滑。

治法:清化湿热。

主方:平胃散合茵陈蒿汤,四妙丸。

④脾胃气虚或湿热伤脾,气阴不足。

主症:面色萎黄,神疲乏力,口干多饮,能食而便溏,或食少纳呆,舌淡苔白,脉细弱。

治法:健脾益气,生津止渴。

主方:参苓白术散或七味白术散。

(3)下消,肾阴亏虚,阴阳两虚辨证论治

①阴虚火旺

主症：口渴咽干，心烦失眠，五心烦热，舌红苔黄，脉细数。

治法：滋阴降火。

主方：知柏地黄丸，大补阴丸。

②肺肾阴虚

主症：口渴咽干，干咳痰黄，自汗，盗汗，舌红，苔黄，脉细数。

治法：滋养肺肾。

主方：麦味地黄丸，泻白散。

③肝肾阴虚

主症：头晕耳鸣，视物模糊，性急易怒，爪甲无华，舌红少苔，脉弦细。

治法：滋补肝肾。

主方：杞菊地黄丸，连梅汤。

④气阴两虚

主症：神疲乏力，腰膝酸软，头晕目眩，自汗易感，咽干口渴，多尿，尿浊，舌红或淡红，脉细数无力。

治法：益气养阴，补肾摄精。

主方：参芪地黄汤，水陆二仙丹。

⑤兼有气机郁滞

主症：抑郁喜怒，胸胁脘腹满闷，善太息，女子月经不调，舌暗，脉弦。

治法：疏肝解郁，理气化滞。

主方：四逆散，加味逍遥散。

⑥兼有血脉瘀滞

主症：肌肤甲错，面生瘀斑，胸痛，肢体麻木疼痛，女子月经色紫暗或闭经，舌紫暗有瘀斑，脉弦或涩。

治法：活血化瘀。

主方：祝氏降糖活血方，大黄䗪虫丸。

⑦兼有热毒壅滞

主症：体生疖肿疮痈，红肿热痛，或见咽痛乳蛾红肿，牙龈肿痛，伴见发热恶寒，口渴多饮，舌红苔黄，脉浮数或滑数。

治法：疏风清热，凉血解毒。

主方：五味消毒饮，银翘散。

五、转归预后

消渴病常病及多个脏腑，病变影响广泛，未及时医治以及病情严重的患者，常可并发多种病证，如肺失滋养，日久可并发肺痨；肾阴亏损，肝失濡养，肝肾精血不能上承于耳目，则可并发白内障、雀目、耳聋；燥热内结，营阴被灼，脉络瘀阻，蕴毒成脓，则发为疮疖痈疽；阴虚燥热，炼液成痰，以及血脉瘀滞，痰瘀阻络，蒙蔽心窍，则发为中风偏瘫；阴损及阳，脾肾衰败，水湿潴留，泛滥肌肤，则发为水肿。综观消渴病的自然发病过程，常以阴虚燥热为始，病程日久，可导致阴损及阳，血行瘀滞，而形成阴阳两虚，或以阳虚为主，并伴血脉瘀阻的重证，且常出现各种严重的并发症。见图 7-10。

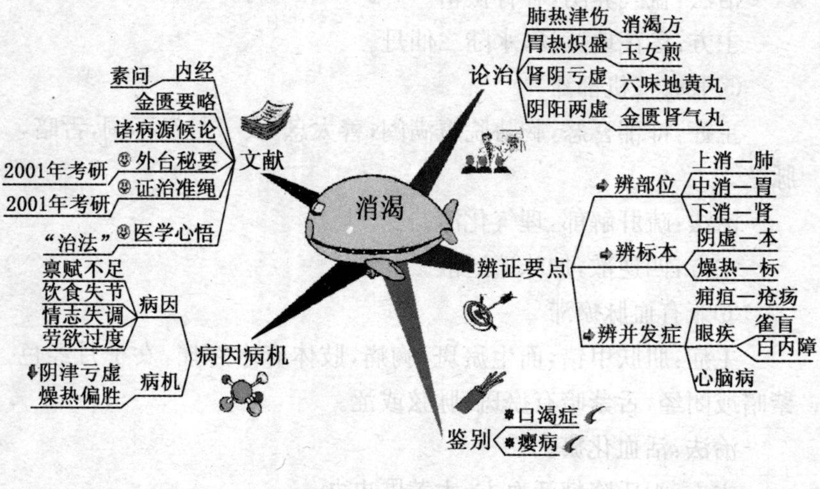

图 7-10　消渴小结

消渴病是现代社会中发病率甚高的一种疾病，尤以中老年发病较多。“三多”和消瘦的程度，是判断病情轻重的重要标志。早期发现、坚持长期治疗、生活规律、控制饮食的患者，其预后较好。儿童患本病者，大多病情较重。并发症是影响病情和患者劳动力并危及患者生命的重要因素，故应十分注意及早防治各种并发症。

第七节　虚　劳

一、概述

（一）定义

虚劳又称虚损，是以脏腑功能衰退、气血阴阳不足为主要病机的多种慢性虚弱证候的总称。

（二）历史沿革列举

1.《黄帝内经》有诸多对虚证的论述。《素问··通评虚实论》：“精气夺则虚”可视为虚证的提纲。《素问·调经论》：“阳虚则外寒，阴虚则内热”，说明虚证有阳虚、阴虚之分，并指明各自的特点。

2.《难经》提出“五损”学说。《难经·十四难》：“一损损于皮毛，皮聚而毛落；二损损于血脉，血脉虚少，不能荣于五脏六腑；三损损于肌肉，肌肉消瘦，饮食不能为肌肤；四损损于筋，筋缓不能自收持；五损损于骨，骨萎不能起于床。”阐述了五脏亏损的症状。

3. 汉代张仲景在《金匮要略》中首先提出虚劳病名，并举出具体方药。《金匮要略·血痹虚劳病脉证并治》：“虚劳诸不足，风气百疾，薯蓣丸为方”；“虚劳里急诸不足，黄芪建中汤主之。”

4.《诸病源候论·虚劳病诸候》具体提出五劳、六极、七伤。《诸病源候论·虚劳病诸候》：“夫虚劳者，五劳六极七伤是也。”

5. 明代张景岳对阴阳互根的理论做了深刻的阐发，对虚劳的理论认识及临床治疗都有较大的发展。《景岳全书·新方八略》："善补阳者，必于阴中求阳，则阳得阴助而生化无穷；善补阴者，必于阳中求阴，则阴得阳升而泉源不竭。"

6.《医宗必读》强调了脾、肾在虚劳中的重要性。《医宗必读·虚劳》："夫人之虚，不属于气，即属于血，五藏六府，莫能外焉。而独举脾肾者，水为万物之元，土为万物之母，二藏安和，一身皆治，百疾不生。"

7. 绮石《理虚元鉴》为虚劳专书，对虚劳的病因、病机、治疗、预防及护理均有较好的论述。《理虚元鉴·治虚有三本》："治虚有三本，肺、脾、肾是也。肺为五脏之天，脾为百骸之母，肾为性命之根，治肺、治脾、治肾，治虚之道毕矣。"

8. 清·《不居集》对虚劳的资料做了比较系统的汇集整理，是研究虚劳的一部有价值的参考书。

（三）范围

虚劳涉及的内容很广，西医学中多个系统的多种慢性消耗性疾病，如各种类型严重贫血（包括缺铁性贫血、巨幼细胞性贫血、再生障碍性贫血、骨髓增生异常综合征、白血病等）、肿瘤、肾功能不全、心脏衰竭等，出现类似虚劳的临床表现时，均可参照本篇辨证论治。

二、病因病机

禀赋薄弱，因虚致病；烦劳过度，损伤五脏；饮食不节，损伤脾胃；大病久病，失于调理；误治失治，损耗精气；药毒所伤，精气受损。

总之，以上各种原因，或是因虚致病，因病成劳；或是因病致虚，久虚不复成劳，而其病性主要为气、血、阴、阳的亏耗。病损部位主要在五脏，尤以脾肾两脏更为重要。见图 7-11。

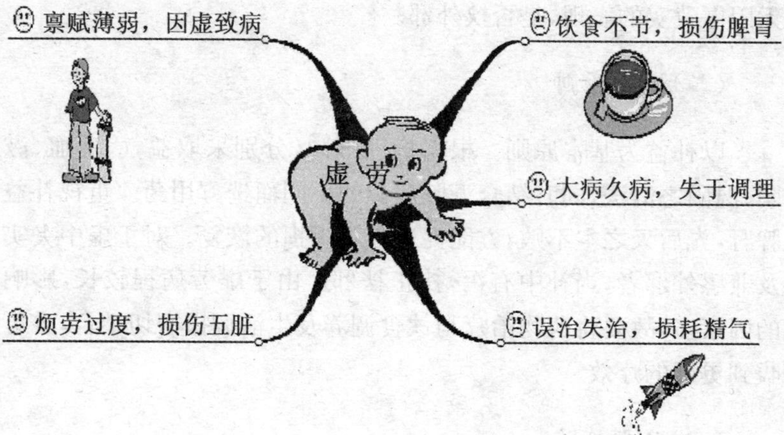

图 7-11　虚劳病因病机

三、诊断

(1)证候特征：多见神疲体倦，心悸气短，面容憔悴，自汗盗汗，或五心烦热，或畏寒肢冷，脉虚无力等症。

(2)病程较长，久虚不复，症状可逐渐加重。

(3)具有引起虚劳的致病因素，病史较长。

(4)排除类似病证，主要排除肺痨及其他病证中的虚证类型。

四、辨证论治

(一)辨证要点

1. 辨五脏气血阴阳亏虚的不同

虚劳的证候虽多，但总不离五脏，而五脏之辨，又不外乎气血阴阳。故虚劳的辨证应以气、血、阴、阴为纲，五脏虚候为目。

2. 辨兼夹病证的有无

因病致虚，久虚不复者，应辨明原有疾病是否还继续存在，有无因虚致实的表现，是否挟外邪。

(二)治疗原则

以补益为基本原则。根据病性不同，分别采取益气、养血、滋阴、温阳之治法，同时结合五脏病位的不同而选方用药。重视补益脾肾，先后天之本不败，方能促进各脏虚损的恢复。对于虚中夹实及兼感外邪者，当补中有泻，扶正祛邪。由于虚劳病程较长，影响的因素多，故要将药物治疗与饮食调养及生活调摄密切结合，方可收到更好的疗效。

(三)分型论治

1. 气虚

肺气虚

主症：时寒时热，易于外感。神疲乏力，气短懒言，倦怠有汗。舌淡脉弱。

治法：补益肺气。

主方：补肺汤。

用药加减：无咳嗽，可去桑白皮、紫菀；自汗多加牡蛎、麻黄根；气阴两虚，潮热盗汗者，加鳖甲、地骨皮、秦艽。

处方举例：党参 12 克，生黄芪 15 克，熟地 10 克，五味子 10 克，桑白皮 10 克，防风 6 克，麦冬 10 克，炙甘草 6 克。

脾气虚

主症：食欲减退，食后腹胀，大便稀溏。神疲乏力，气短懒言，倦怠有汗。舌淡脉弱。

治法：健脾益气。

主方：加味四君子汤。

用药加减：胃脘胀满，嗳气呕吐，加陈皮、半夏；食积停滞，脘闷腹胀，嗳气酸腐，苔腻者，加神曲、麦芽、山楂；脾阳虚见腹痛即泻，手足欠温者，加肉桂、炮姜。

处方举例：党参12克，白术10克，茯苓10克，炙甘草6克，陈皮10克，山药10克，黄芪12克，砂仁3克。

心气虚

主症：心悸气短。神疲乏力，气短懒言，倦怠有汗。舌淡脉弱。

治法：补益心气。

主方：养心汤。

用药加减：自汗多者，加黄芪、五味子；不思饮食，加砂仁、茯苓。

处方举例：党参12克，白术10克，当归10克，熟地10克，远志10克，黄芪10克，茯苓10克。

肾气虚

主症：腰膝酸软，小便频数而清，白带清稀。神疲乏力，气短懒言，倦怠有汗。舌淡脉弱。

治法：益气补肾。

主方：大补元煎。

用药加减：神疲乏力甚者，加黄芪；尿频甚，尿失禁者加菟丝子、五味子；脾虚便溏者，去熟地、当归，加肉豆蔻、补骨脂。

处方举例：党参12克，熟地10克，当归10克，炒山药12克，杜仲10克，枸杞子12克，山茱萸10克，炙甘草6克。

2. 血虚

心血虚

主症：心悸怔忡，健忘多梦。面色苍白，头晕目眩。舌淡脉弱。

治法：养血宁心。

主方：养心汤。

用药加减：失眠多梦较甚，加合欢花、夜交藤。

脾血虚

主症：体倦乏力，食少纳呆，面色萎黄。头晕目眩。舌淡脉弱。

治法：补脾养血。

主方：归脾汤。

肝血虚

主症：筋惕肉瞤，肢体麻木，筋脉拘急。面色苍白，头晕目眩。舌淡脉弱。

治法：补血养肝。

主方：四物汤。

用药加减：血虚甚者，加制首乌、枸杞子、鸡血藤；胁痛加丝瓜络、郁金、香附；视物模糊加枸杞子、决明子。

3. 阴虚

肺阴虚

主症：干咳无痰，咯血，潮热盗汗。五心烦热，口干咽燥。舌红少苔，脉细弱。

治法：养阴润肺。

主方：沙参麦冬汤。

用药加减：咳嗽甚者，加百部、款冬花；咯血加白及、仙鹤草、小蓟；潮热加地骨皮、银柴胡、秦艽；盗汗加牡蛎。

脾胃阴虚

主症：口干唇燥，不思饮食，大便燥结，甚则干呕呃逆。五心烦热，口干咽燥。舌红少苔，脉细弱。

治法：养阴和胃。

主方：益胃汤。

用药加减：口干唇燥甚者，加石斛、花粉；不思饮食甚者加麦芽、扁豆、山药；呃逆，加刀豆、柿蒂、竹茹。

肝阴虚

主症：头痛眩晕，耳鸣、目干畏光，视物不明，急躁易怒，或肢体麻木，筋惕肉瞤。五心烦热，口干咽燥。舌红少苔，脉细弱。

治法：滋养肝阴。

主方：补肝汤。

用药加减：头痛、眩晕、耳鸣较甚或筋惕肉瞤者，加石决明、菊花、钩藤；目干畏光或视物不明，加枸杞子、女贞子、草决明；急躁易怒，加龙胆草、栀子。

心阴虚

主症：心悸，失眠，烦躁，潮热，盗汗，或口舌生疮，面色潮红。五心烦热，口干咽燥。舌红少苔，脉细弱。

治法：滋阴养心。

主方：天王补心丹。

用药加减：口舌生疮，烦躁不安者，去当归、远志，加黄连、木通、淡竹叶；潮热，加地骨皮、银柴胡、秦艽；盗汗，加牡蛎、浮小麦。

肾阴虚

主症：腰酸，遗精，两足痿弱，头晕耳鸣，咽痛，颧红。五心烦热，口干咽燥。舌红少苔，脉细弱。

治法：滋补肾阴。

主方：左归丸。

用药加减：遗精，加牡蛎、金樱子、芡实、莲须；咽痛口干明显，去鹿角胶、山茱萸，加知母、黄柏、地骨皮。

4. 阳虚

心阳虚

主症：心悸，自汗，胸闷心痛，神倦嗜卧。形寒肢冷，面目虚浮，夜尿频多，大便溏，小便清长。舌淡，脉细弱或沉迟。

治法：益气温阳。

主方：保元汤。

用药加减：心胸疼痛者，加郁金、三七、丹参、川芎；形寒肢冷，脉迟，加附子、巴戟天、仙茅、仙灵脾。

处方举例：党参 10 克，白术 10 克，黄芪 15 克，肉桂 10 克，生姜 10 克，甘草 10 克，丹参 20 克，川芎 15 克，仙茅 12 克。

脾阳虚

主症:面色萎黄,食少,神疲,大便溏,肠鸣腹痛,过寒或饮食不慎而加重。形寒肢冷,面目虚浮,夜尿频多,小便清长。舌淡,脉细弱或沉迟。

治法:温中健脾。

主方:附子理中汤。

用药加减:腹中冷痛,加高良姜、香附;食后腹胀加砂仁、陈皮;腹泻甚,加肉豆蔻、补骨脂、薏苡仁。

处方举例:党参 10 克,白术 10 克,附子 6 克,干姜 10 克,甘草 10 克,茯苓 10 克,陈皮 10 克。

肾阳虚

主症:腰背酸痛,遗精,阳痿,面色苍白,小便清长,下利清谷或五更泻。形寒肢冷,面目虚浮,夜尿频多,大便溏,小便清长。舌淡,脉细弱或沉迟。

治法:温补肾阳。

主方:右归丸。

用药加减:遗精,加金樱子、桑螵蛸;下利清谷甚,去当归、熟地,加党参、白术、薏苡仁;五更泄泻,加四神丸;水肿尿少,加车前子、泽泻。

处方举例:附子 6 克,肉桂 10 克,杜仲 10 克,山萸肉 10 克,山药 10 克,当归 10 克,菟丝子 15 克,熟地 20 克。

五、转归预后

虚劳一般病程较长,多为久病痼疾。若体质强,脾肾未衰,病因祛除,得到及时正确的治疗、护理,则预后较好;反之,则预后差。见图 7-12。

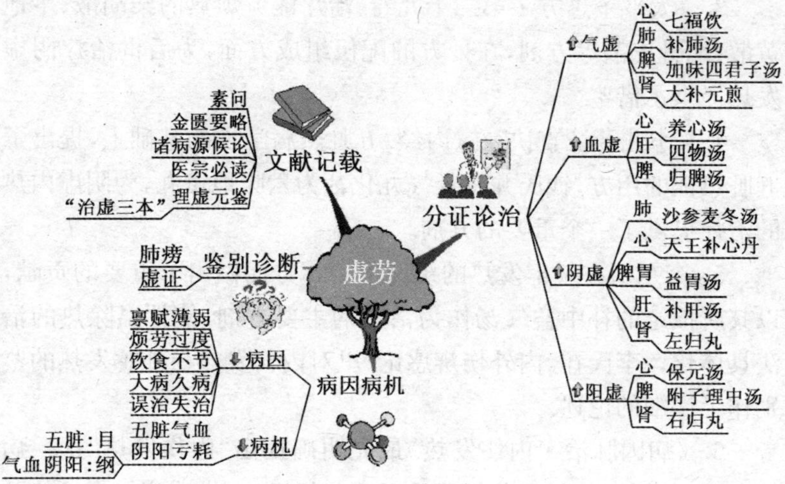

图 7-12 虚劳小结

第八节 内伤发热

一、概述

(一)定义

内伤发热是指以内伤为病因，以脏腑功能失调、气血阴阳亏虚为基本病机的发热。一般起病较缓，病程较长。临床上多表现为低热，但有时可以是高热。

(二)历史沿革列举

1. 内伤发热最早见于《内经》，其中对阴虚发热的论述较详。

2.《金匮要略·血痹虚劳病脉证并治》："虚劳里急，悸，衄，腹中痛，梦失精，四肢酸疼，手足烦热，咽干口燥，小建中汤主之。"

3.《太平圣惠方·第二十九卷》治疗虚劳烦热的柴胡散、生地黄散、地骨皮散等方剂，在处方的配伍组成方面，为后世治疗阴虚发热提供了借鉴。

4.《小儿药证直诀》在《内经》五脏热病学说的基础上，提出了五脏热证的用方，钱氏并将肾气丸化裁为六味地黄丸，为阴虚内热的治疗提供了一个重要的方剂。

5. 李东垣在气虚发热的辨证及治疗方面做出了重要的贡献，以其所拟定的补中益气汤作为治疗的主要方剂，使甘温除热的治法具体化。李氏在《内外伤辨惑论》里对内伤发热与外感发热的鉴别作了详细的论述。

6.《病因脉治·内伤发热》最先明确提出"内伤发热"这一病证名称，新拟定的气虚柴胡汤及血虚柴胡汤，可供治疗气虚发热及血虚发热参考。

7.《证治汇补·发热》将外感发热之外的发热分为郁火发热、阳郁发热、骨蒸发热、内伤发热（主要指气虚发热）、阳虚发热、阴虚发热、血虚发热、痰证发热、伤食发热、瘀血发热、疮毒发热共 11 种，对发热的类型进行了详细的归纳。

（三）范围

西医学所称的功能性低热，肿瘤、血液病、结缔组织疾病、内分泌疾病，以及部分慢性感染性疾病所引起的发热和某些原因不明的发热，在有内伤发热的临床表现时，均可参照本节辨证论治。

二、病因病机

总之，内伤发热的病机大体可归纳为虚、实两类。由肝经郁热、瘀血阻滞及内湿停聚所致者属实，其基本病机为气、血、水等郁结壅遏化热而引起发热。由中气不足、血虚失养、阴精亏虚及阳气虚衰所致者属虚。因气属阳的范畴，血属阴的范畴，此类发热均由阴阳失衡所导致。或为阴血不足，阴不配阳，水不济火，阳气亢盛而发热；或因阳气虚衰，阴火内生，阳气外浮而发热。见图 7-13。

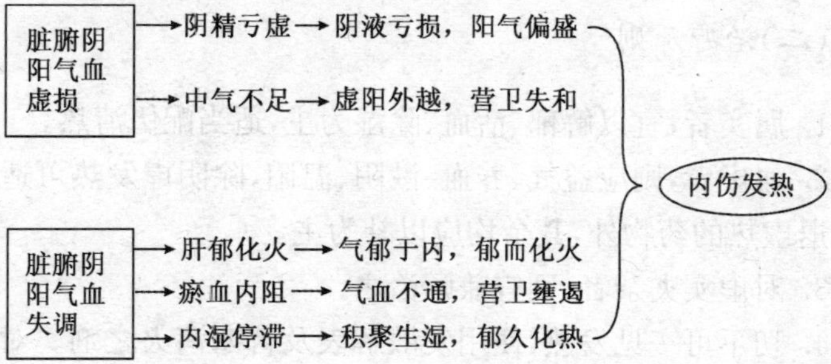

图 7-13　内伤发热病因病机

三、诊断

(1)内伤发热起病缓慢，病程较长，多为低热，或自觉发热，表现为高热者较少。不恶寒，或虽有怯冷，但得衣被则温。常兼见头晕、神疲、自汗、盗汗、脉弱等症。

(2)一般有气、血、水壅遏或气血阴阳亏虚的病史，或有反复发热的病史。

(3)必要时可做有关的实验室检查，以进一步协助诊断。

四、辨证论治

(一)辨证要点

1. 辨证候之虚实

(1)由气郁、血瘀、湿停所致的内伤发热属实。

(2)由气虚、血虚、阴虚、阳虚所致的内伤发热属虚。

(3)邪实伤正及因虚致实者，则可以既有正虚，又有邪实的表现，而成为虚实夹杂的证候。

2. 辨病情之轻重

病程长久，热势亢盛，持续发热或反复发作，经治不愈，胃气衰败，正气虚甚，兼夹病证多，均为病情较重的表现；轻症反之。

（二）治疗原则

1. 属实者，宜以解郁、活血、除湿为主，适当配伍清热。

2. 属虚者，则应益气、养血、滋阴、温阳，除阴虚发热可适当配伍清退虚热的药物外，其余均应以补为主。

3. 对虚实夹杂者，则宜兼顾治之。

4. 切不可一见发热，便用发散解表及苦寒泻火之剂。对于内伤发热，发散易于耗气伤津，苦寒则易伤败脾胃并化燥伤阴，而使病情缠绵或加重。

（三）分型论治

1. 气郁发热

主症：低热或潮热，热势常随情绪波动而起伏。精神抑郁，胸胁胀满，烦躁易怒，口干而苦，纳食减少。舌红，苔黄，脉弦数。

治法：疏肝理气，解郁泻热。

主方：丹栀逍遥散。

用药加减：气郁较甚，可加郁金、香附、青皮理气解郁；热象较甚，方用三仁汤。

2. 血瘀发热

主症：午后或夜晚发热，或自觉身体某些部位发热。口燥咽干，但不多饮，肢体或躯干有固定痛处或肿块，面色萎黄或晦暗。舌质青紫或有瘀点、瘀斑，脉弦或涩。

治法：活血化瘀。

主方：血府逐瘀汤。

用药加减：发热较甚者，可加秦艽、白薇、丹皮清热凉血；肢体肿痛者，可加丹参、郁金、延胡索活血消肿。

3. 湿郁发热

主症：低热，午后热甚。胸闷脘痞，全身重着，不思饮食，渴不欲饮，呕恶，大便稀薄或黏滞不爽。舌苔白腻或黄腻，脉濡数。

治法：利湿清热。

主方：三仁汤。

用药加减：呕恶加竹茹、藿香、陈皮和胃降逆；胸闷、苔腻加郁金、佩兰芳化湿邪。

4. 气虚发热

主症：发热，热势或低或高，常在劳累后发作或加剧。倦怠乏力，气短懒言，自汗，易于感冒，食少便溏。舌质淡，苔薄白，脉细弱。

治法：益气健脾，甘温除热。

主方：补中益气汤。

用药加减：自汗，加牡蛎、浮小麦、糯稻根；时冷时热，汗出恶风者，加桂枝、芍药。

5. 血虚发热

主症：热势多为低热。头晕眼花，身倦乏力，心悸不宁，面白少华，唇甲色淡。舌质淡，脉细弱。

治法：益气养血。

主方：归脾汤。

用药加减：血虚较甚者，加熟地、枸杞子、制首乌补益精血；由慢性失血所致的血虚，仍有少许出血者，可酌加三七粉、仙鹤草、茜草、棕榈皮。

6. 阴虚发热

主症：午后潮热，或夜间发热，不欲近衣。手足心热，烦躁，少寐多梦，盗汗，口干咽燥。舌质红，或有裂纹，苔少甚至无苔，脉细数。

治法：滋阴清热。

主方:清骨散。

用药加减:盗汗较甚者,可去青蒿,加牡蛎、浮小麦、糯稻根固表敛汗;阴虚较甚者,加玄参、生地、制首乌滋养阴精。

7. 阳虚发热

主症:发热而欲近衣,形寒怯冷,四肢不温。少气懒言,头晕嗜卧,腰膝酸软,纳少便清。舌质淡胖,或有齿痕,苔白润,脉沉细无力。

治法:温补阳气,引火归原。

主方:金匮肾气丸。

用药加减:短气甚者,加人参补益元气;便溏腹泻者,加白术、炮姜温运中焦。

五、转归预后

(1)内伤发热的预后与起病的原因、患者的身体状况有密切关系。

(2)大部分内伤发热经过适当的治疗及护理,均可治愈。

(3)少数患者病情缠绵,病程较长,需经一定时间的治疗方能获得明显疗效。

(4)兼杂多种病证、病情复杂、以及体质极度亏虚的患者,则疗效及预后均较差。

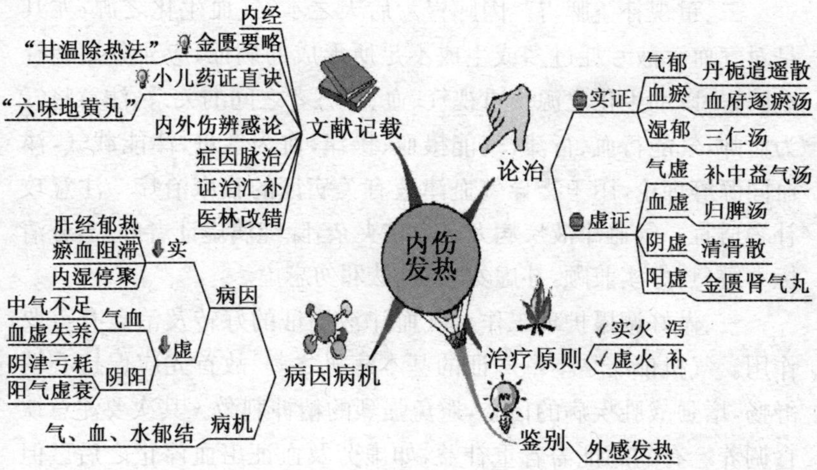

图 7-14　内伤发热小结

本章小结

气与血是人体生命活动的动力源泉，又是脏腑功能活动的产物。脏腑的生理现象、病理变化，均以气血为重要的物质基础。津液是人体正常水液的总称，也是维持人体生理活动的重要物质。津液代谢失常多继发于脏腑病变，而它又会反过来加重脏腑病变，使病情进一步发展。气血津液的运行失常或生成不足，是气血津液病证的基本病机。

一、针对气血津液的病变性质进行治疗，补益其亏损不足，纠正其运行失常。如气虚宜补气益气，气郁宜理气解郁，气滞宜理气行气，气逆宜顺气降逆，血虚宜补血养血，血瘀宜活血化瘀，津伤化燥宜滋阴润燥。气血津液的病证，虽有其共同性，但发病的脏腑不同，则症状表现的侧重点也就有所不同，应结合五脏病变的不同特点进行治疗。

二、重视补益脾胃。因脾胃为后天之本，气血生化之源，尤其是对气血津液亏耗过多或生成不足所形成的病证，应充分重视补益脾胃，以助生化之源。重视气、血、津三者之间的关系，注意将气为血帅，气能行血、行津，气能摄血、摄津，血为气母，津能载气，津血同源等理论，用于指导气血津液有关病证的临床治疗。注意攻补之适宜。气血津液疾病大多虚实夹杂，除纯属虚证者外，当分清标本缓急，虚实兼顾，补虚勿忘实，祛邪勿忘虚。

三、做好调摄护理工作对气血津液病证的好转及治愈有重要作用。气机郁滞是本章病证的基本病机之一，故首先应保持心情舒畅，增强战胜疾病的信心，避免强烈的精神刺激。其次要注意饮食调养。有的病证需着重补益，如虚劳及血证出血停止之后。但对消渴，控制饮食则具有重要的治疗意义。再则是注意劳逸结合。除病情重者需卧床外，一般患者可视情况适当工作及活动。

本章典型习题与题解

一、选择

1. 自汗和盗汗的总病机是(E)

A. 卫外失固，腠理疏松　B. 虚火内盛，津液外泄　C. 邪热交争，湿热熏蒸　D. 肺气不足，营卫不和　E. 阴阳失调，腠理不固

2. 郁证的病位多在(E)

A. 心、脾、胃　B. 肝、脾、胃　C. 肝、脾、肾　D. 肝、胃、肾　E. 心、肝、脾

3. 患者，男，37 岁。有饮酒史。脘腹胀闷作痛，吐血紫暗，夹有食物残渣，口苦口臭，尿黄便秘，舌红苔黄腻，脉滑数。诊为吐血，其证候是(A)

A. 胃热壅盛　B. 肝火犯胃　C. 气虚血溢　D. 络瘀血溢　E. 以上均非

4. 患者精神抑郁，表情淡漠，神志痴呆，语无伦次，不思饮食，舌苔腻，脉弦滑。其证候是(B)

A. 肝气郁结　B. 痰气郁结　C. 痰火上扰　D. 风痰闭阻　E. 痰浊壅塞

5. 积聚的主要病位在(B)

A. 脾胃　B. 肝脾　C. 脾肾　D. 肝肾　E. 肺肝

6. 消渴之下消证，若出现阴阳气血俱虚证，治疗应首选(D)

A. 补中益气汤　B. 六味地黄丸　C. 归脾汤　D. 鹿茸丸　E. 金匮肾气丸

7. 患者，男，68 岁。患消渴病 20 余年，现多食、多饮诸症不明显，惟小便频数，饮一溲一，面色黧黑，腰膝酸软，形寒怕冷，舌淡苔白，脉沉无力。治疗应首选(D)

A. 消渴方　B. 玉女煎　C. 左归饮　D. 金匮肾气丸　E. 六味地黄丸

8. 肝郁发热型的内伤发热首选方剂为(C)

A. 龙胆泻肝汤　B. 化肝煎　C. 丹栀逍遥散　D. 四逆散　E. 小柴胡汤

9. 虚劳的主要病机(D)

A. 气血阴阳亏损　B. 阴虚火旺　C. 脏腑功能失调，气血阴精亏虚　D. 脏腑亏损，气血阴阳不足　E. 以上皆不是

10. 血淋的表现是(C)

A. 小便有血液　B. 滴沥涩痛，痛苦难忍　C. 两者都是　D. 两者都不是　E. 尿出如脂如膏

二、简答

1. 自汗与战汗的鉴别。

答案:战汗发生于急性热病过程中,表现为突然全身战栗,周身汗出,发热,口渴,烦躁不安,并可多次发生,为邪正交争的征象。若汗出之后,热退脉静,气息调畅,为正气拒邪,病趋好转。自汗无以上特征,汗出动辄益甚。

2. 血证治疗三原则。

答案:治气(实证清气降气,虚证补气益气);治火(实火清热泻火,虚火滋阴降火);治血(凉血止血、收敛止血、活血止血)。

3. 积聚的治疗原则。

答案:积证病在血,以活血化瘀、软坚散结为基本治则,重在活血。聚证病在气,以疏肝理气、行气消聚为基本治则,重在调气。

4. 简述消渴的主要病机。

答案:阴虚为本,燥热为标;气阴两伤,阴阳俱虚;阴虚燥热,变证百出。

5. 内伤发热的临床表现有哪些?

答案:内伤发热表现为低热较多,或仅自觉发热。其热时作时止,或发无定时,且多感手足心热,大多发热而不恶寒,或虽寒但得衣被则减,通常伴有头晕、神倦、自汗盗汗、脉弱无力等症。

第八章

经络病证

第一节 头痛

一、概述

(一)定义

头痛即指由于外感或内伤,致使脉络绌急或失养,清窍不利所引起的以患者自觉头部疼痛为特征的一种常见病证,也是一个常见症状,可以发生在多种急慢性疾病中,有时亦是某些相关疾病加重或恶化的先兆。

(二)历史沿革列举

1.《素问·风论》据其病因而有"脑风"、"首风"之名,认为乃外在风邪寒气犯于头脑而致。《素问·五藏生成论》还提出:"是以头痛巅疾,下虚上实。"

2.《伤寒论》六经条文中有太阳病、阳明病、少阳病、厥阴病头痛。

3.《东垣十书》指出外感与内伤均可引起头痛，据病因和症状不同而有伤寒头痛、湿热头痛、偏头痛、真头痛、气虚头痛、血虚头痛、气血俱虚头痛、厥逆头痛等。还补充了太阴头痛和少阴头痛，从而为头痛分经用药创造了条件。

4.《丹溪心法》认为头痛多因痰与火。

5.《普济方》认为："气血俱虚，风邪伤于阳经，入于脑中，则令人头痛。"

6.《古今医统大全·头痛大法分内外之因》总结说："头痛自内而致者，气血痰饮，五脏气郁之病，东垣论气虚、血虚、痰厥头痛之类是也；自外而致者，风寒暑湿之病，仲景伤寒、东垣六经之类是也。"

7.《证治准绳·头痛》"医书多分头痛、头风为二门，然一病也，但有新久去留之分耳。浅而近者名头痛，其痛卒然而至，易于解散速安也；深而远者为头风，其痛作止不常，愈后遇触复发也。皆当验其邪所从来而治之。"

（三）范围

包括西医学偏头痛，还有国际上新分类的周期性头痛、紧张性头痛、丛集性头痛及慢性阵发性偏头痛等，凡符合头痛的证候特征的，均可参考本节辨证论治。

二、病因病机

1. 外感引起多由起居不慎，坐卧当风，其感受外邪，以风为主，多挟寒、热、湿邪。

2. 内伤所致多与肝、脾、肾三脏有关。见图 8-1。

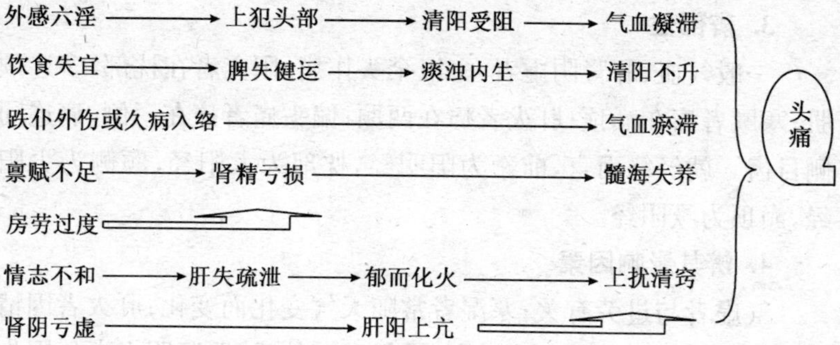

图 8-1 头痛病因病机

三、诊断

(1)以头痛为主症，或前额、额颞、巅顶、顶枕部或全头部疼痛，头痛性质多为跳痛、刺痛、胀痛、昏痛、隐痛等。有突然而作，其痛如破而无休止者；也有反复发作，久治不愈，时痛时止者；头痛每次发作可持续数分钟、数小时、数天或数周不等。

(2)因外感、内伤等因素，突然起病或有反复发作的病史。

(3)应做血常规、血压、必要时做脑脊液、脑电图检查，有条件时做经颅多普勒、颅脑 CT 和 MRI 检查，有助于排除器质性疾病，以明确诊断。

四、辨证论治

(一)辨证要点

1. 辨疼痛轻重

一般来说，以外感、寒厥、偏头痛较重；而内伤、气虚、血虚、肝肾阴虚头痛较轻；气虚早晨痛重；血虚午后痛重。

2. 辨疼痛性质

因于痰湿者，重坠或胀；肝火者，跳痛；寒厥者，冷感而刺痛；阳亢者，痛而胀；气血、肝肾阴虚者，隐痛绵绵或空痛。

3. 辨部位

一般气血、肝肾阴虚者，多以全头作痛；阳亢者在枕部，多连颈肌；寒厥者痛在巅顶；肝火者痛在两颞；偏头痛者痛在一侧，痛连同侧目齿。就经络而言，前额为阳明经，枕部为太阳经，颞侧为少阳经，巅顶为厥阴经。

4. 辨其影响因素

气虚者与过劳有关；寒湿者常随天气变化而变化；肝火者因情志波动而加重；阳亢者常因饮酒或暴食而加重；肝肾阴虚者每因失眠而病作或加重；偏头痛者，常遇风寒则痛发。

（二）治疗原则

1. 本病的发生是因脉络痹阻绌急或失养，清窍不利而成，因此治疗时必以调神利窍、缓急止痛为基本原则。

2. 临证时，外感者宜以祛邪活络为主，内伤者以滋阴养血补虚为要。

（三）分型论治

1. 风寒头痛

主症：头痛时作，痛连项背，恶风畏寒，遇风尤剧。常喜裹头，口不渴。舌苔薄白，脉浮。

治法：疏风散寒。

主方：川芎茶调散。

2. 风热头痛

主症：头痛而胀，甚则头痛如裂，发热或恶风。口渴欲饮，面红目赤，便秘溲黄。舌红苔黄，脉浮数。

治法：疏风清热。

主方：芎芷石膏汤。

3. 风湿头痛

主症:头痛如裹。肢体困重,胸闷纳呆,小便不利,大便或溏。苔白腻,脉濡滑。

治法:祛风胜湿。

主方:羌活胜湿汤。

4. 肝阳头痛

主症:头胀痛而眩。心烦易怒,胁痛,夜眠不宁,口苦。舌红苔薄黄,脉沉弦有力。

治法:平肝潜阳。

主方:天麻钩藤饮。

5. 肾虚头痛

主症:头痛而空,每兼眩晕。腰痛酸软,神疲乏力,遗精,带下,耳鸣少寐。舌红少苔,脉沉细无力。

治法:补肾养阴。

主方:大补元煎。

6. 气血亏虚头痛

主症:头痛而晕,心悸不宁,遇劳则重。自汗,气短,畏风,神疲乏力,面色㿠白。舌淡苔薄白,脉沉细而弱。

治法:气血双补。

主方:八珍汤。

7. 痰浊头痛

主症:头痛昏蒙,胸脘满闷。呕恶痰涎。舌胖大有齿痕,苔白腻,脉沉弦或沉滑。

治法:健脾化痰,降逆止痛。

主方:半夏白术天麻汤。

8. 瘀血头痛

主症:头痛经久不愈,其痛如刺,固定不移。或头部有外伤史者。舌紫或有瘀斑、瘀点,苔薄白,脉沉细或细涩。

治法:通窍活络化瘀。

主方：通窍活血汤。

五、转归预后

(1)外感头痛，一般病程短，治疗较易，预后较好。

(2)内伤头痛，一般病程较长，反复不愈，治疗较难。

(3)有些头痛，因风火上扰，或阳亢化风，可并发中风、目盲或眩晕等病，预后较差。见图 8-2。

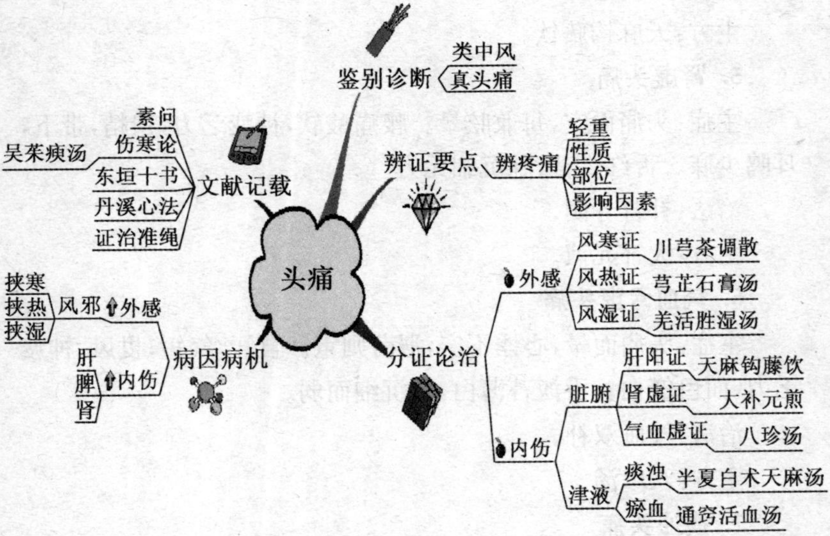

图 8-2　头痛小结

第二节　腰　痛

一、概述

（一）定义

腰痛是指以腰部疼痛为主要症状的一类病证，可表现在腰部的一侧或两侧。

（二）历史沿革列举

1.《素问·刺腰痛论》有专题阐述。

2.《金匮要略》为寒湿、肾虚腰痛设有方剂。寒湿腰痛——肾着，方药：甘姜苓术汤；虚劳腰痛，方药：八味肾气丸。

3. 隋唐之际，分类为五，重在温散。《诸病源候论》指出腰痛有五；提出外伤与劳伤病因，分为卒腰痛与久腰痛；《千金要方》（方十八首、针灸导引八首）和《外台秘要》丰富了方药，增加了按摩、宣导疗法和护理等内容。

4. 宋元之后，病因更详分内外。南宋·陈言《三因极一病证方论》倡三因分论腰痛；《仁斋直指方·腰痛》重视肾虚，阐述与肝脾的关系；《丹溪心法·腰痛》指出"腰痛在湿热、肾虚、瘀血、挫闪、痰积"；《景岳全书》辨新久虚实的关系；《证治汇补》指出了分清标本缓急的治则。

（三）范围

1. 腰部范围：背部十二肋骨以下至髂骨以上。

2. 腰部疼痛为主的病证，均属本篇讨论范围。如果腰痛仅为各种原发疾病的伴见症状，可参阅原发疾病辨证论治。

3. 西医学脊柱、软组织损伤等以腰痛为主的可参考本节内容辨证治疗。

二、病因病机

1. 外邪侵袭

多由居处潮湿，或劳作汗出当风，衣裹冷湿，或冒雨着凉，或长夏之季，劳作于湿热交蒸之处，寒湿、湿热、暑热等六淫邪毒乘劳作之虚，侵袭腰府，造成腰部经脉受阻、气血不畅而发生腰痛。若寒邪为病，寒伤阳，主收引，腰府阳气既虚，络脉又壅遏拘急故生腰痛。若湿邪为病，湿性重着、黏滞、下趋，滞碍气机，可使腰府经气郁而不行，血络瘀而不畅，以致肌肉筋脉拘急而发腰痛。感受湿热之邪，热伤阴，湿伤阳，且湿热黏滞，壅遏经脉，气血郁而不行而发腰痛。

2. 气滞血瘀

腰部持续用力，劳作太过，或长期体位不正，或腰部用力不当，摒气闪挫，跌仆外伤，劳损腰府筋脉气血，或久病入络，气血运行不畅，均可使腰部气机壅滞，血络瘀阻而生腰痛。

3. 肾亏体虚

先天禀赋不足，加之劳累太过，或久病体虚，或年老体衰，或房室不节，以致肾精亏损，无以濡养腰府筋脉而发生腰痛。历代医家都视肾亏体虚为腰痛的重要病机。如《灵枢·五癃津液别》说："虚，故腰背痛而胫酸。"《景岳全书·腰痛》也认为："腰痛之虚证十居八九。"

腰为肾之府，乃肾之精气所溉之域。肾与膀胱相表里，足太阳经过之。此外，任、督、冲、带诸脉，亦布其间，故内伤则不外肾虚。而外感风寒湿热诸邪，以湿性黏滞，下趋最易痹着腰部，所以外感总离不开湿邪为患。内外二因，相互影响，如《杂病源流犀烛·腰痛病源流》指出："腰痛，精气虚而邪客病也。……肾虚其本也，风寒湿热痰饮，气滞血瘀闪挫其标也，或从标，或从本，贵无失其宜而已。”说明肾虚是发病关键所在，风寒湿热的痹阻不行，常因肾虚而客，否则虽感外邪，亦不致出现腰痛。至于劳力扭伤，则和瘀血有关，临床上亦不少见。见图 8-3。

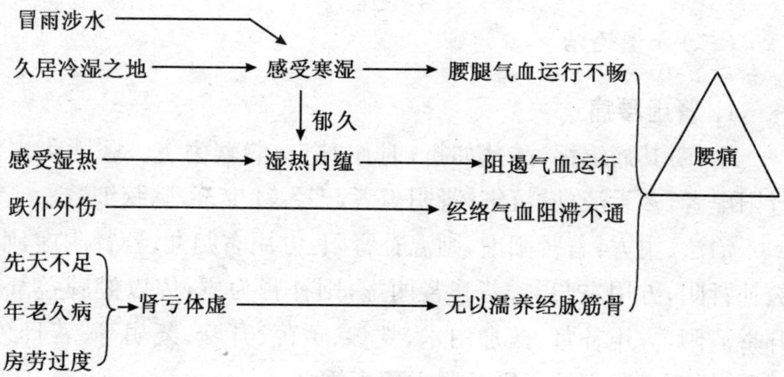

图 8-3　腰痛病因病机

三、诊断

（1）一侧或两侧腰部疼痛为主症，可剧烈，也可绵绵隐痛。

（2）可有腰部感受外邪、外伤、劳损等病史。

（3）西医学需排除腰部器质性病变，必要时摄双肾 B 超、肾图、腰部 X 线平片、CT 等及相关实验室检查。

四、辨证论治

（一）辨证要点

1. 病因分内外

外邪侵袭、跌仆损伤多致外伤腰痛。先天不足、后天失养、劳倦、七情内伤多致内伤腰痛。

2. 辨标本虚实

慢性腰痛多虚实夹杂，要辨明标本虚实。本：肾精不足，气血亏虚。标:邪气内阻,经络壅滞。

（二）治疗原则

实者祛邪活络为要;虚者补肾壮腰为主,兼调养气血。

（三）分型论治

1. 肾虚腰痛

主症:其痛绵绵,酸楚如折,时作时止,酸软为主。膝腿无力。肾阳虚者,多舌淡,脉沉细;肾阴虚者,多舌红少苔,脉弦细数。

治法、主方:若肾阳虚,则温补肾阳,方用右归丸;若肾阴虚,则滋补肾阴,方用左归丸;若脾肾两虚,则补肾为主,佐以健脾益气、升举清阳,方用补肾方,加白术、党参、黄芪、升麻、柴胡等;若日久不愈,无明显阴阳偏虚则补肾方用青娥丸。

2. 瘀血腰痛

主症:痛处固定,或胀痛或如锥刺,可持续不解。按压痛甚,夜重。颜面色晦,唇暗,活动不利,甚则不能转侧。舌质隐青或有瘀斑,脉多弦涩或细数。

治法:活血化瘀,理气止痛。

主方:身痛逐瘀汤去秦艽、羌活。

3. 寒湿腰痛

主症:冷痛重着。阴雨、寒冷季节、腰受寒湿则痛甚,喜揉喜按。甚则转侧不利,体倦乏力,食少腹胀或见肢末欠温。舌淡体大,苔白腻而润,脉沉紧或沉迟。

治法:散寒除湿,温通经络。

主方:渗湿汤。

4. 湿热腰痛

主症:疼痛剧烈,弛痛烦扰,痛处多热,拒按,喜冷。口渴不欲饮,小便黄赤,或午后身热,微汗出。舌红苔黄腻,脉濡数或弦数。

治法:清利湿热,舒筋活络。

主方:加味二妙散。

五、转归预后

腰痛{及时正确治疗→预后良好; 失治/误治→痛久入络,气郁血阻/络脉不通,肢节失荣→可合并痿病→预后差}

第三节 痹 证

一、概述

(一)定义

痹病泛指机体正气不足,卫外不固,邪气乘虚而入,致使气血凝滞、经络痹阻引起的相关系统疾病的总称。《内经》所言五脏痹、六腑痹、奇恒之腑痹、五体肢节痹,反映了痹病的基本内容,可见痹病有广义和狭义之分,又分外痹与内痹。本节主要讨论肢节痹病。

肢节痹病,是以肢体经络为风寒湿热之邪所闭塞,导致气血不通,经络痹阻,引起肌肉、关节、筋骨发生疼痛、酸楚、麻木、重着、灼热、屈伸不利,甚或关节肿大变形为主要临床表现的病证。

(二)历史沿革列举

1. 病名首见于《内经》,有专论详细论述了病因、病机、分类、传变、转归等,为后世效法。

2.《金匮要略·中风历节病脉证并治》之"历节"即在本病范围内。《中风历节病脉证并治第五》:"寸口脉沉而弱,沉即主骨,弱即主筋,沉即为肾,弱即为肝,汗出入水中,如水伤心,历节痛,黄汗出，故曰历节。”

3.《中藏经》最早提出“热痹”名。《症因脉治·痹证论》不仅对风、寒、湿痹，而且对热痹之病因、症状、治疗均予以论述，完善了痹病的诊治内容。

4.《医宗必读》概括了痹证的治疗原则，主张分清主次，采用祛风、除湿、散寒之法治疗，行痹应参以补血，痛痹参以补火，着痹应参以补脾补气。

（三）范围

以肢节痹病为临床特征，包括西医学的风湿病、风湿性关节炎、类风湿性关节炎、强直性脊柱炎、骨性关节炎等，均可参照本节辨证论治。

二、病因病机

总属风、寒、湿、热之邪侵袭。见图 8-4。

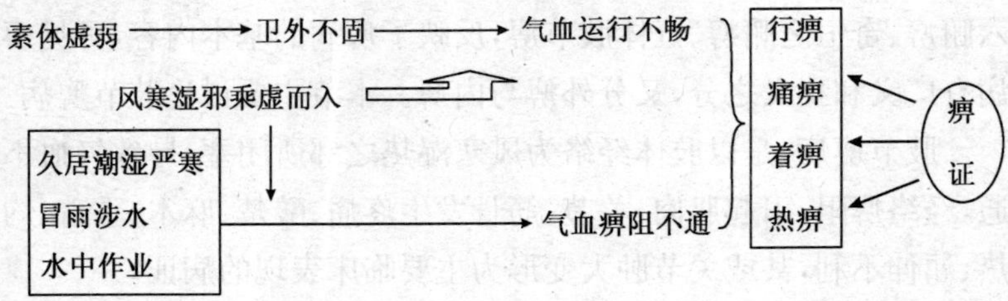

图 8-4　痹证病因病机

总之，本病的发生系由机体正气不足，外卫不固，或先天禀赋不足，复因久住湿地，汗出当风，冒雨涉水，热毒浸淫，风、寒、湿、热之邪得以内侵于肌肉、筋骨、关节之间，致使邪气留恋，壅塞于经络，气血凝滞，脉络痹阻而成。

三、诊断

（一）发病特点

本病不分年龄、性别，但多发于青壮年、体力劳动者、运动员及体育爱好者，同时发病及病情轻重与寒冷、潮湿、劳累以及天气变化、节气等有关。

（二）临床表现

突然或缓慢地自觉肢体、关节、肌肉疼痛、屈伸不利为肢节痹的症状学特征。

行痹：疼痛游走不定，恶风寒。

痛痹：疼痛剧烈，遇寒则甚，得热则缓。

着痹：重着而痛，手足笨重，活动不灵，肌肤麻木不仁。

热痹：肢体关节灼痛，或痛处焮红，肿胀剧痛，筋脉拘痛。

尪痹：关节剧痛、肿大、僵硬、变形，屈伸受限。

气血亏虚型：关节酸重，绵绵而痛，麻木尤甚，伴心悸、乏力者。

（三）舌苔脉象

舌质红，苔多白滑，脉象多见沉紧、沉弦、沉缓、涩。

（四）辅助检查

实验室和X线等检查常有助于痹病诊断。

四、辨证论治

（一）辨证要点

1. 把握主症

肢体关节疼痛为本病的基本特征，例如：游走不定而痛者为行痹；重着而痛、麻木不仁者为着痹；疼痛剧烈，伴关节肿大变形为尪痹。

2. 辨其何邪所胜和病程的长短

风邪胜者为行痹；寒邪胜者为痛痹；湿邪胜者为着痹；热邪胜者为热痹；突然发病病程短者，多为急性风寒湿热痹；久治不愈，肝肾亏虚，痰瘀阻络，关节肿大变形者，为尪痹；反复发作者，多属慢性之痰瘀互结、气血俱虚证。

3. 辨别虚实

本病也有虚实之别，临床应予以细心辨识。切勿认为凡关节酸楚疼痛，且随天气变化而变化，不问病程之长短，便使用祛风活络之品，这样易犯虚虚实实之误，造成坏病。行痹、痛痹、着痹、热痹等，虽起病亦缓，但病程短者多为实证，而痰瘀互结、肝肾亏虚证为虚中夹实，其治较难。

（二）治疗原则

治疗总以祛邪活络，缓急止痛为大法。对于风胜者用祛风之品，当中病即止，不可多用，以防风燥之剂伤阴、燥血、耗气；寒胜者在散寒的同时，须结合助阳之品，使其阳气充足，则血活寒散，滞通痹畅而病愈；湿胜者，在渗湿化浊的同时，佐以健脾益气之品，使其脾旺能胜湿，气足无顽麻；热胜者，以清泄郁热为主，佐以活血通络，亦须防苦寒伤阳、湿滞之过；病久入络者，本着“治风先治血，血行风自灭”之理调之，须配以扶正药物。

（三）分型论治

1. 行痹

主症：肢体关节酸痛，游走不定，不拘上、下、左、右肢体关节。病或数时，或一二日，或三五日，日轻夜重，急性期者亦红亦肿，触之热感，恶风或恶寒，喜暖，颜面淡青而两颧微红。舌质红，苔白微厚，脉多浮紧，也可有沉紧。

治法：宣痹通络为主，佐以疏风之品。

主方：宣痹达经汤。

2. 痛痹

主症：肢体关节紧痛不移，局限一处，遇寒则痛甚，得热则痛缓。甚至关节屈伸不利，皮色不红，关节不肿，触之不热。舌质红润，苔薄白而腻，脉多沉弦而紧或沉迟而弦。

治法：温经散寒为主，佐以和营之品。

主方：乌头汤。

3. 着痹

主症：肢体关节沉重酸胀、疼痛，甚则关节肿胀，重着不移。但不红，甚至四肢活动不便，颜面苍黄而润——寒湿；肩背沉重，肢体疼痛，下注足胫而热肿——湿热。舌质红，苔白厚而腻（寒湿着痹）；苔厚腻而黄（湿热着痹）。

治法：渗湿通经活络为主，佐以健脾之品。

主方：薏苡仁汤。

用药加减：寒湿甚者，加附子、干姜、细辛；湿热者，加黄柏、苍术。

4. 热痹

主症：肢体关节疼痛，痛处焮红灼热，肿胀剧烈，得冷稍舒，筋脉拘急日轻夜重。多兼有发热，口渴心烦，喜冷恶热，烦闷不安。舌质红苔黄燥，脉滑数。

治法：清热解毒通络，佐以疏风之品。

主方：白虎加桂枝汤。

用药加减：①可加银花藤、连翘、黄柏清热解毒；海桐皮、姜黄、威灵仙、防己、桑枝活血通络、祛风除湿；②湿热胜者，可选用宣痹汤；③热痹化火伤津，症见关节红肿，疼痛剧烈，入夜尤甚，壮热烦渴，舌红少津，脉弦数者，治以清热解毒，凉血止痛，予犀角散加减。

5. 尪痹

主症：肢体关节疼痛，屈伸不利，关节肿大、僵硬、变形。甚则肌肉萎缩，筋脉拘紧，肘膝不得伸，或尻以代踵，脊以代头而成废人。舌质暗红，脉细涩。

治法：补肾祛寒为主，佐以活血通络之品。

主方：补肾祛寒治尪汤。

6. 尪痹久而不除

主症：肢体关节刺痛，屈伸不利，多个关节漫胀，甚则关节肿大，顽麻顽痛。舌质红赤，两侧有瘀斑。

治法：通经活络化瘀。

主方：宣痹化瘀涤痰汤。

用药加减：①瘀血证明显者，加血竭、皂刺、乳香、没药；②骨质变形重者，加透骨草、寻骨风、自然铜；③兼低热者，加黄柏、地骨皮，去淫羊藿。

7. 气虚血亏证

主症：四肢乏力，关节酸重，绵绵而痛，麻木尤甚。汗出畏寒，时见心悸，纳呆，颜面微青而白，形体虚弱。舌质淡红欠润滑，苔黄或薄白，脉多沉虚而缓。

治法：益气养血活络为主，佐以舒筋之品。

主方：气血并补荣筋汤。

五、转归预后

临床上各证相互间既有联系，又可相互转化。实证之风、寒、湿、热痹，日久不愈则正气愈虚，转为虚实夹杂的尪痹以及痰瘀互结、气虚血亏证，虚实夹杂，病更难疗。若复感于邪，则邪气内舍，可转为五脏痹，多预后不良。见图 8-5。

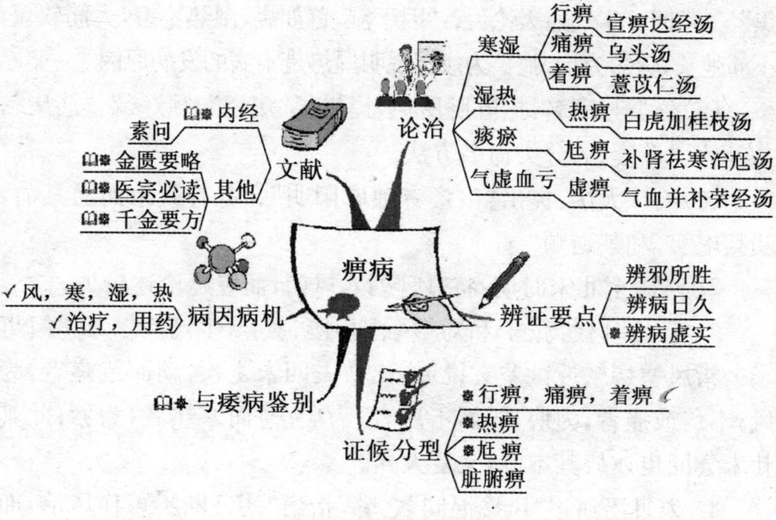

图 8-5　痹病小结

第四节　痿　证

一、概述

(一)定义

痿病是指肢体筋脉弛缓，软弱无力，日久不用，而致肌肉萎缩或瘫痪的一种病证。“痿”者，“萎”也，枯萎之意，即指肢体痿弱，肌肉萎缩。《素问・玄机原病式・五运主病》：“痿，谓手足痿弱，无力以运行也。”因下肢痿弱较多见，故又有“痿躄”之称。

(二)历史沿革列举

1.《内经》对痿病论述较详，主要包括如下方面：

(1)病因病机：《素问・痿论篇》指出本病的主要病机为“肺热叶

焦”。《素问·生气通天论》云:“因于湿,首如裹,湿热不攘,大筋软短,小筋弛长,软短为拘,弛长为痿。”说明湿热是本病的发病原因之一。

(2)分类与命名:据五脏所主,提出了“痿躄”、“脉痿”、“筋痿”、“肉痿”、“骨痿”的分类命名方法。

(3)治疗大法:提出“治痿者独取阳明”、“各补其荥而通其俞,调其虚实,和其逆顺”。

2. 隋唐至北宋时期:将“痿”列入风门,而专题论述较少。

3. 金元时代:张子和对“风、痹、痿、厥”予以鉴别。《儒门事亲·指风痹痿厥近世差玄说》指出:“夫四末之疾,动而或痉者,为风;不仁或痛者,为痹;弱而不用者,为痿;逆而寒热者,为厥;此其壮未尝同也。故其本源,又复大异。”

4. 朱丹溪纠正“风痿混同”之弊,指出“痿证断不可作风治,而用风药”,提出了“泻南方,补北方”的治法,首创名方虎潜丸。

5.《景岳全书·痿证》指出痿证非尽为火证,强调精血亏虚致痿:“元气败伤,则精虚不能灌溉,血虚不能营养者,亦不少。”

6.《临证指南医案·痿》指出本病为“肝肾肺胃四经之病”。

(三)范围

凡肢体痿软无力、弛缓不收者均属痿病范畴。西医学的感染性多发性神经根神经炎、运动神经元病、重症肌无力、肌营养不良等符合本病证候特征者可参考本节辨证论治。

二、病因病机

筋脉、肌肉失于濡养是痿病发病的主要病机。其发病原因与感受温热毒邪和湿热之邪有关,或素体脾胃虚弱、肝肾亏虚,因饮食不节、劳倦内伤而致;病位常涉及多个脏腑经络,主要与肺及脾胃肝肾有关;病性为本虚标实,起病急者多以邪实为主。

病机重点为肺热叶焦、津液不布和湿热浸淫、经脉受阻,发病缓者多虚实互见,病久则以虚证多见,病机重点在脾胃肝肾亏虚。在病程中,因正气的盛衰和邪气的消长变化,常出现病机的转变,往往由实转虚或虚实夹杂,若毒邪炽盛,正不胜邪,可迅速出现脏气虚衰之证。见图 8-6。

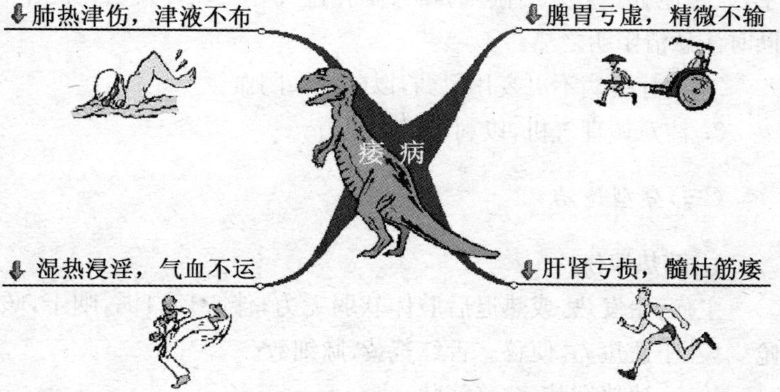

图 8-6　痿病病因病机

三、诊断

(1)以肢体痿软无力和/或肌肉萎缩为主症。

(2)有感受外邪与内伤积损的病因,缓慢起病或突然发病。

(3)神经系统检查可发现肌力下降,肌肉萎缩,必要时做肌电图、肌活检与酶学检查等有助于明确诊断。

四、辨证论治

(一)辨证要点

本病临床辨证应分急缓与虚实。起病急,发展快,肢体力弱,或拘急麻木,肌肉萎缩尚不明显者,多属肺热津伤或湿热浸淫之实证。发病缓,进展慢,肢体弛缓,肌肉萎缩明显者,多属脾胃肝肾亏损之虚证。

(二)治疗原则

1. 遵《素问·痿论》“治痿者独取阳明”之说,以调理脾胃为主,兼顾他脏。多采用益胃养阴、健脾益气等法以补益后天之本,同时注意清阳明之热。

2. 治疗痿病不可妄用风药,以防耗伤阴血。

3. 注意调理气机,以利于气血运行。

(三)分型论治

1. 肺热津伤

主症:始发热,或热退后肢体软弱无力,伴心烦口渴,咽干,咳呛少痰,小便短赤,便秘。舌红苔黄,脉细数。

治法:清热润肺,濡养筋脉。

主方:清燥救肺汤。

2. 湿热浸淫

主症:四肢痿软,身体困重,或微肿麻木,尤多见于下肢,或足胫热蒸,或发热,胸脘痞闷,小便赤涩。舌胖,舌红,苔黄厚腻。

治法:清热燥湿,通利筋脉。

主方:加味二妙散。

3. 脾胃亏虚

主症:肢体痿软无力,食少纳呆,腹胀,便溏,气短乏力。舌淡,胖大,苔薄白,脉沉细或沉弱。

治法:健脾益气。

主方:参苓白术散。

4. 肝肾亏损

主症:起病缓,下肢痿软无力,腰脊酸软,不能久立,伴眩晕、耳鸣、遗精早泄,或经血不调,甚至步履全废,大肉渐脱。舌红少苔,脉沉细数。

治法：补益肝肾，滋阴清热。

主方：虎潜丸。

五、转归预后

本病的各证候间常相互转化，如外感湿热，热盛伤津，可转化为肺胃阴虚；若湿热浸淫，迁延日久，下注肝肾，则致肝肾亏损；如肝肾阴虚，日久不复，阴损及阳则出现阳虚证候，或为阴阳两虚之证；痿病日久，影响气血运行，则常挟瘀滞。

本病的预后决定于发病原因、起病经过、病情轻重及治疗当否等。一般外感所致，起病虽急，若治疗及时，诊治无误，部分病例可获痊愈，预后亦佳；若外感致痿，失治误治，以及内伤成痿，缓慢起病，但渐至于大肉脱削，百节缓纵不收，脏气损伤已可概见，虽经多年治疗，效果多欠佳，预后也差。若出现呼吸困难，吞咽困难，为肺脾脏气极虚的表现，预后较差。见图 8-7。

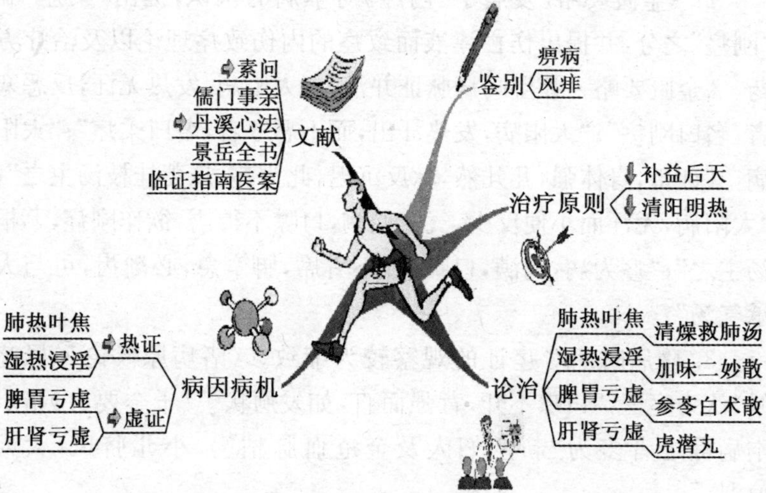

图 8-7　痿病小结

第五节 痉 证

一、概述

(一)定义

痉证是由外邪相侵,壅阻经络,热盛动风,阴虚血少以致筋脉失于濡养,而以项背强急、四肢抽搐,甚至口噤、角弓反张为主要表现的病证。

(二)历史沿革列举

1.《黄帝内经》始有"痉"之称。其发病与风寒湿邪有关。《素问·至真要大论》:"诸痉项强,皆属于湿";"诸暴强直,皆属于风"。《灵枢·经筋》:"经筋之病,寒则反折筋急。"

2.《金匮要略》发展了《内经》对本病的认识,提出"柔痉"和"刚痉"之分,并提出伤亡津液而致痉的内伤致痉理论以及治疗方药。《金匮要略·痉湿暍病脉证并治》:"太阳病,发热无汗,反恶寒者,名曰刚痉";"太阳病,发热汗出,而不恶寒者,名曰柔痉";"太阳病,其证备,身体强,几几然,脉反沉迟,此为痉,瓜蒌桂枝汤主之";"太阳病,无汗而小便反少,气上冲胸,口噤不得语,欲作刚痉,葛根汤主之";"痉为病,胸满,口噤,卧不着席,脚挛急,必齘齿,可与大承气汤"。

3. 隋唐时期对痉证的观察较为细致。《诸病原候论·风痉候》认为痉证:"口噤不开,背强而直,如发痫状。"《千金要方》指出本病得之者多为"新产妇人及金疮血脉枯竭,小儿脐风,大人凉湿。"

4. 金元时期,朱丹溪对痉证有了新的看法,他认为痉非外来风邪所致，而由于气虚所为，“气虚有火，兼痰，宜用人参、竹沥之类”。切不可作风治而专用风药。

5. 明·张景岳对痉之病因病机、证候进行了进一步的阐述。《景岳全书·痉证》：“愚谓痉之为病，强直反张病也。其病在筋脉，筋脉拘急，所以反张。其病在血液，血液枯燥，所以筋挛”；“痉之为病，即《内经》之痉病也，以痉作痓，盖传写之误耳。其证则脊背反张，头摇口噤，戴眼项强，四肢拘急，或见身热足寒，恶寒面赤之类皆是也”。

6. 清氏温病学说的发展，进一步丰富了痉证的病因病机理论。其热盛伤津、肝风内动引发本病的理论及湿热致痉的理论，使痉证的病因学说渐臻完备。

（三）范围

西医学某些锥体外系疾病、高肌张力综合征和引起脑膜刺激征的有关疾病如流行性脑脊髓膜炎、细菌性和病毒性脑炎等，符合本病临床特征者，均可参考本节辨证论治。

二、病因病机

1. 邪壅经络

多因外在风寒湿邪壅滞经络所致。若外感风邪，则“风客淫气精乃亡，邪伤肝也”。脉络失其精血津液的濡养，拘挛病作；若寒邪外客，以寒为阴邪，主收引又伤阳气，寒客脉道，经脉拘急失养而成痉；若感受湿邪，湿性黏滞而困脾，继则中焦呆滞，气机不发，脏气壅闭，脉道失养，演生痉病。

2. 热甚发痉

多由火热炽盛所致，邪热外而充斥经络，脉道闭阻失养；内则灼伤脏器，生化失司，总因脉络失养而发痉。或因邪热炽盛，引动肝风，风火相煽，发为痉证。

3. 阴血亏损

多由误治或他病所致。误治者，即汗、吐、下太过，阴精耗散；他病所致者即产后失血或汗证、血证、体虚等，伤精损液，导致津伤液脱，亡血失精，筋脉失养而成。

4. 痰浊阻滞

脾虚不能运化水湿，肝火灼烁津液，肺失宣降等致痰浊内生，阻滞经脉，筋脉失养而发为痉证。

5. 瘀血内阻

多因病久入络，血行不畅而致瘀，或因外伤致瘀血内阻，新血不生，进而闭阻脉络，血不荣筋而成。

此外，临床上因阳衰寒化所致者亦不少见，即阳衰不能化精生血，液涸寒燥，筋脉失荣，渐生痉病。

综上所述，本病常以督脉为本，筋脉为标。痉有表里，在表者，为外邪所伤；在里者，为脏腑受损，生化失司。邪壅经络，伤津脱液，亡血失精，痰浊瘀血内阻为致病之因，阴阳失调，阳动而阴不濡，终致督脉失养，筋脉拘急，此为基本病机之所在。见图 8-8。

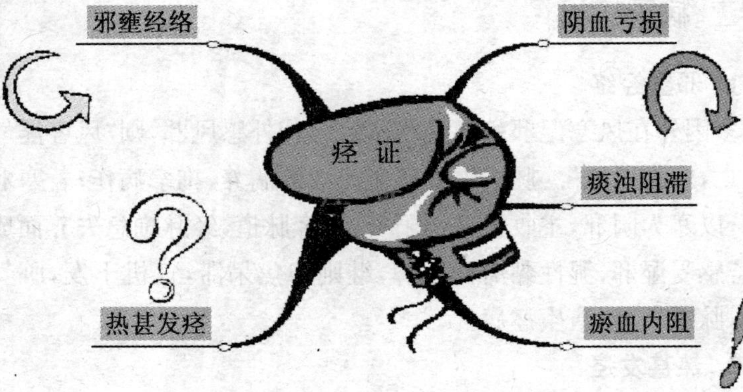

图 8-8 痉证病因病机

三、诊断

(1)起病相对较急,以项背强急、四肢抽搐、甚至角弓反张为特征。

(2)发病前多有外感或内伤病史。

(3)必要时做头颅CT、MRI、血清电解质检查,有助于本病的诊断。

四、辨证论治

(一)辨证要点

1. 辨明外感、内伤致痉

首先掌握痉病临床证候特征,然后分辨外感内伤病因。外感所致者,多有恶寒发热、脉浮等表证,即热邪直中,虽无恶寒,但必有发热。内伤所致者则无表证。

2. 辨标本虚实

由外感所致者多为实证;内伤而发者,多为虚证,或虚中夹实。另外,筋脉肌肉拘急挛缩也可能是某些疾病过程中的一种表现,应结合主病,按病传先后,全面考虑,分辨虚实,标本兼顾。

(二)治疗原则

痉病属急症范围,因此,急则舒筋解痉以治其标,缓则扶正益损以治其本。故祛邪扶正是大法。具体治疗时,治实宜祛风、散寒、除湿、清热;治虚当滋阴养血,或标本虚实并举,运用泄热存阴、益气化瘀等法。

(三)分型论治

1. 邪壅经络

主症:头痛,项背强直,肢体酸重,甚至口噤不语,四肢抽搐。恶寒发热,无汗或有汗。舌苔白,脉浮紧。

治法:祛风散寒,燥湿和营。

主方:羌活胜湿汤。

用药加减:若风邪盛,症见发热不恶寒,汗出,头痛等,治宜和营养津,方用瓜蒌桂枝汤。以桂枝汤调和营卫,解表散邪;瓜蒌根清热生津,和络柔筋。若身热,筋脉拘急,胸脘痞闷,渴不欲饮,溲短赤,苔黄腻,脉滑数,此为湿热入络,宜清热化湿,通经和络,方用三仁汤加地龙、丝瓜络、威灵仙以增强活络通经之力。

2. 热甚发痉

主症:发热,口噤龂齿,项背强直,甚则角弓反张,手足拘急。胸闷,心烦,急躁,腹胀便秘。苔黄腻,脉弦数。

治法:泄热存阴增液。

主方:增液承气汤。

用药加减:若热盛伤津而无腑实证者,可用白虎加人参汤,以清热救津;若抽搐,酌加地龙、全蝎、菊花、钩藤等熄风活络之品;烦躁甚,可加淡竹叶、栀子清心除烦。

3. 温热致痉

主症:壮热头痛,口噤,抽搐,角弓反张,甚则神昏,谵语。呕吐,自汗,口渴喜饮。舌质红绛,苔黄燥,脉弦数或洪数。

治法:清热透络,镇痉止抽。

主方:羚麻白虎汤。

用药加减:若神志不清,送服安宫牛黄丸或局方至宝丹,以清心泄热,透络开窍,醒神镇痉。此二方所用犀角,使用时应易为水牛角。热陷心营宜用清营汤,气血两燔可用清瘟败毒饮。还可用羚羊角 30 克,白僵蚕 24 克,蝎尾 18 克,蜈蚣 12 克,雄黄 12 克,琥珀 12 克,天竺黄 12 克,辰砂 6 克,牛黄 6 克,麝香 2 克,共为细末,制成清热镇痉散,每服 3 克,日 2～4 次,对温热致痉,神昏谵语、牙关紧闭、颈项强直、四肢抽搐者有一定疗效。

4. 瘀血内阻

主症：头痛如刺，项背强直，四肢抽搐。形瘦神疲，唇甲紫暗。舌质紫暗，边有瘀斑，脉沉细而涩。

治法：化瘀通窍，活络止痉。

主方：通窍活血汤。

用药加减：气虚加四君子汤健脾益气，以助活血化瘀之力；若胸腹血瘀甚者，用血府逐瘀汤加味。

5. 痰浊阻滞

主症：项背强急，四肢抽搐，头痛昏蒙。胸脘满闷，呕恶痰涎。舌苔白腻，脉滑或弦滑。

治法：祛风豁痰止痉。

主方：祛风导痰汤。

用药加减：神昏者加苏合香丸鼻饲。

6. 气血亏虚

主症：素体虚弱，或失血、或汗下太过，症见项背强急，四肢抽搐。头晕目眩，自汗，神疲，气短。舌淡红，苔薄而少津，脉沉细。

治法：益气补血，缓急止痉。

主方：圣愈汤。

用药加减：宜加天麻、钩藤、葛根缓急平肝而止痉。

五、转归预后

痉病大多发病较急，变化迅速，各证候虽临床症状大致相同，但从转归来看，则有所区别。

(1)感受风寒湿邪或热邪炽盛而引起的痉证，为外感发痉，多属实证。此时正气未虚，只要治疗得当，可以较快好转。反之，寒湿郁久可以化热，亦可以转化为瘀血、痰浊，此时则属病情进一步发展。由于热盛所致的痉证，若治疗不当，热毒内陷，则痉厥并见，病情凶险，危及生命。又热盛伤阴，肝肾之阴精衰竭，此时则可转为虚证。

(2)由于气血亏虚所致的痉证，来势一般不似实证之迅捷，可缓调治本。但在气血亏虚的基础上，每易感受外邪，此时则又属虚中有实，本虚标实，需医者明察。

(3)因瘀血内阻或痰浊阻滞而致的痉证，一般在久病后发生。瘀血痰浊虽为实邪，但多属本虚标实。

总之，痉证的转归较为复杂，内伤痉证可以感受外邪而变为外感发痉，外感发痉久治不愈，最后亦能导致内伤发痉。痉病的预后一般较差。外感发痉若能迅速驱散外邪，痉病得以控制，则预后较好。内伤发痉，大多属虚中夹实，治疗较为困难，应细察病机，审慎调治。

本章小结

经络是机体内的一种体系，由经脉和络脉共同组成，它们相互交织，纵横交错，具有通行气血、协调阴阳、沟通表里内外的作用，是维持肢体之间、肢体与脏腑之间等机体功能活动协调统一的结构保证。肢体指四肢和外在躯体之，由肌肉、筋骨等组成，经络贯穿其间，四肢的协调活动保障了人们正常的生活和工作；躯体具有支撑身体、保护内脏、抵御外邪的作用。故经络肢体病证以肢体疼痛、麻木、活动受限或机能活动失调、不能正常生活和工作为临床特征，其证候必然与经络相关，因经络广泛联系于表里内外，参与其生理、病理活动，病理状态下，经络或因病邪侵犯，或因经络失养，或经络不畅而出现经络肢体病证。

经络肢体病证，总以经络病变为核心，而影响肌肉筋骨等结构，故在治疗上，必以通经活络为法，即所谓“通”法。盖通之之法各有不同，根据虚实，虚则补益，助之使通；实则去其阻滞，泻之使通，亦通法也。虚证宜益气养血，培补肝肾，根据虚之所在，或健脾益气，或气血双补，或滋阴清热，或补益肝肾。实证宜祛邪通络，根据感邪的不同，分别予以祛风散寒，疏风清热，清热除湿，或化痰行瘀，活血通络。虚实夹杂，当权衡主次，攻补兼施。另外，慎起居，适寒温，据病情适当活动并采用外治法，不仅是护理的重要措施，也为防病治病及康复所必需的保障。

本章典型习题与题解

一、选择

1. 内伤头痛的主要病位在(C)

A. 肝、脾、胃　B. 肝、心、脾　C. 肝、脾、肾　D. 心、肝、肾　E. 胆、肝、脾

2. 头痛部位在两侧，连及耳部，是何经头痛(C)

A. 少阴经　B. 厥阴经　C. 少阳经　D. 阳明经　E. 太阳经

3. 痉之为病，其病位主要在(E)

A. 肌肉　B. 皮毛　C. 气血　D. 脏腑　E. 筋脉

4. 痛痹的临床特征是(C)

A. 关节酸痛，游走不定　B. 关节疼痛，红肿灼热　C. 疼痛剧烈，痛有定处　D. 酸痛重着，肌肤不仁　E. 屈伸不利，心悸气短

5. 在导致腰痛的外感诸邪中何者最为关键(C)

A. 风邪　B. 寒邪　C. 湿邪　D. 热邪　E. 燥邪

6. 痿证的主要临床表现(D)

A. 半身麻木不仁　B. 肢体屈伸不利　C. 四肢抽搐　D. 下肢痿痹　E. 关节肿痛

二、简答

1. 偏头痛的临床表现与治法。

答案：其痛暴发，痛势较剧，或左或右，或连及目齿，痛止则如常人。治宜平肝疏风清热，方用天麻钩藤饮或羚角钩藤汤。

2. 简述腰痛的辨证要点。

答案：腰痛应分辨表里、虚实、寒热。

3. 简述痹证的治疗原则。

答案：祛风、散寒、除湿、清热以及舒筋通络为痹证的基本治则，后期适当配伍补益正气之剂。

附录一

西医常见内科病的中医辨治一览表

流行性感冒

证型	治法	方剂
风热感冒	辛凉解表,疏风清热	银翘散加减
热壅肺气	清热宣肺	麻杏石甘汤加味
热闭心包	清热开窍熄风	清宫汤送服安宫牛黄丸或至宝丹

病毒性肝炎

1. 急性黄疸型肝炎

证型	治法	方剂
阳黄	清热解毒,疏肝利胆,退黄	加味茵陈蒿汤
阴黄	健脾和胃,温化寒湿	茵陈五苓散加减
急黄	清热解毒凉血,利湿开窍	加味犀角地黄汤

2. 无黄疸型肝炎

证型	治法	方剂
肝热气滞	清热解毒，疏肝化瘀	解毒疏肝止痛化瘀汤
肝脾不和	疏肝健脾	逍遥散加减
脾弱气虚	补气健脾，疏肝化瘀	补气健脾化瘀汤
阴虚	养阴健脾，疏肝化瘀	养阴健脾疏肝化瘀汤

流行性乙型脑炎

证型	治法	方剂
邪在卫分	辛凉清解，清热解毒	银翘散加减
邪在气分	清热解毒，凉血养阴	清瘟败毒饮
气营或气血两燔	清热解毒，镇痉熄风，凉血养阴	犀角地黄汤加减

流行性出血热

证型	治法	方剂
热燔阳明	清气泄热，益气生津	白虎加人参汤
热入营血	清心消暑，凉营熄风，凉血解毒，开窍镇痉	清营汤加减
暑温厥逆	清心开窍，清气凉营，大补元气，回阳救逆	安宫牛黄丸或紫雪丹
肾阴亏损，虚火内生	滋肾生津，滋阴降火	知柏地黄汤加味
邪陷心包，肝风内动	清心开窍，熄风镇痉	清营汤合羚角钩藤汤或大定风珠
肾气不固	补肾固摄，益气生津	八仙长寿丸加味

伤寒、副伤寒

证型	治法	方剂
湿重于热	宣气化湿，佐以淡渗	三仁汤
湿热并重	化湿清热	王氏连朴饮
热重于湿	清热为主，兼化湿邪	白虎加苍术汤
湿热化燥	清气泄热	白虎汤
热入营血	清营泄热，凉血散血	清营汤

细菌性痢疾

证型	治法	方剂
湿热痢	清热解毒，调气行血	芍药汤加银花
疫毒痢	清热凉血解毒	白头翁汤加减
寒湿痢	温化寒湿	胃苓汤加味
阴虚痢	养阴清肠	驻车丸加减
寒湿痢	温补脾肾，收涩固脱	桃花汤或真人养脏汤
休息痢	温中清肠，佐以调气化滞	连理汤加减

疟疾

证型	治法	方剂
正疟	和解少阳，解表达邪	小柴胡汤合达原饮加减
温疟	清热达邪	白虎加桂枝汤
寒疟	和解少阳，温化达邪	柴胡桂姜汤
湿疟	清热解暑，祛暑化湿	加味香薷饮合益元散或柴平散
瘴疟	辟秽，解毒，化浊	清瘴汤或加味不换金正气散
劳疟	补益正气	补中益气汤或何人饮、五福饮
疟母	调补气血，破瘀通络	小营煎鳖甲煎丸

肺结核

证型	治法	方剂
肺阴亏损	养阴润肺	百合固金汤加减
阴虚火旺	清燥润肺	清燥救肺汤
气阴耗伤	益气养阴	生脉散加减
阴阳两虚	滋肾阴，补气血	大补元煎加减

急性气管、支气管炎

证型	治法	方剂
风寒咳嗽	疏风散寒，宣肺止咳	三拗汤、止嗽散加减
风热咳嗽	疏风清热，肃肺化痰	桑菊饮加减
温燥咳嗽	疏风清肺，润燥止咳	桑杏汤加减

慢性支气管炎

标证

证型	治法	方剂
热痰	清热宣肺，化痰止咳	清金化痰汤
寒痰	散寒宣肺，化痰止咳	苓甘五味姜辛汤
热喘	清热宣肺，化痰平喘	麻杏石甘汤加味
寒喘	散寒宣肺，化痰平喘	小青龙汤加味

本证

证型	治法	方剂
肺气虚	补肺益气	生脉散合补肺汤加减
脾阳虚	健脾化痰	六君子汤加减

续表

证型	治法	方剂
肾阳虚	补肾纳气，活血化瘀	金匮肾气丸加味
阴阳俱虚	阴阳双补	金匮肾气丸加味
肺肾阴虚	滋阴纳气	七味都气丸合生脉散

支气管哮喘

发作期

证型	治法	方剂
冷哮	温肺散寒，化痰平喘	射干麻黄汤
热哮	清热宣肺，化痰定喘	定喘汤

缓解期

证型	治法	方剂
肺虚	补肺固表	玉屏风散
脾虚	健脾化痰	六君子汤加减
肾虚	补肾摄纳	金匮肾气丸或七味都气丸

肺炎

证型	治法	方剂
邪袭肺卫	辛凉解表	银翘散加减
邪热壅盛	清热宣肺	麻杏石甘汤加味
热陷心包	清心开窍	清营汤送服安宫牛黄丸或至宝丹、紫雪丹
余热未尽，肺胃阴伤	甘寒生津，滋养肺胃	沙参麦冬汤
正气外脱	益气固脱	生脉散、参附汤

肺脓肿

证型	治法	方剂
初期	疏风散热，宣肺化痰	银翘散加减
成痈期	清热解表，化瘀消痈	千金苇茎汤、如意解毒散加减
溃脓期	排脓解毒	加味桔梗汤合千金苇茎汤加减
恢复期	养阴益肺	沙参清肺汤、桔梗杏仁煎加减

肺癌

证型	治法	方剂
肺脾气虚	益肺健脾	六君子汤加减
肺肾阴虚	滋肾润肺	六味地黄汤、生脉散、百合固金汤等方药加减
气阴两虚	益气养阴	参芪麦味地黄汤、大补元煎等方药加减
气滞血瘀	行气活血，化瘀软坚	血府逐瘀汤加减

心律失常

证型	治法	方剂
心虚胆怯	益气养心，镇惊安神	平补镇心丹加减
心气不足	补益心气	五味子汤加减
心血不足	补益心血，养血安神	归脾汤加减
心阳不足	益气温阳，安神定悸	桂枝甘草龙骨牡蛎汤加味
血脉瘀阻	活血化瘀，理气通脉	血府逐瘀汤加减
阴虚火旺	滋阴清火，养心安神	天王补心丹或朱砂安神丸加减

风湿热、风湿性心脏病

证型	治法	方剂
行痹	祛风通络，散寒除湿	防风汤加减
痛痹	散寒止痛，祛风除湿	乌头汤
着痹	除湿通络，祛风散寒	薏苡仁汤加减
风湿热痹	清热通络，祛风除湿	白虎加桂枝汤加减

高血压

证型	治法	方剂
肝阳上亢	平肝潜阳	天麻钩藤饮
肝风内动	镇肝熄风	镇肝熄风汤
肝肾阴虚	滋补肝肾	左归丸
痰湿中阻	健脾化痰	半夏白术天麻汤
中气不足	补中益气	补中益气汤
心脾两虚	补益心脾，益气养血	归脾汤
气滞血瘀	理气活血	血府逐瘀汤
命门火衰	温补肾阳	右归丸

心绞痛

证型	治法	方剂
心血瘀阻	活血化瘀，通络止痛	血府逐瘀汤加减
痰浊壅塞	通阳化浊，豁痰开结	瓜蒌薤白半夏汤加味
阴寒凝滞	辛温通阳，开痹散寒	瓜蒌薤白白酒汤加味
心肾阴虚	滋阴益肾，养心安神	左归饮加减

续表

证型	治法	方剂
气阴两虚	益气养阴，活血通络	生脉散合人参养营汤加减
阳气虚衰	益气温阳，活血通络	参附汤合桂枝去芍药汤化裁

慢性肺源性心脏病

缓解期

证型	治法	方剂
肺肾气(阳)虚	补肾，纳气平喘	平喘固本汤或补肺汤加减

发作期

证型	治法	方剂
肺肾气虚外感(偏寒)	宣肺散寒，祛痰平喘	小青龙汤加减
肺肾气虚外感(偏热)	清热化痰，佐以平喘	麻杏石甘汤加减
心脾肾阳虚水泛	温阳利水，宁心安神	真武汤、五苓散、葶苈大枣泻肺汤加减
痰浊蔽窍	豁痰开窍	涤痰汤加减
元阳欲绝	回阳救逆，益气复脉	四逆汤、生脉饮加减
热瘀伤络	清热凉血，活血止血	犀角地黄汤加减

心肌炎

发热期

证型	治法	方剂
感寒证	散寒解表，宣达郁火	火郁汤加味或柴胡桂枝汤
感温证	清热解毒，凉营透邪	邪在卫分：银翘散 邪在营分：清营汤

热退期

证型	治法	方剂
气阴两虚	益气养阴，填精复脉	生脉散、炙甘草汤、三甲复脉汤
心脾两虚	补益气血，健脾养心	归脾汤化裁
痰浊内阻	化痰降浊，清心安神	黄连温胆汤化裁
血瘀气滞	活血化瘀，理气温通	桂枝红花汤加味

胃炎

急性胃炎

证型	治法	方剂
寒邪客胃	温中散寒，理气止痛	良附丸加味
饮食伤胃	消食导滞，和胃止痛	保和丸加减
肝气犯胃	疏肝理气，和胃止痛	柴胡疏肝散加减

慢性胃炎

证型	治法	方剂
饮食伤胃	理脾和胃，消食导滞	枳实导滞丸加减
肝气犯胃	疏肝理脾，和胃止痛	逍遥散加减
瘀血阻胃	活血化瘀，和胃止痛	实证用失笑散合丹参饮加味 虚证用调营敛肝饮加减
脾胃虚寒	温中健脾，和胃止痛	黄芪建中汤加减
脾胃阴虚	养阴益胃，和中止痛	养胃汤合芍药甘草汤化裁

消化性溃疡

证型	治法	方剂
肝胃气滞	疏肝理气，和胃止痛	柴胡疏肝散

续表

证型	治法	方剂
肝胃郁热	疏肝泄热，和胃止痛	丹栀逍遥散加减
瘀血阻络	活血化瘀，理脾和胃	膈下逐瘀汤加减
脾胃虚寒	温中健脾，和胃止痛	黄芪建中汤加减
脾胃阴虚	养胃阴，清虚火	益胃汤合竹叶石膏汤

慢性腹泻

证型	治法	方剂
湿热泄泻	清热利湿，调理肠胃	葛根芩连汤合平胃散化裁
食滞泄泻	消食导滞	保和丸加减
肝郁泄泻	疏肝扶脾，升清止泻	痛泻要方合四逆散化裁
脾虚泄泻	健脾益气，化湿止泻	参苓白术散加减
肾虚泄泻	温肾健脾，固涩止泻	四神丸合理中丸化裁
水饮泄泻	健脾利湿，前后分消	苓桂术甘汤合己椒苈黄丸化裁
瘀阻泄泻	化瘀通络，和营止痛	少腹逐瘀汤加减

上消化道出血

证型	治法	方剂
热伤营血	清热解毒，凉血止血	犀角地黄汤加味
湿热伤胃	清热化湿，凉血止血	枳实导滞丸合四生丸
肝火犯胃	泻肝清胃，凉血止血	龙胆泻肝汤加减
脾胃虚寒	温阳健脾，养血止血	黄土汤加减
气虚血亏	健脾益气，补气摄血	归脾汤加味

肝硬化

早期肝硬化

证型	治法	方剂
肝郁脾虚	疏肝健脾,活血化瘀	柴胡疏肝散加味
肝郁血虚	活血通瘀	复元活血汤加减

肝硬化腹水

证型	治法	方剂
气滞湿阻	行气利湿	柴胡疏肝散合四苓散化裁
湿热壅盛	清热利湿	四苓散加减
脾虚湿阻	健脾利湿	四君子汤合四苓散化裁
肝肾阴虚	滋补肝肾,利水消肿	参苓白术散加味
脾肾阳虚	温阳利水	附子理中汤、四苓散及济生肾气丸化裁合方

原发性肝癌

证型	治法	方剂
气滞血瘀	疏肝理气,活血化瘀	逍遥散合桃红四物汤加减
湿热瘀毒	清热利湿,解毒破结	茵陈蒿汤合膈下逐瘀汤加减
热毒伤阴	养阴清热,解毒祛瘀	犀角地黄汤加减

急性肾小球肾炎

证型	治法	方剂
风水泛滥	宣肺利水,祛风清热	越婢加术汤加减
湿毒浸渍	清热解毒,宣肺利湿,消肿	麻黄连翘赤小豆汤合五味消毒饮加减
水湿浸渍	健脾化湿,通阳利水	五皮散合胃苓汤

慢性肾小球肾炎

水肿期

证型	治法	方剂
水湿泛滥	宣肺利水	越婢加术汤加减
脾阳虚衰	温阳健脾利水	五苓散合防己黄芪汤
肾阳虚衰	温肾助阳,化气行水	金匮肾气丸合真武汤化裁

无水肿期

证型	治法	方剂
脾肾阳虚	健脾温肾填精	右归丸加黄芪、党参化裁
肝肾阴亏,肝阳上亢	育阴潜阳	左归丸加天麻、钩藤、石决明化裁
肾虚血瘀	益肾活血化瘀	益肾汤

肾盂肾炎

证型	治法	方剂
膀胱湿热	清热解毒,利尿通淋	八正散加减
肾阴不足,湿热留恋	滋阴益肾,清热降火	知柏地黄汤加减
脾肾两虚,余邪未清	健脾益肾,清利湿热	四君子汤合济生肾气丸加减

慢性肾功能衰竭(关格)

证型	治法	方剂
脾阳偏虚	健脾温中	理中丸、小建中汤、黄芪补中汤、防己黄芪汤
肾阳偏虚	温阳益肾	金匮肾气丸、右归饮、济生肾气丸、真武汤或合五苓散

续表

证型	治法	方剂
浊邪侵犯上焦	健脾渗湿，温化痰饮	苓桂术甘汤
浊邪侵犯中焦	温阳健脾，行气化浊或和胃降逆化浊	实脾饮或温脾汤、黄连温胆汤、旋覆代赭汤
浊邪侵犯下焦	平肝熄风，温命门之阳	镇肝熄风汤、参附汤、黑锡丹、地黄饮子

缺铁性贫血

证型	治法	方剂
脾气虚弱	健脾益气	香砂六君子汤
气血两虚	气血双补	八珍汤加减
虫积	视具体情况	枣矾丸、伐木丸等

再生障碍性贫血

证型	治法	方剂
实热出血	清热凉血止血	犀角地黄汤加减
气血两虚	益气补血	八珍汤加减
脾肾阳虚	健脾温肾	四君子汤合右归丸加减
肾阴阳俱虚	补肾阴，扶肾阳	左归饮或右归丸加减

过敏性紫癜

证型	治法	方剂
热伤血络	清热解毒，凉血祛风	犀角地黄汤合银翘散加减
瘀血阻络	活血化瘀，解毒祛风	桃红四物汤加味
气血不足	补气益血，和血止血	八珍汤加味

急性白血病

证型	治法	方剂
热毒炽盛	清热解毒,滋阴凉血,透热解瘀	犀角地黄汤合清营汤加减
肝火郁热	清肝泻火,化痰散结	当归龙荟丸加减
瘀血停滞	活血通络,化瘀消斑,祛瘀止痛	桃红四物汤加减

慢性白血病

证型	治法	方剂
阴虚内热	滋阴清热,凉血止血	六味地黄丸合大补阴丸加减
瘀血内结	活血祛瘀,行气止痛	膈下逐瘀汤加减
气血(阴)两虚	补气养血,佐以抗癌解毒	八珍汤加减

甲状腺机能亢进症(瘿病)

证型	治法	方剂
气滞痰凝	理气化痰,软坚散结	四海舒郁丸加减
肝火亢盛	清肝泻火,散结消瘿	龙胆泻肝汤合藻药散加减
气阴两虚	益气养阴,软坚散结	生脉散加味

糖尿病

证型	治法	方剂
肺热津伤	清热润肺,生津止渴	玉泉丸加减
胃热炽盛	清胃泻火,养阴增液	玉女煎加味
肾阴亏虚	滋阴固肾	六味地黄丸
阴阳两虚	滋肾温阳	金匮肾气丸

肥胖症

证型	治法	方剂
胃热脾虚	清胃利湿，健脾益气	枳实导滞丸或加味防己黄芪汤
湿浊内蕴	芳香化浊，醒脾利湿	加减藿香正气散合泽泻汤
气滞痰阻	理气化痰，健脾除湿	苍附二陈汤
肾精亏损	补肾填精，渗湿利水	六味地黄丸加减

类风湿性关节炎

证型	治法	方剂
风痹	祛风通络，散寒除湿	防风汤加减
寒痹	温经散寒，祛风通络	乌头汤加减
湿痹	除湿通络，祛风散寒	薏苡仁汤加减
热痹	清热通络，祛风除湿	白虎桂枝汤加味
顽痹	以活血化瘀，化痰通络为主，兼以补肾养肝扶正	身痛逐瘀汤、益肾蠲痹丸、独活寄生汤

面神经炎

证型	治法	方剂
风邪外袭，口眼㖞斜	疏风散寒	葛根汤加减
肝风内动，口眼㖞斜	平肝熄风	镇肝熄风汤合天麻钩藤饮方加减
风痰阻络，口眼㖞斜	祛风化痰，疏通经络	青州白丸子加减或牵正散加减
气血双亏，口眼㖞斜	补养气血，通经活络	补阳还五汤送服二虫散

眩晕

证型	治法	方剂
肝阳上亢	平肝潜阳,滋养肝肾	天麻钩藤饮加减
气血亏虚	补气养血,健运脾胃	归脾汤加减
肾精不足	滋阴补肾或补肾助阳	左归丸加减或右归丸
痰湿中阻	燥湿祛痰,健脾和胃	半夏白术天麻汤加减
瘀血阻络	祛瘀生新,活血通络	血府逐瘀汤加减

头痛

证型	治法	方剂
风寒头痛	疏风散寒	川芎茶调散加减
风热头痛	疏风清热	芎芷石膏汤加减
风湿头痛	祛风胜湿	羌活胜湿汤加减
肝阳头痛	平肝潜阳	天麻钩藤饮加减
肾虚头痛	补肾填精	大补元煎加减
气虚头痛	益气升清	顺气和中汤加减
血虚头痛	滋阴养血	加味四物汤减黄芩
痰浊头痛	化痰降逆	半夏白术天麻汤加减
瘀血头痛	活血化瘀	通窍活血汤加减

急性脑血管疾病

中经络

证型	治法	方剂
络脉空虚,风邪入中	养血活血,祛风通络	大秦艽汤加减

续表

证型	治法	方剂
肝肾阴虚,风阳上扰	滋阴潜阳,镇肝熄风	镇肝熄风汤加减
痰热腑实,风痰上扰	清热化痰,通腑	星蒌承气汤加减

中脏腑

证型	治法	方剂
阳闭	辛凉开窍,清肝熄风	至宝丹或安宫牛黄丸、羚羊角汤加减
阴闭	辛温开窍,豁痰熄风	苏合香丸、涤痰汤加减
脱证	益气回阳,救阴固脱	参附汤合生脉散

后遗症

1. 半身不遂

证型	治法	方剂
气虚血滞,脉络瘀阻	补气活血,化瘀通络	补阳还五汤加减
肝肾亏虚,筋骨失养	滋补肝肾,强壮筋骨	地黄饮子或虎潜丸加减
肝阳上亢,脉络瘀阻	平肝潜阳,祛瘀通络	镇肝熄风汤或天麻钩藤饮加减

2. 语言不利

证型	治法	方剂
风痰阻络	祛风化痰,宣窍通络	解语丹加减
肾虚精亏	滋补肝肾,利窍开音	地黄饮子加减

3. 口眼㖞斜

证型	治法	方剂
风痰瘀阻	祛风化痰,化瘀通络	牵正散加减

癫痫

发作期

证型	治法	方剂
阳痫	清热化痰，熄风定痫	清热镇惊汤加减
阴痫	温阳化痰，顺气定痫	二陈汤送服五生丸

休止期

证型	治法	方剂
脾虚痰盛	健脾化痰	六君子汤加减
肝火痰热	清肝泻火，化痰开窍	龙胆泻肝汤合涤痰汤加减
肝肾阴虚	滋养肝肾	大补元煎加减
痰瘀互结	行气化痰，活血化瘀	通窍活血汤加减

精神分裂症

证型	治法	方剂
痰湿内阻	疏肝解郁，化痰开窍	逍遥散合涤痰汤加减
痰火上扰	清热化痰，镇心开窍	温胆汤加减
气滞血瘀	活血化瘀，理气解郁	癫狂梦醒汤加减
阴虚火旺	滋阴降火，安神定志	二阴煎加减
阳虚亏损	益气健脾，养血安神	养心汤加减

附录二
中医内科疾病常用方剂索引

一　画

一贯煎(《柳州医话》):沙参　麦冬　当归　生地黄　枸杞子　川楝子

二　画

二仙汤(《中医方剂临床手册》):仙茅　仙灵脾　巴戟天　黄柏　知母　当归

二至丸(《医方集解》):女贞子　旱莲草

二陈汤(《太平惠民和剂局方》):半夏　陈皮　茯苓　炙甘草

二妙散(验方):明矾　儿茶

十全大补汤(《太平惠民和剂局方》):熟地黄　白芍　当归　川芎　人参　白术　茯苓　炙甘草　黄芪　肉桂

十灰散(《十药神书》):大蓟　小蓟　侧柏叶　荷叶　茜草根　山栀　白茅根　大黄　丹皮　棕榈皮

十枣汤(《伤寒论》):大戟　芫花　甘遂　大枣

丁沉透膈散(《太平惠民和剂局方》):白术　香附　人参　砂

仁　丁香　麦芽　木香　肉豆蔻　神曲　炙甘草　沉香　青皮　厚朴　藿香　陈皮　半夏　草果

丁香散(《古今医统》):丁香　柿蒂　高良姜　炙甘草

七味都气丸(《医宗己任篇》):地黄　山萸肉　山药　茯苓　丹皮　泽泻　五味子

人参养营汤(《太平惠民和剂局方》):人参　甘草　当归　白芍　熟地　肉桂　大枣　黄芪　白术　茯苓　五味子　远志　橘皮　生姜

人参败毒散(《小儿药证直诀》):柴胡　前胡　川芎　枳壳　羌活　独活　茯苓　桔梗　人参

八正散(《太平惠民和剂局方》):木通　车前子　萹蓄　瞿麦　滑石　甘草梢　大黄　山栀　灯心草

八珍汤(《正体类要》):人参　白术　茯苓　甘草　当归　白芍　川芎　熟地　生姜　大枣

三　画

三才封髓丹(《卫生宝鉴》):天冬　熟地黄　人参　黄柏　砂仁　甘草

三子养亲汤(《韩氏医通》):苏子　白芥子　莱菔子

三仁汤(《温病条辨》):杏仁　白蔻仁　薏苡仁　厚朴　半夏　通草　滑石　竹叶

三甲复脉汤(《温病条辨》):炙甘草　干地黄　生白芍　麦冬　阿胶　麻仁　生牡蛎　生鳖甲　生龟板　厚朴　半夏　通草　滑石　竹叶

三妙丸(《医学正传》):苍术　黄柏　牛膝

川芎茶调散(《太平惠民和剂局方》):川芎　荆芥　薄荷　羌活　细辛(或香附)　白芷甘草　防风

大七气汤(《医学入门》):青皮　陈皮　桔梗　藿香　官桂

甘草　三棱　莪术　香附　益智仁　姜黄

大补元煎(《景岳全书》):人参　炒山药　熟地黄　杜仲　枸杞子　当归　山茱萸　炙甘草

大补阴丸(《丹溪心法》):知母　黄柏　熟地黄　龟板　猪脊髓

大青龙汤(《伤寒论》):麻黄　杏仁　桂枝　甘草　石膏　生姜　大枣

大定风珠(《温病条辨》):白芍药　阿胶　生龟板　生地黄　火麻仁　五味子　生牡蛎　麦冬　炙甘草　鸡子黄　生鳖甲

大建中汤(《金匮要略》):川椒　干姜　人参　饴糖

大承气汤(《伤寒论》):大黄　厚朴　枳实　芒硝

大秦艽汤(《素问·病机气宜保命集》):秦艽　当归　甘草　羌活　防风　白芷　熟地黄　茯苓　石膏　川芎　白芍药　独活　黄芩　生地黄　白术　细辛

大柴胡汤(《伤寒论》):柴胡　黄芩　半夏　枳实　白芍药　大黄　生姜　大枣

大黄附子汤(《金匮要略》):大黄　附子　细辛

大黄䗪虫丸(《金匮要略》):地鳖虫　干漆　干地黄　甘草　水蛭　白芍　杏仁　黄芩　桃仁　虻虫　蛴螬　大黄

千金苇茎汤(《备急千金要方》):鲜芦根　薏苡仁　冬瓜仁　桃仁

己椒苈黄丸(《金匮要略》):防己　椒目　葶苈子　大黄

小半夏汤(《金匮要略》):半夏　生姜

小半夏加茯苓汤(《金匮要略》):半夏　生姜　茯苓

小青龙汤(《伤寒论》):麻黄　桂枝　芍药　甘草　干姜　细辛　半夏　五味子

小青龙加石膏汤(《金匮要略》):麻黄　桂枝　芍药　甘草　干姜　细辛　半夏　五味子　石膏

小建中汤(《伤寒论》):桂枝　白芍　甘草　生姜　大枣　饴糖

小承气汤(《伤寒论》):大黄　厚朴　枳实

小柴胡汤(《伤寒论》):柴胡　黄芩　人参　甘草　生姜　大枣　半夏

小陷胸汤(《伤寒论》):黄连　半夏　瓜蒌

小蓟饮子(《济生方》):生地　小蓟　滑石　通草　炒蒲黄　淡竹叶　藕节　当归　山栀　甘草

四　画

天王补心丹(《摄生秘剂》):人参　玄参　丹参　茯苓　五味子　远志　桔梗　当归身　天冬　麦冬　柏子仁　酸枣仁　生地黄　辰砂

天台乌药散(《医学发明》):乌药　小茴香　木香　青皮　高良姜　槟榔　川楝子　巴豆

天麻钩藤饮(《杂病诊治新义》):天麻　钩藤　生石决明　川牛膝　桑寄生　杜仲　山栀　黄芩　益母草　朱茯神　夜交藤

无比山药丸(《太平惠民和剂局方》):山药　肉苁蓉　熟地黄　山茱萸　茯神　菟丝子　五味子　赤石脂　巴戟天　泽泻　杜仲　牛膝

开噤散(《医学心悟》):人参　黄连　石菖蒲　丹参　石莲子　茯苓　陈皮　冬瓜子　陈米　荷叶蒂

不换金正气散(《太平惠民和剂局方》):厚朴　藿香　甘草　半夏　苍术　陈皮　生姜　大枣

木防己汤(《金匮要略》):木防己　石膏　桂枝　人参

木香槟榔丸(《医方集解》):木香　香附　青皮　陈皮　莪术　黄连　枳壳　黑丑　槟榔　黄柏　三棱　大黄　芒硝

木香顺气散(《沈氏尊生书》):木香　青皮　橘皮　甘草　枳

壳　川朴　乌药　香附　苍术　砂仁　桂心　川芎

止嗽散(《医学心悟》):荆芥　桔梗　甘草　白前　陈皮　百部　紫菀

中满分消丸(《兰室秘藏》):厚朴　枳实　黄连　黄芩　知母　半夏　陈皮　茯苓　猪苓　泽泻　砂仁　干姜　姜黄　人参　白术　炙甘草

五子衍宗丸(《丹溪心法》):枸杞子　覆盆子　菟丝子　五味子　车前子

五皮散(《中藏经》):桑白皮　橘皮　生姜皮　大腹皮　茯苓皮

五苓散(《伤寒论》):桂枝　白术　茯苓　猪苓　泽泻

五味子汤(《景岳全书》):五味子　麦冬　黄芪　人参　甘草

五味消毒饮(《医宗金鉴》):金银花　野菊花　蒲公英　紫花地丁　紫背天葵

五积散(《太平惠民和剂局方》):白芷　橘皮　厚朴　当归　川芎　白芍药　茯苓　桔梗　苍术　枳壳　半夏　麻黄　干姜　肉桂　甘草　干姜

五磨饮子(《医方集解》):乌药　沉香　槟榔　枳实　木香

六一散(《伤寒标本心法类萃》):滑石　甘草

六君子汤(《医学正传》):人参　炙甘草　茯苓　白术　陈皮　制半夏

六味地黄丸(《小儿药证直诀》):熟地黄　山药　茯苓　丹皮　泽泻　山茱萸

六磨汤(《证治准绳》):沉香　木香　槟榔　乌药　枳实　大黄

化虫丸(《医方集解》):槟榔　鹤虱　苦楝根　枯矾　炒胡粉　使君子　芜荑

化肝煎(《景岳全书》):青皮　陈皮　芍药　丹皮　栀子　泽

泻　贝母

牛黄清心丸(《痘疹世医心法》):牛黄　朱砂　黄连　黄芩　山栀　郁金

丹参饮(《医宗金鉴》):丹参　檀香　砂仁

丹栀逍遥散(《医统》):当归　白芍药　白术　柴胡　茯苓　甘草　煨姜　薄荷　丹皮　山栀

乌头汤(《金匮要略》):川乌　麻黄　芍药　黄芪　甘草

乌头赤石脂丸(《金匮要略》):蜀椒　乌头　炮附子　干姜　赤石脂

乌头桂枝丸(《金匮要略》):桂枝　芍药　甘草　生姜　大枣　乌头

乌梅丸(《伤寒论》):乌梅　黄连　黄柏　人参　当归　附子　桂枝　蜀椒　干姜　细辛

少腹逐瘀汤(《医林改错》):小茴香　干姜　延胡索　没药　当归　川芎　肉桂　赤芍药　蒲黄　五灵脂

水陆二仙丹(《证治准绳》):金樱子　芡实

五　画

玉女煎(《景岳全书》):石膏　熟地黄　麦冬　知母　牛膝

玉枢丹(《百一选方》):山慈姑　续随子　大戟　麝香　五倍子　雄黄　朱砂

玉屏风散(《世医得效方》):黄芪　白术　防风

正气散(加味不换金正气散)(验方):厚朴　苍术　陈皮　甘草　藿香　佩兰　草果　半夏　槟榔　石菖蒲　荷叶

石韦散(《证治汇补》):石韦　冬葵子　瞿麦　滑石　车前子

龙胆泻肝汤(《兰室秘藏》):龙胆草　泽泻　木通　车前子　当归　柴胡　生地黄(近代方有黄芩　栀子)

左归丸(《景岳全书》):熟地黄　山药　山茱萸　枸杞子　菟

丝子　鹿角胶　川牛膝　龟板胶

左归饮(《景岳全书》):熟地　山茱萸　枸杞子　山药　茯苓　甘草

左金丸(《丹溪心法》):黄连　吴茱萸

右归丸(《景岳全书》):熟地　山茱萸　枸杞子　山药　杜仲　附子　肉桂　菟丝子　当归　鹿角胶

平胃散(《太平惠民和剂局方》):苍术　厚朴　橘皮　甘草　生姜　大枣

平喘固本汤(验方):党参　五味子　冬虫夏草　胡桃肉　沉香　灵磁石　坎脐　苏子　款冬花　法半夏　橘红

甘麦大枣汤(《金匮要略》):甘草　淮小麦　大枣

甘姜苓术汤(《金匮要略》):甘草　干姜　茯苓　白术

甘草泻心汤(《伤寒论》):炙甘草　黄芩　大枣　干姜　半夏　黄连　人参

甘遂半夏汤(《金匮要略》):甘遂　半夏　芍药　甘草

甘露消毒丹(《温热经纬》):滑石　茵陈　黄芩　石菖蒲　川贝母　木通　藿香　射干　连翘　薄荷　白蔻仁

四逆汤(《伤寒论》):附子　干姜　甘草

四逆散(《伤寒论》):柴胡　枳实　芍药　甘草

四妙丸(《成方便读》):苍术　黄柏　牛膝　薏苡仁

四君子汤(《太平惠民和剂局方》):党参　白术　茯苓　甘草

四味回阳饮(《景岳全书》):人参　制附子　炮姜　炙甘草

四物汤(《太平惠民和剂局方》):当归　白芍药　川芎　熟地黄

四神丸(《证治准绳》):补骨脂　肉豆蔻　吴茱萸　五味子　生姜　大枣

四海舒郁丸(《疡医大全》):海蛤粉　海带　海藻　海螵蛸　昆布　陈皮　青木香

生脉散(《备急千金要方》):人参　麦冬　五味子

生铁落饮(《医学心悟》):天冬　麦冬　贝母　胆星　橘红　远志　石菖蒲　连翘　茯苓　茯神　玄参　钩藤　丹参　生铁落　辰砂

失笑散(《太平惠民和剂局方》):五灵脂　蒲黄

代抵当丸(《证治准绳》):大黄　归尾　生地　穿山甲　芒硝　桃仁　肉桂

白头翁汤(《伤寒论》):白头翁　秦皮　黄连　黄柏

白虎汤(《伤寒论》):知母　石膏　甘草　粳米

白虎加人参汤(《伤寒论》):知母　石膏　甘草　粳米　人参

白虎加桂枝汤(《金匮要略》):知母　石膏　甘草　粳米　桂枝

半夏白术天麻汤(《医学心悟》):半夏　白术　天麻　陈皮　茯苓　甘草　生姜　大枣

半夏厚朴汤(《金匮要略》):半夏　厚朴　紫苏　茯苓　生姜

半夏秫米汤(《黄帝内经》):半夏　秫米

归脾汤(《济生方》):党参　黄芪　白术　茯神　酸枣仁　龙眼　木香　炙甘草　当归　远志　生姜　大枣

加味二妙散(《丹溪心法》):黄柏　苍术　当归　牛膝　防己　萆薢　龟板

加味四君子汤(《三因极一病证方论》):人参　茯苓　白术　炙甘草　黄芪　白扁豆

加味四物汤(《金匮翼》):白芍　当归　生地　川芎　蔓荆子　菊花　黄芩　甘草

加味桔梗汤(《医学心悟》):桔梗　甘草　贝母　橘红　银花　薏苡仁　葶苈子　白及

加味清胃散(《张氏医通》):生地　丹皮　当归　黄连　连翘　犀角　升麻　生甘草

加减葳蕤汤(《通俗伤寒论》):玉竹　葱白　桔梗　白薇　豆豉　薄荷　炙甘草　大枣

瓜蒌桂枝汤(《金匮要略》):瓜蒌根　桂枝　芍药　甘草　生姜　大枣

瓜蒌薤白半夏汤(《金匮要略》):瓜蒌　薤白　白酒　半夏

瓜蒌薤白白酒汤(《金匮要略》):瓜蒌　薤白　白酒

六　画

百合固金丸(《医方集解》引赵蕺庵言方):生地黄　熟地黄　麦冬　贝母　百合　当归　炒芍药　甘草　玄参　桔梗

至宝丹(《太平惠民和剂局方》):朱砂　麝香　安息香　金银箔　犀角　牛黄　琥珀雄黄　玳瑁　龙脑

地黄饮子(《宣明论方》):生地黄　巴戟天　山萸肉　石斛　肉苁蓉　五味子　肉桂　茯苓　麦冬　炮附子　石菖蒲　远志　生姜　大枣　薄荷

地榆散(《验方》):地榆　茜根　黄芩　黄连　山栀　茯苓

芍药汤(《素问·病机气宜保命集》):黄芩　芍药　炙甘草　黄连　大黄　槟榔　当归　木香　肉桂

芍药甘草汤(《伤寒论》):白芍药　炙甘草

耳聋左慈丸(《小儿药证直诀》):熟地黄　山茱萸　山药　牡丹皮　茯苓　泽泻　柴胡　磁石

如金解毒散(《景岳全书》):桔梗　甘草　黄芩　黄连　黄柏　山栀

安宫牛黄丸(《温病条辨》):牛黄　郁金　犀角　黄连　朱砂　冰片　珍珠　山栀　雄黄　黄芩　麝香　金箔衣

安神定志丸(《医学心悟》):茯苓　茯神　远志　人参　石菖蒲　龙齿

交泰丸(《韩氏医通》):黄连　肉桂

当归四逆汤(《伤寒论》):当归　桂枝　芍药　细辛　炙甘草　通草　大枣

当归六黄汤(《兰室秘藏》):当归　生地黄　熟地黄　黄连　黄芩　黄柏　黄芪

当归龙荟丸(《宣明论方》):当归　龙胆　栀子　黄连　黄芩　黄柏　大黄　青黛　芦荟　木香　麝香

当归补血汤(《内外伤辨惑论》):黄芪　当归

当归拈痛汤(《医学发明》):羌活　人参　苦参　升麻　葛根　苍术　炙甘草　黄芩　茵陈　防风　当归　知母　泽泻　猪苓　白术

竹叶石膏汤(《伤寒论》):竹叶　石膏　麦冬　人参　半夏　粳米　炙甘草

竹沥达痰丸(《古今医鉴》):青礞石　沉香　大黄　黄芩　竹沥　半夏　橘红　甘草　姜汁　茯苓　人参

竹茹汤(《普济本事方》):竹茹　半夏　甘草　生姜　大枣　干姜

朱砂安神丸(《医学发明》):黄连　朱砂　生地黄　归身　炙甘草

血府逐瘀汤(《医林改错》):当归　生地黄　桃仁　红花　枳壳　赤芍药　柴胡　甘草　桔梗　川芎　牛膝

舟车丸(《景岳全书》引刘河间方):甘遂　芫花　大戟　大黄　黑丑　木香　青皮　陈皮　轻粉　槟榔

导赤散(《小儿药证直诀》):生地黄　木通　竹叶　甘草

导痰汤(《济生方》):半夏　陈皮　枳实　茯苓　制南星　甘草

防己黄芪汤(《金匮要略》):防己　白术　黄芪　甘草　生姜　大枣

防风汤(《宣明论方》):防风　当归　赤茯苓　杏仁　黄芩

秦艽 葛根 麻黄 肉桂 生姜 甘草 大枣

阳和汤(《外科证治全生集》):熟地黄 鹿角胶(或鹿角霜) 姜炭 肉桂 麻黄 白芥子 甘草

芎芷石膏汤(《医宗金鉴》):川芎 白芷 石膏 菊花 藁本 羌活

七 画

麦门冬汤(《金匮要略》):麦冬 人参 半夏 甘草 粳米 大枣

麦味地黄丸(《医级》):熟地黄 山萸肉 山药 丹皮 泽泻 茯苓 麦冬 五味子

苏子降气汤(《太平惠民和剂局方》):苏子 橘皮 半夏 当归 前胡 厚朴 肉桂 甘草 生姜

苏合香丸(《太平惠民和剂局方》):白术 青木香 犀角 香附 朱砂 诃子 檀香 安息香 沉香 麝香 丁香 荜茇 苏合香油 薰陆香 冰片

杞菊地黄丸(《医级》):枸杞子 菊花 熟地黄 山茱萸 山药 泽泻 丹皮 茯苓

赤小豆当归散(《金匮要略》):赤小豆 当归

杏苏散(《温病条辨》):杏仁 紫苏叶 橘皮 半夏 生姜 枳壳 桔梗 前胡 茯苓 甘草 大枣

更衣丸(《先醒斋医学广笔记》):芦荟 朱砂

连朴饮(《霍乱论》):厚朴 黄连 石菖蒲 半夏 豆豉 芦根 焦栀子

连理汤(《张氏医通》):人参 白术 干姜 炙甘草 黄连 茯苓

吴茱萸汤(《伤寒论》):吴茱萸 人参 生姜 大枣

沉香散(《金匮翼》):沉香 石韦 滑石 当归 橘皮 白芍

冬葵子　甘草　王不留行

沙参麦冬汤(《温病条辨》):沙参　麦冬　玉竹　桑叶　甘草　天花粉　生扁豆

良附丸(《良方集解》):高良姜　香附

启膈散(《医学心悟》):沙参　茯苓　丹参　川贝　郁金　砂仁壳　荷叶蒂　杵头糠

补天大造丸(《医学心悟》):人参　白术　当归　枣仁　炙黄芪　远志　鹿角　龟板　白芍　山药　茯苓　枸杞子　紫河车　熟地

补中益气汤(《脾胃论》):人参　黄芪　白术　甘草　当归　陈皮　升麻　柴胡

补阳还五汤(《医林改错》):当归尾　川芎　黄芪　桃仁　地龙　赤芍　红花

补肝汤(《医宗金鉴》):当归　白芍　川芎　熟地　酸枣仁　木瓜　炙甘草

补肺汤(《永类钤方》):人参　黄芪　熟地　五味子　紫菀　桑白皮

身痛逐瘀汤(《医林改错》):秦艽　川芎　桃仁　红花　甘草　羌活　没药　香附　五灵脂　牛膝　地龙　当归

附子理中丸(《太平惠民和剂局方》):炮附子　人参　白术　炮姜　炙甘草

附子粳米汤(《金匮要略》):炮附子　粳米　半夏　甘草　大枣

阿胶鸡子黄汤(《通俗伤寒论》):生地　阿胶　白芍　石决明　钩藤　甘草　茯神　鸡子黄　络石藤　生牡蛎

阿魏膏(《景岳全书》):羌活　独活　玄参　官桂　赤芍　穿山甲　苏合油　生地　鼠屎　大黄　白芷　天麻　红花　麝香　土木鳖　黄丹　芒硝　阿魏　乳香　没药

杜仲丸(《医学入门》):杜仲　破故纸　枸杞子　龟板　黄柏　知母　五味子　芍药　当归　黄芪

龟鹿二仙膏(《成方切用》):鹿角　龟板　人参　枸杞子

八　画

苓甘五味姜辛汤(《金匮要略》):茯苓　甘草　五味子　干姜　细辛

苓桂术甘汤(《金匮要略》):茯苓　桂枝　白术　甘草

虎潜丸(《丹溪心法》):龟板　黄柏　知母　熟地黄　白芍药　锁阳　陈皮　虎骨　干姜

明目地黄丸(《太平惠民和剂局方》):熟地黄　山药　山茱萸　茯苓　丹皮　泽泻　菊花　枸杞子　当归　白芍　白蒺藜　石决明

泻心汤(《金匮要略》):大黄　黄芩　黄连

泻白散(《小儿药证直诀》):桑白皮　地骨皮　生甘草　粳米

羌活胜湿汤(《内外伤辨惑论》):羌活　独活　川芎　蔓荆子　甘草　防风　藁本

羌活败毒散(《证因脉治》):羌活　柴胡　前胡　川芎　苍术　独活　白芷　防风　荆芥　甘草

定痫丸(《医学心悟》):天麻　川贝　胆南星　姜半夏

定喘汤(《摄生众妙方》):白果　麻黄　桑白皮　款冬花　半夏　杏仁　苏子　黄芩　甘草

实脾饮(《济生方》):附子　干姜　白术　甘草　厚朴　木香　草果　槟榔　木瓜　生姜　大枣　茯苓

知柏地黄丸(《医宗金鉴》):知母　黄柏　熟地黄　山萸肉　山药　茯苓　丹皮　泽泻

金铃子散(《素问·病机气宜保命集》):金铃子　延胡索

金匮肾气丸(《金匮要略》):桂枝　附子　熟地黄　山萸肉

山药　茯苓　丹皮　泽泻

金锁固精丸(《医方集解》):沙苑蒺藜　芡实　莲须　龙骨　牡蛎　莲肉

炙甘草汤(《伤寒论》):炙甘草　人参　桂枝　生姜　阿胶　生地黄　麦冬　火麻仁大枣

驻车丸(《备急千金要方》):黄连　阿胶　当归　干姜

参附汤(《妇人良方》):人参　熟附子　姜　枣

参附龙牡汤(验方):人参　炮附子　龙骨　牡蛎

参苏饮(《太平惠民和剂局方》):人参　苏叶　葛根　前胡　法半夏　茯苓　橘红　甘草　桔梗　枳壳　木香　陈皮　姜　枣

参苓白术散(《太平惠民和剂局方》):人参　茯苓　白术　桔梗　山药　甘草　白扁豆　莲子肉　砂仁　薏苡仁

参蛤散(《济生方》):人参　蛤蚧

九　画

枳术丸(《脾胃论》):枳实　白术

枳实导滞丸(《内外伤辨惑论》):大黄　枳实　黄芩　黄连　神曲　白术　茯苓　泽泻

枳实消痞丸(《兰室秘藏》):枳实　干姜　炙甘草　麦芽　茯苓　白术　人参　半夏　厚朴　黄连

荆防败毒散(《外科理例》):荆芥　防风　羌活　独活　柴胡　前胡　川芎　枳壳　茯苓　桔梗　甘草

茵陈五苓散(《金匮要略》):茵陈蒿　桂枝　茯苓　白术　泽泻　猪苓

茵陈术附汤(《医学心悟》):茵陈蒿　白术　附子　干姜　炙甘草　肉桂

茵陈蒿汤(《伤寒论》):茵陈蒿　山栀　大黄

茜根散(《景岳全书》):茜草根　黄芩　阿胶　侧柏叶　生地

黄　甘草

指迷茯苓丸(《全生指迷方》):茯苓　枳壳　半夏　风化硝　生姜

牵正散(《杨氏家藏方》):白附子　僵蚕　全蝎

厚朴汤(《苏沈良方》):高良姜　厚朴　朴硝　大黄　槟榔　枳壳

厚朴温中汤(《内外伤辨惑论》):厚朴　陈皮　甘草　草豆蔻仁　木香　干姜

胃苓汤(《丹溪心法》):苍术　厚朴　陈皮　甘草　生姜　大枣　桂枝　白术　泽泻　茯苓　猪苓

香苏散(《太平惠民和剂局方》):香附　紫苏茎叶　陈皮　甘草

香附旋复花汤(《温病条辨》):生香附　旋复花　苏子霜　薏苡仁　半夏　茯苓　橘皮

香砂六君子汤(《时方歌括》):木香　砂仁　陈皮　半夏　党参　白术　茯苓　甘草

香薷散(《太平惠民和剂局方》):香薷　白扁豆　厚朴

复元活血汤(《医学发明》):柴胡　瓜蒌根　当归　红花　甘草　穿山甲　大黄　桃仁

顺气导痰汤(验方):半夏　陈皮　茯苓　甘草　生姜　胆南星　枳实　木香　香附

保元汤(《博爱心鉴》):人参　黄芪　肉桂　甘草　生姜

保和丸(《丹溪心法》):神曲　山楂　茯苓　半夏　陈皮　连翘　莱菔子

独参汤(《景岳全书》):人参

独活寄生汤(《备急千金要方》):独活　桑寄生　秦艽　防风　细辛　当归　芍药　川芎　干地黄　杜仲　牛膝　人参　茯苓　甘草　桂心

活人败毒散(《南阳活人书》):人参　羌活　独活　柴胡　前胡　川芎　枳壳　桔梗　茯苓　炙甘草　生姜

济川煎(《景岳全书》):当归　牛膝　肉苁蓉　泽泻　升麻　枳壳

济生肾气丸(《济生方》):地黄　山药　山茱萸　丹皮　茯苓　泽泻　炮附子　桂枝　牛膝　车前子

养心汤(《证治准绳》):黄芪　茯苓　茯神　当归　川芎　炙甘草　半夏曲　柏子仁　酸枣仁　远志　五味子　人参　肉桂

十　画

秦艽鳖甲散(《卫生宝鉴》):地骨皮　柴胡　秦艽　知母　当归　鳖甲　青蒿　乌梅

真人养脏汤(《证治准绳》):诃子　罂粟壳　肉豆蔻　白术　人参　木香　官桂　炙甘草　生姜　大枣

真武汤(《伤寒论》):炮附子　白术　茯苓　芍药　生姜

桂枝汤(《伤寒论》):桂枝　芍药　生姜　炙甘草　大枣

桂枝甘草汤(《伤寒论》):桂枝　甘草

桂枝甘草龙骨牡蛎汤(《伤寒论》):桂枝　炙甘草　龙骨　牡蛎

桂枝芍药知母汤(《金匮要略》):桂枝　芍药　甘草　麻黄　白术　知母　防风　附子　生姜

桂枝茯苓丸(《金匮要略》):桂枝　茯苓　丹皮　桃仁　芍药

桃红饮(《类证治裁》):桃仁　红花　川芎　当归尾　威灵仙

桃花汤(《伤寒论》):赤石脂　干姜　粳米

桃仁红花煎(《陈素庵医案》):丹参　赤芍　桃仁　红花　制香附　延胡索　青皮　当归　川芎　生地

桃红四物汤(《医宗金鉴》):桃仁　红花　地黄　芍药　当归　川芎

桔梗杏仁煎(《景岳全书》):桔梗　杏仁　甘草　银花　贝母　枳壳　红藤　连翘　夏枯草　百合　麦冬　阿胶

柴胡桂枝干姜汤(《伤寒论》):柴胡　桂枝　干姜　黄芩　瓜蒌根　牡蛎　炙甘草

柴胡疏肝散(《景岳全书》):柴胡　枳壳　芍药　炙甘草　香附　川芎

柴胡截疟饮(《医宗金鉴》):柴胡　黄芩　人参　甘草　半夏　常山　乌梅　槟榔　桃仁　生姜　大枣

柴枳半夏汤(《医学入门》):柴胡　半夏　黄芩　瓜蒌仁　枳壳　桔梗　杏仁　青皮　甘草

射干麻黄汤(《金匮要略》):射干　麻黄　细辛　紫菀　款冬花　半夏　五味子　生姜　大枣

海藻玉壶汤(《医宗金鉴》):海藻　昆布　海带　半夏　青皮　陈皮　连翘　象贝　当归　川芎　独活　甘草

润肠丸(《沈氏尊生书》):当归　生地　麻仁　桃仁　枳壳

涤痰汤(《济生方》):制半夏　制南星　陈皮　枳实　茯苓　人参　石菖蒲　竹茹　生姜　甘草

消渴方(《丹溪心法》):黄连末　天花粉末　生地汁　藕汁　人乳汁　姜汁　蜂蜜

益气聪明汤(《证治准绳》):黄芪　人参　升麻　葛根　蔓荆子　芍药　黄柏　炙甘草

益胃汤(《温病条辨》):沙参　麦冬　生地黄　玉竹　冰糖

调胃承气汤(《伤寒论》):大黄　芒硝　炙甘草

调营饮(《证治准绳》):莪术　川芎　当归　延胡索　赤芍药　瞿麦　大黄　槟榔　陈皮　大腹皮　葶苈子　赤茯苓　桑白皮　细辛　官桂　炙甘草　姜　枣　白芷

逍遥散(《太平惠民和剂局方》):柴胡　白术　白芍药　当归　茯苓　炙甘草　薄荷　煨姜

通幽汤(《兰室秘藏》):生地黄　熟地黄　桃仁泥　红花　当归　炙甘草　升麻

通脉四逆加猪胆汁汤(《伤寒论》):炙甘草　干姜　生附子　猪胆汁

通窍活血汤(《医林改错》):赤芍药　川芎　桃仁　红花　麝香　老葱　鲜姜　大枣酒

桑白皮汤(《景岳全书》):桑白皮　半夏　苏子　杏仁　贝母　黄芩　山栀　黄连

桑杏汤(《温病条辨》):桑叶　杏仁　沙参　浙贝母　豆豉　山栀　梨皮

桑菊饮(《温病条辨》):桑叶　菊花　连翘　薄荷　桔梗　杏仁　芦根　甘草

桑螵蛸散(《本草衍义》):桑螵蛸　远志　石菖蒲　龙骨　人参　茯神　当归　龟板　阿胶

十一画

理中丸(《伤寒论》):人参　白术　干姜　炙甘草

黄连上清丸(《古今医方集成》):黄连　黄柏　黄芩　栀子　菊花　桔梗　薄荷　川芎　大黄　连翘　当归　葛根　玄参　天花粉　姜黄

黄土汤(《金匮要略》):灶心黄土　甘草　干地黄　白术　炮附子　阿胶　黄芩

黄连阿胶汤(《伤寒论》):黄连　阿胶　黄芩　鸡子黄　芍药

黄连香薷饮(《类证活人书》):黄连　香薷　厚朴

黄连温胆汤(《千金方》):半夏　陈皮　茯苓　甘草　枳实　竹茹　黄连　大枣

黄连解毒汤(《外台秘要》):黄连　黄柏　黄芩　栀子

黄芪汤(《金匮翼》):黄芪　陈皮　火麻仁　白蜜

黄芪建中汤(《金匮要略》):黄芪　白芍　桂枝　炙甘草　生姜　大枣　饴糖

黄芪桂枝五物汤(《金匮要略》):黄芪　芍药　桂枝　生姜　大枣

麻子仁丸(《伤寒论》):麻子仁　芍药　炙枳实　大黄　炙厚朴　杏仁

麻杏石甘汤(《伤寒论》):麻黄　杏仁　石膏　炙甘草

麻黄汤(《伤寒论》):麻黄　桂枝　杏仁　炙甘草

麻黄附子细辛汤(《伤寒论》):麻黄　附子　细辛

麻黄连翘赤小豆汤(《伤寒论》):麻黄　杏仁　生梓白皮　连翘　赤小豆　甘草　生姜　大枣

羚羊钩藤汤(《通俗伤寒论》):羚羊角　桑叶　川贝　鲜生地　钩藤　菊花　白芍药　生甘草　鲜竹茹　茯神

清气化痰丸(《医方考》):瓜蒌仁　黄芩　茯苓　枳实　杏仁　陈皮　胆南星　半夏　姜汁

清金化痰汤(《统旨方》):黄芩　山栀　桔梗　麦冬　桑白皮　贝母　知母　瓜蒌仁　橘红　茯苓　甘草

清肺饮(《证治汇补》):茯苓　黄芩　桑白皮　麦冬　车前子　山栀　木通

清脏汤(《万病回春》):黄连　黄芩　槐角　侧柏叶　当归　川芎　地黄　芍药　山栀　黄柏　地榆

清骨散(《证治准绳》):银柴胡　胡黄连　秦艽　鳖甲　地骨皮　青蒿　知母　甘草

清营汤(《温病条辨》):犀角　生地　玄参　竹叶心　银花　连翘　黄连　丹参　麦冬

清暑益气汤(《脾论》):黄芪　人参　白术　苍术　神曲　葛根　青皮　陈皮　甘草　麦冬　五味子　当归　黄柏　升麻　泽泻

清燥救肺汤(《医门法律》):桑叶　石膏　杏仁　甘草　麦冬　人参　阿胶　炒胡麻仁　炙枇杷叶

银翘散(《温病条辨》):金银花　连翘　豆豉　牛蒡子　薄荷　荆芥穗　桔梗　甘草竹叶　鲜芦根

菖蒲郁金汤(《温病条辨》):石菖蒲　郁金　炒栀子　鲜竹叶　牡丹皮　连翘　灯心　木通　淡竹沥　紫金片

控涎丹(《三因极一病证方论》):甘遂　大戟　白芥子

猪苓汤(《伤寒论》):猪苓　茯苓　泽泻　阿胶　滑石

十二画

葛根汤(《伤寒论》):葛根　麻黄　桂枝　生姜　甘草　芍药　大枣

葛根芩连汤(《伤寒论》):葛根　黄芩　黄连　炙甘草

葶苈大枣泻肺汤(《金匮要略》):葶苈子　大枣

葱豉汤(《肘后备急方》):葱白　豆豉

越婢汤(《金匮要略》):麻黄　石膏　生姜　炙甘草　大枣

越婢加术汤(《金匮要略》):麻黄　石膏　甘草　大枣　白术　生姜

越婢加半夏汤(《金匮要略》):麻黄　石膏　生姜　大枣　甘草　半夏

越鞠丸(《丹溪心法》):川芎　苍术　香附　神曲　栀子

紫雪丹(《太平惠民和剂局方》):滑石　石膏　寒水石　磁石　羚羊角　青木香　犀角　沉香　丁香　升麻　玄参　甘草　朴硝　朱砂　麝香　黄金　硝石

痛泻要方(《景岳全书》引刘草窗方):白术　白芍　防风　炒陈皮

温胆汤(《备急千金要方》):半夏　橘皮　甘草　枳实　竹茹　生姜　茯苓

温脾汤(《备急千金要方》):附子　人参　大黄　甘草　干姜

程氏萆薢分清饮(《医学心悟》):萆薢　车前子　莲子心　石菖蒲　黄柏　丹参　白术

犀角地黄汤(《备急千金要方》):犀角　生地黄　丹皮　芍药

犀角散(《备急千金要方》):犀角　黄连　升麻　山栀　茵陈

疏凿饮子(《世医得效方》):商陆　泽泻　赤小豆　椒目　木通　茯苓皮　大腹皮　槟榔　生姜　羌活　秦艽

滋水清肝饮(《医宗已任篇》:生地黄　山茱萸　茯苓　归身　山药　丹皮　泽泻　白芍　柴胡　山栀　酸枣仁

滋肾通关丸(《兰室秘藏》):知母　黄柏　肉桂

普济消毒饮(《东垣十书》):黄芩　黄连　连翘　玄参　板蓝根　马勃　牛蒡子　僵蚕　升麻　柴胡　陈皮　桔梗　甘草　薄荷

十三画

新加香薷饮(《温病条辨》):香薷　鲜扁豆花　厚朴　金银花　连翘

辟瘟丹(《寿世保元》):茅术　台乌药　黄连　羌活　白术　川芎　草乌　细辛　紫草　独活　防风　甘草　藁本　白芷　香附　荆芥　天麻　官桂　甘松　干姜　山柰　麻黄　牙皂　麝香　芍药

解语丹(《医学心悟》):白附子　石菖蒲　远志　天麻　全蝎　羌活　胆南星　木香　甘草

槐角丸(《丹溪心法》):槐角　地榆　黄芩　当归　炒枳壳　防风

槐花散(《本事方》):炒槐花　炒侧柏叶　荆芥穗　枳壳

十四画

酸枣仁汤(《金匮要略》):酸枣仁　知母　川芎　茯苓　甘草

膏淋汤(《医学衷中参西录》):山药　芡实　龙骨　牡蛎　生地黄　党参　白芍

膈下逐瘀汤(《医林改错》):五灵脂　当归　川芎　桃仁　丹皮　赤芍药　乌药　延胡索　甘草　香附　红花　枳壳

缩泉丸(《妇人良方》):乌药　益智仁　山药

十五画以上

增液汤(《温病条辨》):玄参　麦冬　生地

增液承气汤(《温病条辨》):大黄　芒硝　玄参　麦冬　生地黄

镇肝熄风汤(《医学衷中参西录》):淮牛膝　龙骨　生白芍　天冬　麦芽　代赭石　牡蛎　玄参　川楝子　茵陈蒿　甘草　龟板

橘皮竹茹汤(《金匮要略》):人参　橘皮　竹茹　甘草　生姜　大枣

黛蛤散(验方):青黛　海蛤壳

礞石滚痰丸(《养生主论》):青礞石　沉香　大黄　黄芩　朴硝

藿香正气散(《太平惠民和剂局方》):藿香　紫苏　白芷　桔梗　白术　厚朴　半夏曲　大腹皮　茯苓　橘皮　甘草　大枣

鳖甲煎丸(《金匮要略》):鳖甲　乌扇　黄芩　柴胡　鼠妇　干姜　大黄　芍药　桂枝　葶苈子　石韦　厚朴　丹皮　瞿麦　紫葳　半夏　人参　䗪虫　阿胶　蜂房　赤硝　蜣螂　桃仁

癫狂梦醒汤(《医林改错》):桃仁　柴胡　香附　木通　赤芍

药 半夏 大腹皮 青皮 陈皮 桑白皮 苏子 甘草

蠲痹汤(《医学心悟》):羌活 独活 桂心 秦艽 当归 川芎 炙甘草 海风藤 桑枝 乳香 木香

图书在版编目(CIP)数据

中医内科一本通/魏睦新等主编．-北京：科学技术文献出版社，2011.4(重印)

(中医一本通丛书)

ISBN 978-7-5023-6358-1

Ⅰ.中… Ⅱ.魏… Ⅲ.中医内科学-基本知识 Ⅳ.R25

中国版本图书馆 CIP 数据核字(2009)第 074461 号

出 版 者	科学技术文献出版社
地 址	北京市复兴路 15 号(中央电视台西侧)/100038
图书编务部电话	(010)58882938,58882087(传真)
图书发行部电话	(010)58882866(传真)
邮购部电话	(010)58882873
网 址	http://www.stdph.com
E-mail:stdph@istic.ac.cn	
策划编辑	薛士滨
责任编辑	薛士滨
责任校对	赵文珍
责任出版	王杰馨
发 行 者	科学技术文献出版社发行 全国各地新华书店经销
印 刷 者	富华印刷包装有限公司
版(印)次	2011 年 4 月第 1 版第 2 次印刷
开 本	850×1168 32 开
字 数	321 千
印 张	13.25
印 数	5001～8000 册
定 价	25.00 元